MANOS SANADORAS DIVINAS

Manos Sanadoras Divinas

*Experimenta el poder divino para sanarte a ti mismo,
sanar a los animales, a la naturaleza y para
transformar toda la vida*

Dr. y Maestro Zhi Gang Sha

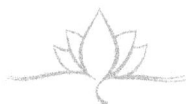

Publicado por Waterfront Press, una división de Waterside Productions, Inc., y por Heaven's Library Publication Corp.

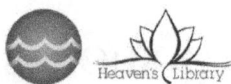

www.waterside.com

Producido en los Estados Unidos de Norteamérica.

Primera edición original (en inglés) publicada en 2012, por Atria Books y Heaven's Library.

Traducido por Esperanza Álvarez, Magdalena Blatchford, Gloria Quintero y Milagros Telaya.

Foto del autor por Henderson Ong

10 9 8 7 6 5 4 3 2 1

ISBN 978-1-941768-99-0 print edition

ISBN 978-1-945390-09-8 ebook edition

CONTENIDO

Colección Poder del Alma

El propósito de la vida es servir. He dedicado mi vida a este propósito. El servicio es la misión de mi vida.

La misión total de mi vida es transformar la consciencia de la humanidad y todas las almas en todos los universos e iluminarlos, con el fin de crear amor, paz y armonía para la humanidad, la Madre Tierra y todos los universos. Esta misión incluye tres empoderamientos.

Mi primer empoderamiento es enseñar sobre *el servicio universal* para empoderar a las personas para que sean servidores universales incondicionales. El mensaje del servicio universal es:

Yo sirvo a la humanidad y a todos los universos incondicionalmente.

Tú sirves a la humanidad y a todos los universos incondicionalmente.

Juntos servimos a la humanidad y a todas las almas en todos los universos incondicionalmente.

Mi segundo empoderamiento es enseñar sobre *la sanación* para empoderar a las personas para que se sanen a sí mismas y a otros. El mensaje de la sanación es:

Yo tengo el poder de sanarme a mí mismo.
Tú tienes el poder de sanarte a ti mismo.
Juntos tenemos el poder de sanar al mundo.

Mi tercer empoderamiento es enseñar sobre *el poder del alma*, que incluye secretos, sabiduría, conocimiento y prácticas técnicas del alma y transmitir Poder Divino del Alma para empoderar a las personas para que transformen cada aspecto de sus vidas e iluminar sus almas, corazones, mentes y cuerpos.

El mensaje del Poder del Alma es:

Yo tengo el Poder del Alma para transformar mi consciencia y cada aspecto de mi vida e iluminar mi alma, corazón, mente y cuerpo.

Tú tienes el Poder del Alma para transformar tu consciencia y cada aspecto de tu vida e iluminar tu alma, corazón, mente y cuerpo.

Juntos tenemos el Poder del Alma para transformar la consciencia y cada aspecto de toda la vida e iluminar a la humanidad y a todas las almas.

Enseñar el poder del alma es mi empoderamiento más importante; es la clave de mi misión total de vida. El poder del alma es la clave para transformar la vida física y la vida espiritual; es la clave para transformar e iluminar a la humanidad y a cada alma en todos los universos.

El inicio del siglo veintiuno es el período de transición hacia una nueva era para la humanidad, la Madre Tierra y todos los universos. Esta era es llamada la Era de la Luz del Alma. La Era de la Luz del Alma empezó el 8 de agosto de 2003; durará quince mil años. Son parte de esta transición los desastres naturales—lo que incluye tsunamis, huracanes, ciclones, terremotos, inundaciones, tornados, granizo, ventiscas, incendios, sequía, temperaturas extremas, hambruna y enfermedades—guerras políticas, religiosas y étnicas, terrorismo, proliferación de armas nucleares, desafíos económicos, contaminación, desaparición de especies vegetales y animales y otras conmociones similares. A ello se suman los millones de personas que están sufriendo de depresión, ansiedad, miedo, ira y preocupación. Estas sufren de dolor y de afecciones crónicas que ponen en riesgo sus vidas. La humanidad necesita ayuda. La consciencia de la humanidad necesita ser transformada. Es necesario eliminar el sufrimiento de la humanidad.

Los libros de la Colección Poder del Alma son provistos por Heaven's Library. Estos revelan secretos del alma y enseñan sabiduría del alma, conocimiento del alma y prácticas técnicas del alma para tu vida diaria. El poder del alma puede sanar, prevenir enfermedades, rejuvenecer, prolongar la vida y transformar la consciencia y cada aspecto de la vida, incluyendo relaciones personales y finanzas. El poder del alma es vital para servir a la humanidad y a la Madre Tierra en este período de transición. El poder del alma despertará y transformará la consciencia de la humanidad y de todas las almas.

En el siglo veinte y siglos anteriores, *la mente sobre la materia* jugó un papel vital en la sanación, rejuvenecimiento y transformación de vida. En la Era de la Luz del Alma, *el alma sobre la materia*—el Poder del Alma—jugará *el* papel vital de sanar, rejuvenecer y transformar toda la vida.

Existen innumerables almas en la Madre Tierra—almas de seres humanos, almas de animales, almas de otros seres vivientes y almas de cosas inanimadas. *Todos los seres y todas las cosas tienen un alma.*

Cada alma tiene su propia frecuencia y poder. Jesús tuvo un poder de sanación milagroso. Hemos escuchado muchas conmovedoras historias sobre vidas salvadas gracias a la compasión de Guan Yin[1]. El amor de la Madre María ha creado muchas historias conmovedoras. A todas estas grandes almas se les otorgó Poder Divino del Alma para servir a la humanidad. En todas las grandes religiones y tradiciones espirituales del mundo, incluyendo el budismo, taoismo, cristianismo, judaismo, hinduismo, islamismo y más, hay relatos similares sobre el gran poder de la sanación y la bendición espiritual.

---

1 Guan Yin es conocida como la Bodhisattva de la Compasión y, en el Occidente, como la Diosa de la Misericordia.

Honro a toda religión y tradición espiritual. Sin embargo, yo no estoy enseñando religión; estoy enseñando el Poder del Alma, que incluye secretos del alma, sabiduría del alma, conocimiento del alma y prácticas técnicas del alma. Tu alma tiene el poder de sanar, rejuvenecer y transformar la vida. El alma de un animal tiene el poder para sanar, rejuvenecer y transformar la vida. Las almas del sol, la luna, un océano, un árbol y una montaña tienen el poder de sanar, rejuvenecer y transformar la vida. Las almas de ángeles sanadores, maestros ascendidos, santos sagrados, santos taoistas, santos hindúes, lo budas y otros seres espirituales de alto nivel tienen gran Poder del Alma de sanar, rejuvenecer y transformar la vida.

Toda alma tiene su propia posición. La posición espiritual, o posición del alma, tiene innumerables niveles. El Poder del Alma también tiene niveles. No todas las almas pueden hacer milagros como Jesús, Guan Yin y la Madre María. El Poder del Alma depende de la posición espiritual del alma en el Cielo. Cuanto más alta sea la posición de un alma en el Cielo, mayor será el Poder del Alma que le es conferido por el Divino. Jesús, Guan Yin y la Madre María, todos ellos tienen una muy alta posición en el Cielo.

¿Quién determina la posición espiritual de un alma? ¿Quién le otorga el Poder del Alma apropiado a un alma? ¿Quién decide la dirección de la humanidad, de la Madre Tierra y de todos los universos? El líder máximo del mundo espiritual es el tomador de decisiones. Este líder máximo es el Divino. El Divino es el creador y quien manifiesta todos los universos.

En la Era de la Luz del Alma, todas las almas se unirán en una sola y sus consciencias se alinearán con la consciencia divina. En este tiempo histórico, el Divino ha decidido transmitir tesoros divinos del alma a la humanidad y a todas las almas para ayudarlas a atravesar la transición de la Madre Tierra.

Permíteme compartir dos historias personales para explicarte cómo llegué a este entendimiento.

Primero, en abril de 2003, impartí un taller de Sanación Poderosa para alrededor de cien personas en Land of Medicine

Buddha (la Tierra del Buda de la Medicina), un centro de retiros en Soquel, California. Mientras enseñaba, el Divino apareció. Les dije a los estudiantes, "El Divino está aquí. ¿Podrían darme un momento?" Me arrodillé y postré en el suelo para honrar al Divino. (A los seis años de edad, se me enseñó a postrarme ante mis maestros de tai chi. A los diez años, me postraba ante mis maestros de qi gong. A los doce, me postraba ante mis maestros de kung fu. Siendo chino, aprendí esta reverencia en mi infancia.) Expliqué a los alumnos, "Por favor, entiendan que esta es la manera como honro al Divino, a mis padres espirituales y a mis madres espirituales. En este momento sostendré una conversación con el Divino".

Empecé diciendo en silencio, "Querido Divino, me siento muy honrado de que estés aquí".

El Divino, quien estaba delante de mí, por encima de mi cabeza, replicó, "Zhi Gang, vengo hoy para transmitirte una ley espiritual".

Le dije, "Estoy honrado de recibir esta ley espiritual".

Prosiguió el Divino, "Esta ley espiritual se llama la Ley Universal del Servicio Universal. Es una de las leyes espirituales más elevadas en el universo. Se aplica al mundo espiritual y al mundo físico".

El Divino apuntó hacia sí mismo. "Yo soy un servidor universal". El Divino apuntó hacia mí. "Tú eres un servidor universal". El Divino hizo un recorrido con la mano extendida enfrente de sí mismo. "Todos los seres y todas las cosas son servidores universales. Un servidor universal ofrece servicio universal incondicional. El servicio universal incluye amor, perdón, paz, sanación, bendición, armonía e iluminación universales. *Si uno ofrece un pequeño servicio, uno recibe una pequeña bendición del universo y de mí. Si uno ofrece un mayor servicio, uno recibe una mayor bendición. Si uno ofrece servicio incondicional, uno recibe bendición ilimitada*".

El Divino pausó por un momento antes de continuar. "Existe otro tipo de servicio; el que es desagradable. El servicio desagradable incluye matar, dañar, tomar ventaja de otros, engañar, robar, quejarse y más. Si uno ofrece un pequeño servicio desagradable, uno aprende pequeñas lecciones del universo y de mí. Si uno ofrece un mayor servicio desagradable, uno aprende mayores lecciones. Si uno ofrece un enorme servicio desagradable, uno aprende lecciones enormes".

Le pregunté, "¿Qué tipo de lecciones puede uno aprender?"

El Divino contestó, "Las lecciones incluyen enfermedad, accidentes, lesiones, desafíos financieros, relaciones rotas, desequilibrios emocionales, confusión mental y cualquier tipo de desorden en la vida de uno". El Divino enfatizó, "Así es como opera el universo. Esta es una de mis más importantes leyes espirituales para que sigan todas las almas en el universo".

Después que el Divino emitiera esta ley universal, inmediatamente hice en silencio un voto al Divino:

Querido Divino,

Estoy sumamente honrado de recibir tu Ley del Servicio Universal. Hago un voto a ti, a toda la humanidad y a todas las almas en todos los universos de que seré un servidor universal incondicional. Daré mi GOLD [gratitud, obediencia, lealtad, devoción] total a ti y a servirte. Estoy honrado de ser tu servidor y servidor de toda la humanidad y todas las almas.

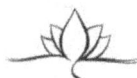

Al escuchar esto, el Divino sonrió y se marchó.

Mi segunda historia ocurrió tres meses después, en julio de 2003, mientras impartía un taller de Estudio del Alma cerca de Toronto. El Divino vino nuevamente. De nuevo expliqué a mis estudiantes que el Divino había aparecido y les pedí que esperaran un momento mientras me postraba ciento ocho veces y escuchaba su mensaje. En esta ocasión, el Divino me dijo, "Zhi Gang, vengo hoy para elegirte como mi servidor, vehículo y canal directos".

Estaba profundamente conmovido y le dije al Divino, "Estoy honrado. ¿Qué significa ser tu servidor, vehículo y canal directos?"

El Divino respondió, "Cuando ofrezcas sanación y bendición a otros, llámame. Vendré al instante para ofrecerles mi sanación y mi bendición".

Me emocioné profundamente y contesté, "Muchas gracias por elegirme como tu servidor directo".

El Divino prosiguió, "Puedo ofrecer mi sanación y mi bendición transmitiendo mis tesoros permanentes de sanación y de bendición".

Le pregunté, "¿Cómo haces esto?"

El Divino respondió, "Selecciona a una persona y te haré una demostración".

Pedí un voluntario con problemas serios de salud. Un hombre llamado Walter levantó la mano. Se paró y explicó que tenía cáncer de hígado, con un tumor maligno de dos por tres centímetros que acababa de ser diagnosticado con una biopsia.

Entonces le pedí al Divino, "Por favor bendice a Walter. Por favor, muéstrame cómo transmites tus tesoros permanentes". Inmediatamente, vi que el Divino enviaba un haz de luz de su corazón al hígado de Walter. El haz alcanzó su hígado, donde se convirtió en una bola de luz dorada que empezó a girar al instante. El hígado entero de Walter brillaba con una hermosa luz dorada.

El Divino me preguntó, "¿Entiendes lo que es software?"

Estaba sorprendido por esta pregunta, pero repliqué, "No entiendo mucho acerca de computadoras. Solo sé que software es un programa para computadora. He escuchado acerca de software para contabilidad, software para oficina y software para diseño gráfico".

"Sí," dijo el Divino. "Software es un programa. Porque me lo pediste, transmití o descargué mi Software del Alma para el Hígado a Walter. Este es uno de mis tesoros permanentes de sanación y de bendición. Tú me lo pediste. Yo hice el trabajo. Esto es lo que significa para ti ser mi elegido como servidor, vehículo y canal directos".

Estaba asombrado. Emocionado, inspirado y con humildad le dije al Divino, "Estoy tan honrado de ser tu servidor directo. Qué bendecido estoy al ser elegido". Casi sin habla, le pregunté, "¿Por qué me elegiste?"

"Te elegí," dijo el Divino, "porque has servido a la humanidad durante más de mil vidas; has estado muy comprometido a servir mi misión a través de todas ellas. Te estoy escogiendo en esta vida para que seas mi servidor directo. Transmitirás mis innumerables tesoros permanentes de sanación y de bendición a la humanidad y a todas las almas. Este es el honor que te confiero ahora".

Me conmoví hasta las lágrimas. Inmediatamente, me postré ciento ocho veces nuevamente e hice un voto en silencio:

Querido Divino,

No puedo postrarme lo suficiente ante ti por el honor que me has conferido. No hay palabras que puedan expresar mi más grande gratitud. ¡Qué bendecido soy al ser tu servidor directo para descargar tus tesoros permanentes de sanación y de bendición a la humanidad y a todas las almas! La humanidad y todas las almas recibirán tus enormes bendiciones a través de mi servicio como tu directo servidor. Doy mi vida entera a ti y a la humanidad. Cumpliré tus tareas. Seré un servidor puro para la humanidad y todas las almas.

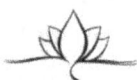

Me postré nuevamente. Luego le pregunté al Divino, "¿Cómo debe usar Walter su Software del Alma?"

"Walter debe dedicar tiempo para practicar con su Software del Alma," dijo el Divino. "Dile que simplemente recibir mi Software del Alma no significa que se recuperará. Él debe practicar con este tesoro todos los días para restablecer su salud, paso a paso".

Pregunté, "¿Cómo debe practicar?

El Divino me dio esta orientación: "Dile a Walter que recite repetidamente: *Software Divino del Alma para el Hígado me sana. Software Divino del Alma para el Hígado me sana. Software Divino del*

Alma para el Hígado me sana. Software Divino del Alma para el Hígado me sana".

Pregunté, "¿Por cuánto tiempo debe recitar Walter?"

El Divino contestó, "Por lo menos dos horas al día. Cuanto más tiempo practique, mejor será. Si Walter lo hace, podría recuperarse en tres a seis meses".

Compartí esta información con Walter, que estaba emocionado y profundamente conmovido. Walter dijo, "Practicaré dos horas o más cada día".

Finalmente, le pregunté al Divino, "¿Cómo funciona el Software del Alma?"

El Divino respondió, "Mi Software del Alma es una bola dorada para la sanación que rota y despeja los bloqueos energéticos y espirituales en el hígado de Walter".

Nuevamente me postré ante el Divino ciento ocho veces. Luego me puse de pie y ofrecí tres Softwares del Alma a cada participante del taller como obsequios divinos. Al ver esto el Divino, sonrió y se marchó.

Inmediatamente, Walter empezó a practicar como se le indicó por lo menos dos horas diarias. Dos meses y medio después, una tomografía computarizada y una imagen de resonancia magnética mostraban que su cáncer de hígado había desaparecido por completo. A fines de 2006, me encontré con Walter nuevamente en un evento para la firma de mi libro *Soul Mind Body Medicine*[2] en Toronto. En mayo de 2008, Walter asistió a uno de mis eventos en el *Unity Church of Truth* (Iglesia Unitaria de la Verdad) en Toronto. En ambas ocasiones, me contó que seguía sin tener señal alguna de cáncer en su hígado. Durante casi cinco años, la Descarga del Alma del Divino sanó su cáncer de hígado. Él estaba muy agradecido con el Divino.

Este importante acontecimiento de ser elegido directo servidor divino ocurrió en julio de 2003. Como mencioné, una nueva era

---

2   *Soul Mind Body Medicine: A Complete Soul Healing System for Optimum Health and Vitality* (Novato, California: New World Library, 2006).

para la Madre Tierra y todos los universos, la Era de la Luz del Alma, empezó el 8 de agosto de 2003. Su ocurrencia puede parecer como una coincidencia, pero creo que puede haber una razón espiritual subyacente. Desde julio de 2003, he ofrecido transmisiones divinas a la humanidad casi todos los días. He ofrecido más de diez transmisiones divinas a todas las almas en todos los universos.

Comparto esta historia para introducir el poder de las transmisiones divinas o Descargas del Alma del Divino. Permíteme ahora compartir el compromiso que contraje en *Soul Wisdom*[3] (La sabiduría del alma), el primer libro de mi Colección Poder del Alma, y que desde entonces he renovado en cada libro:

En adelante, ofreceré Descargas del Alma del Divino en cada libro que escriba.

Las Descargas del Alma del Divino son tesoros divinos permanentes de sanación y de bendición para transformar tu vida. Existe un antiguo dicho: *Si deseas saber si una pera es dulce, pruébala.* Si deseas conocer el poder de las Descargas del Alma del Divino, experiméntalo.

Las Descargas del Alma del Divino portan frecuencia divina con amor, perdón, compasión y luz divinos. La frecuencia divina transforma la frecuencia de toda la vida. El amor divino disuelve todos los bloqueos, incluyendo bloqueos del alma, de la mente y del cuerpo y transforma toda la vida. El perdón divino trae paz y gozo interiores. La compasión divina potencia la energía, la resistencia, la vitalidad y la inmunidad. La luz divina sana, previene enfermedades, rejuvenece y prolonga la vida.

Una Descarga del Alma Divina es una nueva alma creada desde el corazón del Divino. La Descarga del Alma Divina transmitida a Walter era un Software del Alma. Desde entonces, he transmitido varios tipos de Descargas del Alma del Divino, incluyendo Hierbas

---

3 *Soul Wisdom: Practical Soul Treasures to Transform Your Life* (La sabiduría del alma: tesoros prácticos para el alma que transformarán tu vida) (Toronto/Nueva York: Heaven's Library/Atria Books, 2008).

Divinas del Alma, Acupuntura Divina del Alma, Masaje Divino del Alma, Operación Divina del Alma y Trasplantes Divinos de Alma, Mente y Cuerpo.

Un Trasplante Divino de Alma es una nueva alma divina de un órgano, parte del cuerpo, sistema del cuerpo, células, ADN, ARN, materia diminuta en las células o espacios entre células. Cuando es transmitido, reemplaza en el receptor al alma original de su órgano, o parte de su cuerpo, sistema, células, unidades en la célula, ADN, ARN, materia diminuta en las células o espacios entre las células. Un alma divina nueva también puede reemplazar el alma de un hogar o de un negocio. Una nueva alma divina puede ser transmitida a una mascota, una montaña, una ciudad o un país, para reemplazar a sus almas originales. Una nueva alma divina puede hasta reemplazar el alma de la Madre Tierra.

Un Trasplante Divino de Mente es también un ser de luz creado por el Divino. Este lleva consigo consciencia divina para reemplazar en el receptor la consciencia original de su sistema, órgano, parte del cuerpo, células, unidades en las células, ADN, ARN, materia diminuta o espacios.

Un Trasplante Divino de Cuerpo es otro ser de luz creado por el Divino. Este ser de luz lleva consigo energía divina y materia diminuta divina para reemplazar en el receptor la energía y la materia diminuta original de su sistema, órgano, parte del cuerpo, células, unidades en las células, ADN, ARN, materia diminuta, o espacios.

Todos los seres y todas las cosas tienen un alma. El Divino puede descargar cualquier alma que puedas concebir. Estas Descargas del Alma del Divino son tesoros divinos permanentes de sanación, de bendición y de transformación de vida. Pueden transformar las vidas de cualquier persona o cosa. Porque el Divino creó estos tesoros divinos del alma, estos portan Poder del Alma del Divino, que es el más grande Poder del Alma entre todas las almas. Todas las almas en los niveles más altos del Cielo apoyarán y ayudarán a las Descargas del Alma del Divino. Estas son la joya de la corona del Poder del Alma.

Las Descargas del Alma del Divino son presencia divina. Cuantas más Descargas del Alma del Divino recibas, más rápidamente se transformarán tu alma, corazón, mente y cuerpo. Cuantas más Descargas del Alma del Divino reciba tu hogar o negocio y una ciudad o país, más rápidamente sus almas, corazones, mentes y cuerpos serán transformados.

En la Era de la Luz del Alma, la evolución de la humanidad será creada por el Poder Divino del Alma. El Poder del Alma transformará a la humanidad. El Poder del Alma transformará a los animales. El Poder del Alma transformará la naturaleza y el medio ambiente. El Poder del Alma asumirá el liderazgo en cada campo de la actividad humana. La humanidad entenderá a profundidad que *el alma es el jefe.*

El Poder del Alma, incluyendo los secretos del alma, la sabiduría del alma, el conocimiento del alma y prácticas técnicas del alma, transformará cada aspecto de la vida humana. El Poder del Alma transformará cada aspecto de las organizaciones y sociedades. El Poder del Alma transformará las ciudades, los países, la Madre Tierra, todos los planetas, las estrellas, las galaxias y todos los universos. El Poder Divino del Alma, incluyendo las Descargas del Alma del Divino, liderará esta transformación.

Estoy honrado de haber sido elegido como servidor divino para ofrecer Descargas del Alma del Divino a la humanidad, a las relaciones personales, los hogares, los negocios, las mascotas, las ciudades, los países y más. En los últimos años, he transmitido innumerables almas divinas a la humanidad y a todos los universos. Te repito: *Ofreceré Descargas del Alma del Divino en cada uno de los libros de la Colección Poder del Alma.* Se proporcionará instrucciones claras sobre cómo recibir estas Descargas del Alma del Divino y, desde el 2010, Descargas del Alma del Tao[4] en la siguiente sección, "Cómo

---

4 Las Descargas del Alma del Tao son ofrecidas en el sexto, octavo y noveno libros de la Colección Poder del Alma, *Tao I: The Way of All Life*; *Tao II: The Way of Healing, Rejuvenation, Longevity, and Immortality*; y *Tao Song and Tao Dance: Sacred Sound, Movement, and Power from the Source for Healing, Rejuvenation, Longevity, and Transformation of All Life.*

recibir las Descargas del Alma del Divino y del Tao ofrecidas en los libros de la Colección Poder del Alma", así como en las páginas apropiadas de cada libro.

Soy un servidor de la humanidad. Soy un servidor del universo. Soy un servidor del Divino. Soy un servidor del Tao. Estoy extremadamente honrado de ser un servidor de todas las almas. Comprometo mi vida entera y mi ser como un servidor universal incondicional.

Continuaré ofreciendo Descargas del Alma del Divino y del Tao por el resto de mi vida. Ofreceré cada vez más Descargas del Alma del Divino y del Tao a cada alma. Ofreceré cada vez más Descargas del Alma del Divino y del Tao para cada aspecto de la vida para cada alma.

Estoy honrado de ser un servidor de las Descargas del Alma del Divino y del Tao.

Los seres humanos, las organizaciones, las ciudades y los países recibirán cada vez más las Descargas del Alma del Divino y del Tao, que pueden transformar cada aspecto de sus vidas e iluminar sus almas, corazones, mentes y cuerpos. La Era de la Luz del Alma irradiará Poder del Alma. Los libros en la Colección Poder del Alma difundirán Descargas del Alma del Divino y del Tao, a la vez que Poder del Alma—secretos del alma, sabiduría del alma, conocimiento del alma y prácticas técnicas del alma—para servir a la humanidad, a la Madre Tierra y a todos los universos. La Colección Poder del Alma es un servidor puro para la humanidad y todas las almas. La Colección Poder del Alma está honrada en ser servidora GOLD[5] Total del Divino, del Tao, de la humanidad y de todas las almas.

La meta final de la Era de la Luz del Alma es la de unir todas las almas en una sola, en amor, paz y armonía. Esto significa que la consciencia de cada alma estará totalmente alineada con la consciencia divina. Habrá dificultades y desafíos en el camino

---

5   "GOLD Total" significa gratitud total, obediencia total, lealtad total y devoción total al Divino y al Tao.

hacia esta meta final; juntos los superaremos. Hacemos un llamado a todas las almas de la humanidad y a todas las almas en todos los universos para que ofrezcan servicio universal incondicional, incluyendo amor, perdón, paz, sanación, bendición, armonía e iluminación universales. Cuanto más servicio universal incondicional ofrezcamos, más rápidamente alcanzaremos esta meta.

El Divino y el Tao nos ofrecen sus corazones. El Divino y el Tao nos dan su amor. El Divino y el Tao nos conceden sus Descargas del Alma del Divino y del Tao. Nuestros corazones se unen con los corazones del Divino y del Tao. Nuestras almas se unen con las almas del Divino y del Tao. Nuestras consciencias se alinean con las consciencias del Divino y del Tao. Uniremos corazones y almas para crear amor, paz y armonía para la humanidad, la Madre Tierra y todos los universos.

Amo mi corazón y mi alma
Amo a toda la humanidad
Unamos corazones y almas
Amor, paz y armonía
Amor, paz y armonía

Ama a toda la humanidad. Ama a todas las almas.
Agradece a toda la humanidad. Agradece a todas las almas.
Gracias. Gracias. Gracias.

Zhi Gang Sha

Cómo recibir las Descargas del Alma del Divino y del Tao ofrecidas en los libros de la Colección Poder del Alma

Los libros de la Colección Poder del Alma son únicos. Por primera vez en la historia, el Divino y el Tao están descargando sus tesoros del alma en los lectores estos libros. Cada libro de la Colección Poder del Alma incluirá Descargas del Alma del Divino o del Tao que han sido preprogramadas. Cuando leas los párrafos apropiados y pauses por un minuto, los obsequios divinos y del Tao serán transmitidos a tu alma.

En abril de 2005, el Divino me dijo que "dejara Descargas del Alma del Divino como legado para la historia". Pensé, "La vida de un ser humano es limitada. Incluso si viviera una vida muy larga, algún día retornaré al Cielo. ¿Cómo puedo dejar Descargas del Alma del Divino como legado para la historia?"

A inicios de 2008, mientras trabajaba en la edición de bolsillo de *La sabiduría del alma*, el Divino repentinamente me dijo: "Zhi Gang, ofrece mis descargas dentro de este libro". El Divino dijo, "Preprogramaré mis descargas en el libro. Cualquier lector podrá recibirlas al leer las páginas especiales". En el momento que el Divino me dio esta instrucción, entendí cómo podía dejar Descargas del Alma del Divino como legado para la historia.

El Divino es el creador y padre y madre espiritual de todas las almas.

El Tao es la Fuente y el creador de innumerables planetas, estrellas, galaxias y universos. El Tao es El Camino para todo en la vida. El Tao es los principios y leyes universales.

A finales de 2008, el Tao me eligió como servidor, vehículo y canal para ofrecer Descargas del Alma del Tao. Me sentí profundamente honrado. He ofrecido innumerables Descargas del Alma del Divino y del Tao a la humanidad y a *wan ling* (todas las almas) en innumerables planetas, estrellas, galaxias y universos.

Dentro de este libro están preprogramadas y almacenadas permanentemente las Descargas del Alma del Divino. Dentro de cada libro de la Colección Poder del Alma están preprogramadas y almacenadas en forma permanente las Descargas del Alma del Divino o del Tao. Si las personas leen este libro dentro de miles de años, ellas aún recibirán las Descargas del Alma del Divino. Mientras este libro exista y sea leído, los lectores recibirán las Descargas del Alma del Divino.

Permíteme explicarlo con mayor detalle. El Divino ha colocado una bendición permanente en ciertos párrafos de este libro. Estas bendiciones te permiten recibir las Descargas del Alma del Divino como obsequios permanentes para tu alma. Porque estos tesoros divinos residen en tu alma, puedes acceder a ellos las veinticuatro horas del día—tantas veces como desees, donde te encuentres— para la sanación, la bendición y la transformación de vida.

Es muy fácil recibir las Descargas del Alma del Divino y del Tao de los libros de la Colección Poder del Alma. Después de leer los párrafos especiales donde están preprogramadas, cierra los ojos; recibe la descarga especial. También es fácil aplicar estos tesoros del Divino y del Tao. Luego que recibas una Descarga del Alma del Divino o del Tao, inmediatamente te mostraré cómo aplicarla para la sanación, la bendición y la transformación de vida.

Tienes libre albedrío. Si no estás listo para recibir una Descarga del Alma del Divino o del Tao, simplemente di *yo no estoy listo para recibir este obsequio*. Entonces, puedes continuar leyendo los párrafos especiales de la descarga, pero no recibirás los obsequios que contienen. El Divino y el Tao no ofrecen Descargas del Alma del

Divino y del Tao a aquellos que no están listos o no están dispuestos a recibir los tesoros del Divino y del Tao. Sin embargo, en el momento que lo estés, podrás simplemente retornar a los párrafos relevantes y decirle al Divino y al Tao *estoy listo;* recibirás entonces la descarga especial almacenada cuando releas los párrafos.

El Divino y el Tao han acordado ofrecer Descargas del Alma del Divino y del Tao específicas en estos libros a todos los lectores que estén dispuestos a recibirlas. El Divino y el Tao tienen tesoros ilimitados. Sin embargo, podrás recibir solo los designados en estas páginas. Por favor, no pidas obsequios distintos o adicionales; no funcionará.

Después de recibir y practicar con las Descargas del Alma del Divino y del Tao en estos libros, podrías experimentar como resultado notables sanaciones en tus cuerpos espiritual, mental, emocional y físico. Podrías recibir increíbles bendiciones en tus relaciones afectivas y otras relaciones personales. Podrías recibir bendiciones en tus finanzas y todo tipo de bendiciones.

Las Descargas del Alma del Divino y del Tao son ilimitadas. Puede haber una Descarga del Alma del Divino y del Tao para cualquier cosa que existe en el mundo físico. La razón es muy simple. *Todo tiene alma, mente y cuerpo.* Una casa tiene alma, mente y cuerpo. El Divino y el Tao pueden descargar un alma a tu casa que puede transformar su energía. El Divino y el Tao pueden descargar un alma a tu negocio que puede transformarlo. Si estás usando un anillo, ese anillo tiene un alma. Si el Divino descarga una nueva alma divina a tu anillo, puedes pedir al alma divina en tu anillo que ofrezca sanación y bendición divinas.

Estoy honrado de haber sido elegido como servidor de la humanidad, del Divino y del Tao, para ofrecer Descargas del Alma del Divino y del Tao. Por el resto de mi vida, continuaré ofreciendo Descargas del Alma del Divino y del Tao. Ofreceré cada vez más de ellas. Ofreceré Descargas del Alma del Divino y del Tao para cada aspecto de cada vida.

Estoy honrado de ser un servidor de las Descargas del Alma del Divino y del Tao.

Qué debes esperar cuando recibas las Descargas del Alma del Divino y del Tao

Las Descargas del Alma del Divino y del Tao son almas nuevas creadas del corazón del Divino o del corazón del Tao. Cuando estas almas son transmitidas, podrías sentir una fuerte vibración. Por ejemplo, te podrías sentir acalorado o emocionado. Tu cuerpo podría temblar un poco. Si no eres sensible, podrías no sentir nada. Los seres espirituales avanzados con el Tercer Ojo abierto pueden realmente ver una enorme alma de luz dorada, arcoíris, morada o cristalina que ingresa a su cuerpo.

Estas almas divinas y del Tao son tus compañeros yin[6] de por vida. Ellos permanecerán con tu alma por siempre. Incluso después de que tu vida física termine, estos tesoros divinos y del Tao continuarán acompañando tu alma en la siguiente vida y en todas tus vidas futuras. En estos libros, te enseñaré cómo invocar en cualquier momento y lugar a estas almas divinas y del Tao para que te concedan la sanación o la bendición divinas y del Tao en esta vida. También puedes invocar a estas almas para que irradien a otros, ofreciéndoles la sanación o la bendición divinas y del Tao. Estas almas divinas y del Tao tienen habilidades extraordinarias para sanar, bendecir y transformar. Si desarrollas habilidades espirituales avanzadas en tu próxima vida, descubrirás que tienes contigo estas almas divinas y del Tao. Entonces, podrás invocarlas de la misma manera en tus próximas vidas para sanar, bendecir y transformar cada aspecto de tu vida.

Es un gran honor que se descargue un alma divina o del Tao a tu propia alma. El alma divina o del Tao es un alma pura, desprovista de mal karma. El alma divina o del Tao tiene habilidades de sanación y de bendición divinas y del Tao. La descarga no tiene ningún efecto secundario. Se te concede amor y luz con frecuencia divina y del Tao. Se te concede habilidades divinas y del Tao para servirte

---

6 Un compañero yang es un ser físico, como un miembro familiar, un amigo o una mascota. Un compañero yin es una alma compañera sin forma física, como tus padres y madres espirituales en el Cielo.

a ti mismo y a otros. Por lo tanto, la humanidad está sumamente honrada con que el Divino y el Tao estén ofreciendo Descargas del Alma del Divino y del Tao. Estoy sumamente honrado de ser un servidor del Divino, del Tao, tuyo, de toda la humanidad y de todas las almas, para ofrecer Descargas del Alma del Divino y del Tao. No puedo estar lo suficientemente agradecido con el Divino y con el Tao. No puedo agradecerte lo suficiente a ti, a toda la humanidad y a todas las almas por la oportunidad para servirles.

Gracias. Gracias. Gracias.

Prólogo a la Colección
Poder del Alma

He admirado el trabajo del Dr. Zhi Gang Sha desde hace algunos años. Es más, recuerdo claramente la primera vez que lo escuché describir su sistema de sanación del alma, *Soul Mind Body Medicine*. Supe de inmediato que deseaba brindar mi apoyo a este talentoso sanador y a su misión, así que lo presenté a mi comunidad espiritual de Agape. Desde entonces, ha sido un gozo ser testigo de cómo, aquellos que aplican sus enseñanzas y técnicas, experimentan mayor energía, gozo, armonía y paz en sus vidas.

Las técnicas del Dr. Sha despiertan el poder sanador ya existente en todos nosotros, empoderándonos a poner nuestro bienestar general en nuestras propias manos. Su explicación de energía y mensaje, y de cómo estos vinculan consciencia, mente, cuerpo y espíritu, forma una red de información dinámica en un lenguaje fácil de entender y, lo más importante, de aplicar.

Los resultados del Dr. Sha, comprobados a lo largo del tiempo, han demostrado a miles de estudiantes y lectores que las energías y mensajes sanadores existen dentro de específicos sonidos, movimientos y percepciones afirmativas. Entrelazadas con su propia experiencia personal, las teorías y prácticas del Dr. Sha—provenientes del trabajo directo con la energía y el espíritu de la fuerza vital—son prácticas, holísticas y profundas. Su reconocimiento que el Poder del Alma es lo más importante para cada aspecto de la vida es vital para enfrentar los desafíos de la vida en el siglo veintiuno.

Representante mundial de su renombrado maestro, Dr. Zhi Chen Guo, uno de los más grandes maestros de qi gong y sanadores en el globo, el Dr. Sha es también maestro de antiguas disciplinas, como tai chi, qi gong, kun fu, *I Ching* y feng shui. Él ha combinado el alma de los métodos de sanación natural de su cultura con su entrenamiento como médico occidental y generosamente nos ofrece su sabiduría a través de los libros de su Colección Poder del Alma. Su contribución a aquellos en las profesiones de la salud es innegable y la forma en que encomienda a sus lectores a entenderse a sí mismos, a entender sus sentimientos y la conexión entre sus cuerpos, mentes y espíritus es un regalo al mundo.

A través de su Colección Poder del Alma, el Dr. Sha guía al lector hacia una consciencia de sanación, no solo del cuerpo, mente y espíritu, sino también del corazón. Considero su camino de sanación como una práctica espiritual universal, una jornada hacia la transformación genuina. Su integridad profesional y corazón compasivo son la base de su calidad de servidor de la humanidad y mi deseo sincero para sus lectores es que acepten su invitación a despertar el poder del alma y a descubrir la belleza natural de su existencia.

Dr. Michael Bernard Beckwith
Fundador, Agape International Spiritual Center (Centro Espiritual Internacional Agape)

Cómo recibir los máximos beneficios de mis libros

Como muchas personas alrededor del mundo, puedes haber leído mis libros anteriormente. Quizás los estés leyendo por primera vez. Cuando empieces a hacerlo, puedes muy pronto darte cuenta que incluyen muchas prácticas para la sanación, el rejuvenecimiento y la longevidad, así como para la transformación de las relaciones personales y las finanzas. Enseño las Técnicas de los Cuatro Poderes para transformar toda la vida. Resumiré cada una de las Técnicas de los Cuatro Poderes en una oración:

Poder del Cuerpo: Donde colocas tus manos es donde recibes los beneficios de sanación y rejuvenecimiento.

Poder del Alma: Aplica la Sanación y la Bendición Diciendo Hola, invocando al Divino, al Tao, al Cielo, a la Madre Tierra y a innumerables planetas, estrellas, galaxias y universos; así como a todo tipo de padres y madres espirituales en la Madre Tierra y en todos los niveles del Cielo, para pedir su ayuda para tu sanación, rejuvenecimiento y transformación de tus relaciones personales y finanzas.

Poder de la Mente: Donde pones la mente, usando visualización creativa, es donde recibes los beneficios de sanación, rejuvenecimiento y transformación de tus relaciones personales y finanzas.

Poder del Sonido: Lo que recitas es en lo que te conviertes.

Mis libros son únicos. Cada uno incluye muchas prácticas con recitaciones (Poder del Sonido). Repito algunas recitaciones una y otra vez en los libros. Lo más importante, querido lector, es evitar pensar *yo ya sé esto*, y entonces rápidamente leer el texto sin hacer las prácticas. Eso sería un gran error. Perderás algunas de las partes más importantes de mi enseñanza: las prácticas.

Imagina que estás en un taller. Cuando el profesor te guía a meditar o a recitar, tú tienes que hacerlo. De lo contrario, no recibirás los beneficios de la meditación o recitación. Las personas están familiarizadas con el antiguo arte marcial chino del kung fu. Un maestro de kung fu pasa toda su vida desarrollando poder. Resumido en una oración:

El tiempo es kung fu y el kung fu es tiempo.

Tienes que dedicar tiempo para recitar y meditar. Recuerda el secreto, resumido en una oración, para el Poder del Sonido: *Lo que recitas es en lo que te conviertes.* Por lo tanto, cuando leas las prácticas donde te guío a que recites, por favor hazlo. No lo pases por alto. Las prácticas son la joya de mi enseñanza. La práctica es necesaria para transformar y tener éxito en cualquier aspecto de tu vida, incluyendo la salud, las relaciones personales, las finanzas, la inteligencia y más.

Existe una enseñanza espiritual famosa en el budismo. A través de la historia, millones de personas recitaron *Na Mo A Mi Tuo Fo*. Solo recitan este único mantra. Podrían recitar *Na Mo A Mi Tuo Fo* durante horas y horas su vida entera. Esta es una gran práctica. Si estás alterado, recita *Na Mo A Mi Tuo Fo* (pronunciado *na mo a mi to fo*). Si estás enfermo, recita *Na Mo A Mi Tuo Fo*. Si estás débil, recita *Na Mo A Mi Tuo Fo*. Si estás sensible, recita *Na Mo A Mi Tuo Fo*. Si tienes desafíos en las relaciones personales, recita *Na Mo A Mi Tuo Fo*. Si tienes problemas financieros, recita, *Na Mo A Mi Tuo Fo*. Transformar la vida toma tiempo; debes entender esta sabiduría espiritual de manera que recites y medites cada vez más. Cuanto más practiques, más sanación y transformación de vida podrías recibir.

Para tener éxito en cualquier profesión, uno tiene que estudiar y practicar constantemente para adquirir el dominio. Mi enseñanza es la sanación y la transformación del alma en cada aspecto de la vida. Uno tiene que aplicar las Técnicas de los Cuatro Poderes una y otra vez para recibir los máximos beneficios de sanación y transformación del alma en cada aspecto de su vida.

Si entras en el estado de *lo que recitas, en eso es lo que te conviertes,* repentinamente podría resultar en una sanación maravillosa y seguirle una transformación en las relaciones personales y las finanzas. Podrías tener momentos de inspiración; podrías tener momentos de revelación.

Te traigo el taller o retiro en cada libro. Tómate tu tiempo para practicar con seriedad. Recita y medita usando las Técnicas de los Cuatro Poderes.

Mis libros tienen otro aspecto único: el Divino y el Tao ofrecen Trasplantes de Alma, Mente y Cuerpo a lo largo de tu lectura. Los Trasplantes de Alma, Mente y Cuerpo del Divino y del Tao son tesoros permanentes de sanación y de bendición del Divino y del Tao.

Estos tesoros llevan consigo frecuencia y vibración del Divino y del Tao, que pueden transformar la frecuencia y vibración de tu salud, tus relaciones personales, tus finanzas, tu inteligencia y más.

Estos tesoros también llevan consigo amor del Divino y del Tao, que disuelven todos los bloqueos y transforman toda la vida.

Estos tesoros llevan consigo perdón del Divino y del Tao, que trae gozo interior y paz interior.

Estos tesoros llevan consigo compasión del Divino y del Tao, que potencia la energía, la resistencia, la vitalidad y la inmunidad.

Estos tesoros llevan consigo luz del Divino y del Tao, que sana, previene enfermedades, purifica y rejuvenece el alma, el corazón, la mente y el cuerpo y transforma las relaciones personales, las finanzas y todo aspecto de la vida.

Resumo y enfatizo los dos aspectos absolutamente únicos de mis libros: primero, te traigo los talleres y retiros en mis libros. Por favor, practica seriamente, como si estuvieras en persona en un taller conmigo. Segundo, a lo largo de la lectura, puedes recibir tesoros permanentes (Trasplantes de Alma, Mente y Cuerpo) del Divino y del Tao para transformar tu salud, tus relaciones personales, tus finanzas y más.

Pon gran atención a estos dos aspectos únicos a fin de recibir los máximos beneficios de este libro y de cualquiera de mis libros.

Deseo que recibas los beneficios máximos de este libro para que transformes cada aspecto de tu vida.

Practica. Practica. Practica.

Transforma. Transforma. Transforma.

Ilumínate. Ilumínate. Ilumínate.

Êxito. Éxito. Éxito.

Lista de las Descargas del Alma del Divino

LISTA DE FIGURAS

Introducción

Cada vez que hablo de las Manos Sanadoras Divinas:
Siempre pienso lo bendecido que estoy de ser un servidor de la humanidad, de la Madre Tierra, de todas las almas y del Divino.

Siempre pienso lo bendecido que estoy al otorgárseme el honor y la autoridad divinos para transmitir Manos Sanadoras Divinas a los elegidos.

Siempre pienso que el Divino me ha concedido tanto que nunca podré retribuirle, por mucho servicio que yo ofrezca.

Siempre pienso que serviré a la humanidad, a la Madre Tierra y a todas las almas para siempre, como un servidor universal incondicional.

Siempre pienso en los miles de millones de personas que están sufriendo en cualquier aspecto de sus vidas, incluyendo la salud, las relaciones personales, las finanzas y más.

Siempre pienso en difundir las Manos Sanadoras Divinas para traer amor, paz y armonía a la humanidad, a la Madre Tierra y a todos los universos.

Siempre me conmueve hasta las lágrimas y toca mi corazón y alma cuando pienso en la generosidad del Divino al otorgar a los elegidos sus manos sanadoras del alma.

No puedo postrarme lo suficiente ante el Divino.

Me quedo sin palabras.

El 8 de agosto de 2003, el Divino sostuvo una reunión en el Cielo y anunció que la última era universal estaba terminando y una nueva era, la Era de la Luz del Alma, empezaría ese día. Una era universal dura quince mil años.

Los seres humanos se reencarnan; puede que no te des cuenta de que el tiempo también se reencarna. Son tres las eras en la Madre Tierra que se reencarnan:

- Xia Gu –下古 (pronunciado *shia gu*) significa *antiguo cercano*. Es la era que empezó quince mil años antes del 8 de agosto de 2003 y que terminó ese día.
- Zhong Gu –中古 (pronunciado *dchong gu*) significa *antiguo medio*. Es la era que empezó aproximadamente hace treinta mil años y terminó hace quince mil años atrás.
- Shang Gu –上古 (pronunciado *shang gu*) significa *antiguo lejano*. Es la era que duró desde hace aproximadamente cuarenta y cinco mil años atrás hasta los treinta mil años atrás.

El 8 de agosto de 2003, terminó la era Xia Gu y retornó la era Shang Gu. La presente era Shang Gu también durará quince mil años y, a continuación, retornará la era Zhong Gu. La próxima era Zhong Gu también durará quince mil años. Después, retornará la siguiente era Xia Gu.

En resumen, las eras Shang Gu, Zhong Gu y Xia Gu rotan, una tras otra. Esta es la reencarnación del tiempo. Esta es sabiduría sagrada.

Desde el 8 de agosto de 2003, fecha en que la presente era Shang Gu empezó, la transición de la Madre Tierra se ha acelerado. ¿Qué es la transición de la Madre Tierra? La transición de la Madre Tierra es la transición de la era Xia Gu, que terminó el 8 de agosto de 2003, a la era Shang Gu, que empezó ese día.

Tú y la humanidad pueden ver muy claramente más y mayores desafíos que están ocurriendo en la Madre Tierra, incluyendo desastres naturales y los provocados por el hombre: guerra, cambio climático, enfermedades, desafíos económicos y más. ¿Por qué están ocurriendo? Estos son debido al mal karma.

Por siglos y milenios, la humanidad ha creado enorme mal karma al dañarse unos a otros y a la Madre Tierra. En uno de mis libros seminales, *The Power of Soul: The Way to Heal, Rejuvenate, Transform, and Enlighten All Life*,[7] compartí una enseñanza que recibí del Divino. Es el secreto sobre el karma resumido en una oración:

**El karma es la raíz del éxito y del fracaso
en cada aspecto de la vida.**

El karma es el registro de servicios. Al karma también se le llama "obra," "virtud," o "de" (en chino pronunciado *də*), en diferentes enseñanzas espirituales. El karma puede ser dividido en buen karma y mal karma. El buen karma es el registro del buen servicio de uno en todas sus vidas, presente y pasadas. El buen karma incluye ofrecer amor incondicional, perdón, cuidados, compasión, sinceridad, honestidad, generosidad, bondad, pureza y todo tipo de buen servicio a la humanidad y a todas las almas. El mal karma es el registro del servicio desagradable de uno en todas sus vidas a la humanidad y a todas las almas; como matar, dañar, aprovecharse de otros, engañar, robar, mentir, quejarse y todo otro tipo de servicio desagradable.

El karma es una ley universal. De acuerdo con la ley kármica:

**El buen karma puede traerle a uno recompensas en cada
aspecto de la vida, que incluye salud, relaciones personales,
finanzas, inteligencia, padres e hijos.
El mal karma puede traerle a uno lecciones en cada
aspecto de la vida, que incluye salud, relaciones
personales, finanzas, inteligencia, padres e hijos**.

Por siglos y milenios, la humanidad ha acumulado una cantidad enorme de mal karma debido a:

- matanzas en guerras entre naciones, cívico políticas, religiosas y étnicas
- probar y usar armas nucleares

---

7   Toronto/Nueva York: Heaven's Library/Atria Books, 2009.

- causar todo tipo de daño a la humanidad, animales y naturaleza
- agotar y malgastar los recursos naturales
- codiciar
- engañar
- robar
- y mucho más

El karma es causa y efecto. Los ejemplos anteriores son parte de la causa de los desastres naturales, tensiones económicas y otros desafíos hoy en la Madre Tierra.

Miles de millones de personas están preocupadas con la transición de la Madre Tierra. ¿Cómo podemos transformar la transición de la Madre Tierra? ¿Cómo podemos reducir los desastres naturales y otros desafíos para la humanidad y la Madre Tierra?

Porque el karma es la causa de la transición de la Madre Tierra, la solución es limpiar el mal karma. Si millones y miles de millones de personas supieran cómo limpiar el mal karma, la transición de la Madre Tierra se suavizaría más allá de nuestra comprensión.

¿Cómo limpia uno su mal karma? La técnica más importante y poderosa es una práctica del perdón con regularidad. Aplica las Técnicas de los Cuatro Poderes que he enseñado en todos mis libros previos[8] para limpiar el propio mal karma.

Las Técnicas de los Cuatro Poderes son el Poder del Cuerpo, el Poder del Sonido, el Poder de la Mente y el Poder del Alma.

El **Poder del Cuerpo** consiste en usar posiciones especiales de manos y cuerpo para la sanación, el rejuvenecimiento, la longevidad y la transformación de vida.

El **Poder del Sonido** consiste en recitar mantras sagrados, Cantos del Alma del Divino, Cantos del Tao o sonidos vibratorios especiales para la sanación y el rejuvenecimiento.

El **Poder de la Mente** consiste en la visualización creativa.

---

8 Por ejemplo, ver mi libro *Power Healing: The Four Keys to Energizing Your Body, Mind, and Spirit* (San Francisco: HarperSanFrancisco, 2002).

El **Poder del Alma** consiste en decir *hola*. Es invocar al Divino, al Tao, al Cielo, a la Madre Tierra y a innumerables planetas, estrellas, galaxias y universos; así como a todo tipo de padres y madres espirituales en la Madre Tierra y en todos los niveles del Cielo, para pedir su ayuda para la sanación, el rejuvenecimiento y la transformación de las relaciones personales y las finanzas.

Aplicaremos las Técnicas de los Cuatro Poderes en este momento para limpiar el mal karma de uno mismo:

Poder del Cuerpo. Siéntate derecho con tus pies plantados en el suelo y tu espalda libre y despejada. También puedes pararte derecho pero relajado, con tus rodillas ligeramente flexionadas. Coloca una palma en la parte inferior del abdomen, por debajo del ombligo. Coloca la otra palma sobre tu corazón. El perdón deber ser de corazón. Hace cinco mil años, la medicina tradicional china compartía la sabiduría de que el corazón alberga a la mente y al alma. Asegúrate de pedir y ofrecer perdón de corazón.

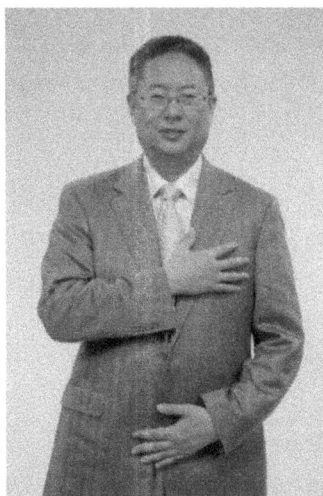

Figura 1. Poder del Cuerpo para el perdón de corazón

Para el sendero espiritual, existen muchas grandes enseñanzas de diferentes religiones y todo tipo de grupos espirituales en la Madre Tierra. Yo no enseño religión, pero respeto todas las grandes enseñanzas. Considero que la enseñanza espiritual verdadera siempre enseña a las personas cómo purificar el corazón.

Poder del Alma. Di *hola:*

> *Mi querido y amado corazón,*
> *Te amo.*
> *Me honra hacer una práctica del perdón.*
> *Gracias.*

La práctica del perdón es una práctica para limpiar nuestro propio mal karma. No necesitamos limpiar nuestro buen karma. Queremos mantener nuestro buen karma con el fin de recibir bendiciones para nuestra salud, relaciones personales, finanzas y más. Limpiar el karma es limpiar el mal karma que fue creado por los errores que cometimos en vidas pasadas y en esta vida. Los errores crean deuda espiritual. Estamos en deuda con las personas y las almas que hemos herido o dañado. Limpiar el mal karma significa que se nos perdone la deuda espiritual.

Continúa la práctica del perdón aplicando más Poder del Alma:

> *Queridas todas las almas que fueron dañadas por cualquiera de los errores que cometí en esta vida y en todas mis vidas anteriores,*
> *Queridas todas las almas, incluyendo seres humanos, animales, el medio ambiente y la Madre Tierra, que fueron dañados por cualquiera de los errores que mis ancestros cometieron en todas sus vidas,*
> *Las amo.*
> *Pido disculpas sinceramente a todas las almas que hemos dañado.*
> *Por favor, perdonen a mis ancestros y a mí.*
> *A fin de recibir su total perdón, serviré incondicionalmente.*
> *Gracias.*

Si millones y miles de millones de personas verdaderamente entendieran la importancia de la práctica del perdón, si supieran cómo realizarla y si realmente *la realizaran* a diario, el karma de la humanidad se transformaría, la transición de la Madre Tierra se suavizaría.

Cuando se hace una práctica del perdón, es importante decir las palabras de corazón, con sinceridad y humildad. No esperes simplemente decir las palabras y ser perdonado fácilmente. Puede no resultar fácil en absoluto recibir perdón de algunas de las almas que tú o tus ancestros dañaron. Sus errores pueden haber sido enormes; el daño puede haber sido muy cruel.

Continúa desde el fondo de tu corazón:

Serviré a la humanidad.
Serviré a los animales.
Serviré a la sociedad.
Serviré a la Madre Tierra a fin de recibir perdón.
Gracias por su perdón.

Así es cómo pides perdón por tus errores. Debes incluir a tus ancestros porque cada uno de nosotros lleva consigo una parte del karma bueno y malo de sus ancestros. Esto se llama karma ancestral. Considéralo como tu karma genético o heredado. Incluye no solo tus ancestros en esta vida, sino también los ancestros en todas tus vidas pasadas. Esto puede incluir a millones de almas.

La práctica del perdón tiene dos partes; en una pides perdón por todos los errores que tú y tus ancestros han cometido en todas las vidas pasadas y en esta vida. Por otra parte, tú y tus ancestros ofrecen perdón a todas las almas que los han dañado o herido, o se han aprovechado de ti o de tus ancestros en todas las vidas. Estos dos lados del perdón son vitales para traer amor, paz y armonía a ti mismo, a tus seres queridos, a tu comunidad, a tu sociedad, a tu país y a la Madre Tierra.

Ahora hagamos la segunda parte de la práctica del perdón donde tú y tus ancestros ofrecen perdón a otros:

Queridas todas las personas y todas las almas que me han dañado
   a mí y a mis ancestros en cualquiera de nuestras vidas,
Las amamos.
Las perdonamos totalmente.
Estamos honrados en ofrecerles nuestro perdón.
Gracias.

Poder de la Mente. Visualiza la luz dorada del perdón cubriéndote a ti mismo, a tus ancestros y a todas las almas a las que has invocado.

Poder del Sonido. Recita durante algunos minutos en silencio o en voz alta, pero siempre desde tu corazón:

Perdón
Perdón
Perdón
Perdón
Perdón
Perdón
Perdón…

Hazlo ahora durante tres minutos.
A continuación, recita o canta en silencio o en voz alta:

Yo te perdono.
Tú me perdonas.
Traigamos amor, paz y armonía.
Traigamos amor, paz y armonía.

Yo te perdono.
Tú me perdonas.
Traigamos amor, paz y armonía.
Traigamos amor, paz y armonía.

Yo te perdono.

Tú me perdonas.
Traigamos amor, paz y armonía.
Traigamos amor, paz y armonía.

Yo te perdono.
Tú me perdonas.
Traigamos amor, paz y armonía.
Traigamos amor, paz y armonía.

¡Hao! ¡Hao! ¡Hao!

Gracias. Gracias. Gracias.

Gong Song. Gong Song. Gong Song. Pronunciado *gong song*, su significado en chino es *respetuosamente regresen*. Retornan de este modo las innumerables almas que vinieron para la práctica del perdón.

En julio de 2003, el Divino me eligió para ser servidor de la humanidad, de todas las almas y del Divino. El Divino me ha conferido el honor y la autoridad para ofrecer Trasplantes Divinos de Alma, Mente y Cuerpo a toda la humanidad.

¿Qué es un Trasplante Divino de Alma? El Divino crea un ser de luz en su corazón y lo transmite a través de un Canal Divino (uno de mis Representantes Mundiales o yo mismo) al receptor. Es una nueva alma divina libre de karma que reemplaza al alma original del órgano, sistema o parte del cuerpo solicitado con un alma divina.

¿Qué es un Trasplante Divino de Mente? El Divino crea una consciencia divina, que es otro ser de luz creado en su corazón y lo transmite a través de un Canal Divino al receptor, reemplazando la consciencia del órgano, sistema o parte del cuerpo solicitado con consciencia divina.

¿Qué es un Trasplante Divino de Cuerpo? El Divino crea energía divina y materia divina diminuta, que es otro ser de luz creado en su corazón y lo transmite a través de un Canal Divino al receptor, reemplazando la energía y la materia diminuta del órgano, sistema o parte del cuerpo solicitado con energía divina y materia divina diminuta.

Cuando mis Representantes Mundiales o yo mismo ofrecemos Trasplantes Divinos de Alma, Mente y Cuerpo, estamos ofreciendo estos tres seres de luz juntos. En el 2008, ofrecí Trasplantes Divinos de Alma, Mente y Cuerpo en el primer libro de mi Colección Poder del Alma, *Soul Wisdom: Practical Soul Treasures to Transform Your Life.*[9] (La sabiduría del alma: tesoros prácticos para el alma que transformarán tu vida). Esta fue la primera vez que ofrecí estos tesoros divinos permanentes dentro de uno de mis libros. Desde entonces, he ofrecido Trasplantes Divinos de Alma, Mente y Cuerpo o Trasplantes del Tao de Alma, Mente y Cuerpo en cada libro de mi Colección Poder del Alma. Para los que lean por primera vez mis libros, ofrezco una introducción sobre los Trasplantes Divinos de Alma, Mente y Cuerpo en la sección "Cómo Recibir Descargas del Alma del Divino y del Tao Ofrecidas en los Libros de la Colección Poder del Alma," al inicio de este libro.

Los Trasplantes Divinos de Alma, Mente y Cuerpo portan frecuencia y vibración divinas con amor, perdón, compasión y luz divinos que pueden remover bloqueos de alma, mente y cuerpo de cualquier aspecto de la vida, incluyendo la salud, las relaciones personales, las finanzas, los negocios, la inteligencia, los hijos y más.

En este momento, estoy ofreciendo el primer Trasplante Divino de Alma, Mente y Cuerpo en este libro:

Trasplantes Divinos de Alma, Mente y Cuerpo de la Bola de Luz Dorada y del Manantial Líquido Dorado para el Perdón Divino

Prepárate. Siéntate derecho. Cierra los ojos. Relájate totalmente. Coloca ambas palmas sobre la parte inferior del abdomen.

Orden Divina: Trasplantes Divinos de Alma, Mente y Cuerpo de la Bola de Luz Dorada y del Manantial Líquido Dorado para el Perdón Divino ¡Transmisión!

---

9   Toronto/Nueva York: Heaven's Library/Atria Books, 2008.

¡Felicitaciones! Estas sumamente bendecido.

Gracias al Divino por su generosidad en ofrecer estos inestimables tesoros divinos permanentes como regalo a cada lector.

El Trasplante de Alma del Perdón Divino es el alma del Perdón Divino.

El Trasplante de Mente del Perdón Divino es la consciencia del Perdón Divino.

El Trasplante de Cuerpo del Perdón Divino es la energía y la materia diminuta del Perdón Divino.

Cada uno de ellos es un enorme ser de luz dorada del corazón del Divino.

En este momento, te guiaré para que apliques tus Trasplantes Divinos de Alma, Mente y Cuerpo del Perdón Divino en la limpieza de tu mal karma.

Poder del Cuerpo. Coloca una palma sobre la parte inferior del abdomen, debajo del ombligo. Coloca la otra palma sobre tu Centro de Mensajes (chakra del corazón) en el medio de tu pecho[10].

Poder del Alma. Di *hola*:

> *Queridas todas las almas a las que mis ancestros o yo mismo hemos*
> *herido o dañado de alguna forma en cualquiera de nuestras vidas,*
> *Las amo.*
> *Pido disculpas sinceramente a todas las almas que hemos dañado.*
> *Por favor perdonen a mis ancestros y a mí.*

---

10 El Centro de Mensajes, también conocido como el chakra del corazón, es un centro de energía del tamaño del puño, ubicado en el centro de tu pecho, detrás del esternón. El Centro de Mensajes es muy importante para la sanación y para desarrollar las habilidades para la comunicación del alma. También es el centro del amor, centro del perdón, centro del karma, centro emocional, centro de transformación de vida, centro de la iluminación del alma y más. Desbloquear y desarrollar el Centro de Mensajes es la clave para desarrollar tu poder de sanación y la habilidad para comunicarte con tu propia alma y otras almas.

A fin de recibir su total perdón, serviré incondicionalmente.
Gracias.
Queridas todas las personas y todas las almas que han dañado a
mis ancestros y a mí en cualquiera de nuestras vidas,
Las amamos.
Las perdonamos totalmente.
Estamos honrados de ofrecerles nuestro perdón.
Gracias.
Mis queridos Trasplantes Divinos de Alma, Mente y Cuerpo para
Perdón Divino,
Los amo.
Por favor, actívense para bendecir esta práctica del perdón.
Gracias.

Poder de la Mente. Visualiza luz dorada cubriéndote a ti mismo, a tus ancestros y a todas las almas que invocaste.

Poder del Sonido. Recita o canta en silencio o en voz alta:

Perdón Divino
Perdón Divino
Perdón Divino
Perdón Divino
Perdón Divino
Perdón Divino
Perdón Divino…

Deja el libro y recita o canta durante cinco minutos en este momento.

Haz esta práctica del perdón y aplica tus Trasplantes Divinos de Alma, Mente y Cuerpo para el Perdón Divino cada día. Cada aspecto de tu vida podría transformarse más allá de tu propia comprensión.

Practica más.

Recibe grandes beneficios de la Práctica del Perdón Divino.

La Práctica del Perdón Divino es una práctica diaria. No tiene un límite de tiempo. Apréndela; recuérdala. Sólo hazla—mientras más la realices, mejor será. Para bloqueos crónicos, incluyendo problemas de salud, de relaciones personales, de finanzas y más, practica dos horas diarias o más al día. Puedes sumar todo tu tiempo de práctica para que el total sea de dos horas.

Limpiar el mal karma propio, es ayudarse no solo a uno mismo, sino también ayudar con la transición de la humanidad. Cuantas más personas en la Madre Tierra hagan la Práctica del Perdón Divino, más mal karma podría limpiarse y más podrían reducirse los desastres y desafíos de la Madre Tierra.

Si uno tiene un pesado mal karma, creado por cometer errores enormes en algunas vidas, podría tomarle años o vidas el limpiarlo, incluso con la Práctica del Perdón Divino. Este libro es para enseñarte a ti y a la humanidad acerca de las Manos Sanadoras Divinas. Las Manos Sanadoras Divinas son tesoros sagrados para ayudar aún más a aliviar la transición de la Madre Tierra y sanar a la humanidad, a los animales y a la naturaleza.

Las Manos Sanadoras Divinas portan frecuencia y vibración divinas con amor, perdón, compasión y luz divinos, que pueden remover todo tipo de bloqueos de alma, mente y cuerpo en todo aspecto de vida.

Se me confirió el honor y la autoridad para ofrecer las Manos Sanadoras Divinas a la humanidad en el 2005. Mis representantes Mundiales también recibieron el honor y la autoridad para ofrecer las Manos Sanadoras Divinas en el 2011.

Hasta agosto de 2012, mis Representantes Mundiales y yo mismo hemos ofrecido las Manos Sanadoras Divinas a más de 3,500 elegidos. Todos los que deseen recibir las Manos Sanadoras Divinas deben postular para recibir este honor. Uno las solicita al Divino a través de un Canal Divino. El Divino tiene que aprobar la idoneidad del solicitante, si éste está listo para recibir este tesoro sagrado, y convertirse en un Sanador del Alma con Manos Sanadoras Divinas. Todo Sanador del Alma con Manos Sanadoras Divinas debe entender que recibe este tesoro para ayudar a la humanidad a atravesar este tiempo difícil.

En los últimos años, los Sanadores del Alma con Manos Sanadoras Divinas han creado miles de conmovedoras historias de sanación que llegan al corazón.

Las Manos Sanadoras Divinas portan poder divino para sanar.

Las palabras no bastan.

Los pensamientos no bastan.

La imaginación no basta.

La comprensión no basta para entender el poder de las Manos Sanadoras Divinas. La humanidad está sumamente bendecida por tener la oportunidad de recibir las Manos Sanadoras Divinas.

En el capítulo 2, le pediré al Divino que descargue sus Manos Sanadoras Divinas en este libro. Si deseas saber si una pera es dulce, pruébala. Si deseas conocer el poder de las Manos Sanadoras Divinas, experiméntalas. Este libro se convierte en portador de las Manos Sanadoras Divinas. Sin embargo, el Divino me dijo muy claramente que cada lector puede pedir una bendición para la sanación del alma solo veinte veces de las Manos Sanadoras Divinas descargadas en este libro. (Si pides bendiciones para la sanación del alma más de veinte veces, no funcionará). Serás capaz de experimentar el poder de las Manos Sanadoras Divinas de este libro veinte veces. Estás sumamente bendecido.

Para seguir recibiendo de las Manos Sanadoras Divinas bendiciones para la sanación, necesitarás contactarte con un Sanador del Alma con Manos Sanadoras Divinas. También tienes la oportunidad de recibir las Manos Sanadoras Divinas y convertirte en un Sanador del Alma con Manos Sanadoras Divinas a través del Programa de Capacitación para Sanadores del Alma con Manos Sanadoras Divinas, ofrecido por mis Representantes Mundiales y por mí mismo en todo el mundo.

Las Manos Sanadoras Divinas son tesoros sagrados divinos para bendecir y sanarte a ti mismo, a tus seres queridos, a la humanidad y a la Madre Tierra.

Las Manos Sanadoras Divinas son tesoros sagrados divinos para bendecir y transformar las relaciones.

Las Manos Sanadoras Divinas son tesoros sagrados divinos para bendecir y transformar las finanzas.

Las Manos Sanadoras Divinas son tesoros sagrados divinos para bendecir y transformar a tus hijos.

Las Manos Sanadoras Divinas son tesoros sagrados divinos para bendecir y transformar a los animales.

Las Manos Sanadoras Divinas son tesoros sagrados divinos para bendecir y transformar la naturaleza.

Las Manos Sanadoras Divinas son tesoros sagrados divinos para bendecir y aumentar la inteligencia.

Las Manos Sanadoras Divinas son tesoros sagrados divinos para bendecir y transformar cada aspecto de la vida.

Las Manos Sanadoras Divinas son tesoros sagrados divinos para traer amor, paz y armonía para ti mismo, para tu familia, tus seres queridos, las sociedades, las ciudades, los países, la Madre Tierra y todos los universos.

Muchas gracias al Divino por su generosidad y disposición para entregar sus manos sanadoras con luz de su alma a los elegidos. Sus elegidos son los receptores que quieren servir y remover el sufrimiento de la humanidad, los animales, la naturaleza y de todas las almas, así como ayudar a la humanidad a atravesar este tiempo difícil.

Las Manos Sanadoras Divinas me sanan y bendicen.
Las Manos Sanadoras Divinas sanan y bendicen a mis seres queridos.
Las Manos Sanadoras Divinas sanan y bendicen a la humanidad.
Las Manos Sanadoras Divinas sanan y bendicen a todas las almas.
Las Manos Sanadoras Divinas sanan y bendicen a la Madre Tierra.
Las Manos Sanadoras Divinas sanan y bendicen a todos los universos.

Amo mi corazón y mi alma
Amo a toda la humanidad
Unamos corazones y almas
Amor, paz y armonía
Amor, paz y armonía

1

MANOS SANADORAS DIVINAS: QUÉ, POR QUÉ Y CÓMO

Cuando leas cualquiera de mis libros podrías darte cuenta que, en cada libro, en cada capítulo y en cada enseñanza, siempre explico *qué, por qué y cómo.*

¿Qué? "Qué" es el concepto. El concepto debe estar claro y ser preciso. La ciencia, lo académico, los negocios y cada parte de la vida deberían tener un concepto claro y preciso. De otro modo, los lectores y estudiantes no entenderían el significado. Escribir un libro es compartir las enseñanzas y prácticas con los lectores. Darles a los lectores un concepto muy claro es la propuesta para toda enseñanza, secreto, sabiduría, conocimiento y técnica práctica que he compartido en todos mis libros.

¿Por qué? "Por qué" significa *¿por qué las personas necesitan aprender esto o practicar esto?* Incluye el poder y la importancia de lo que estoy enseñando. Está orientado hacia el servicio. Si comparto un secreto o alguna sabiduría, conocimiento, o técnica práctica especial; o si ofrezco cualquier tipo de servicio, debes entender por qué lo estoy haciendo. ¿Te beneficia este servicio? Si no existe beneficio, ¿por qué necesito compartirlo? ¿Por qué necesitas hacerlo? Por lo tanto, *el porqué* es muy importante en todos mis escritos y enseñanzas.

¿Cómo? "Cómo" se refiere al método o técnica para lograr una meta. Si enseño u ofrezco cualquier servicio, ¿cómo lo haces? ¿Cómo puedes ejecutar los métodos y estrategias? En

mi Colección Poder del Alma, el *cómo* incluye prácticas técnicas para la sanación, el rejuvenecimiento y la transformación de las relaciones personales y las finanzas, así como para cada aspecto de la vida. Las técnicas son muy importantes. La Práctica del Perdón Divino es un ejemplo.

Para enseñar o lograr cualquier cosa en tu vida, existen dos partes: la teoría y la práctica. La teoría y la práctica son yin y yang. Yin y yang son opuestos, pero están unidos. Se complementan el uno al otro. Para lograr cualquier cosa, debes incluir ambos, yin y yang. No podrás cumplir tu tarea o meta usando solo yin o solo yang.

Me siento extremadamente bendecido de que el Divino me haya elegido como servidor, vehículo y canal para la humanidad y el Divino. El Divino me ha conferido la autoridad para ofrecer tesoros divinos permanentes a la humanidad. Los tesoros divinos portan poder divino para sanar y transformar toda la vida, pero los receptores deben practicar a fin de recibir los beneficios. Esto pertenece al *cómo*.

En resumen, mi enseñanza está basada en el *qué, por qué* y *cómo*. Yo enseño *da Tao zhi jian* (pronunciado *da dao dch dchien*), que significa *el Gran Camino es extremadamente simple*. La sabiduría y las técnicas más simples son las mejores. Lo simple es poderoso. Soy servidor de la humanidad. Amo la simplicidad.

Miles de millones de personas necesitan sanación.

Miles de millones de personas necesitan transformación de las relaciones personales.

Miles de millones de personas necesitan transformación de sus finanzas.

Miles de millones de personas necesitan rejuvenecimiento.

Miles de millones de personas necesitan purificar sus almas, sus corazones, sus mentes y sus cuerpos.

Miles de millones de personas necesitan aumentar su inteligencia.

Miles de millones de personas necesitan abrir sus corazones y almas.

Miles de millones de personas necesitan aplicar amor, perdón, compasión y luz para transformarse a sí mismas, a la humanidad, a la Madre Tierra y a todas las almas.

Miles de millones de personas necesitan unir corazones y almas para transformar la transición de la Madre Tierra y traer amor, paz y armonía a la humanidad, la Madre Tierra y todos los universos.

La complejidad no puede servir a miles de millones de personas y a todas las almas. La simplicidad es la manera para servir a miles de millones de personas y a todas las almas.

Soy el servidor de la humanidad y de innumerables almas. Desde que escribí mi primer libro, el Divino me ha indicado que la simplicidad es la clave para el servicio. El *qué, por qué* y *cómo* es la forma de escribir, enseñar y servir cada aspecto de mi vida. El *qué, por qué* y *cómo* es la forma de servir cada aspecto de tu vida.

¿Qué son las Manos Sanadoras Divinas?

Las Manos Sanadoras Divinas son las manos del alma de Dios. Dios crea sus nuevas manos del alma y las transmite a los elegidos a través del servicio de un Canal Divino (uno de mis Representantes Mundiales o yo mismo). Ser *elegido* significa que una persona haya completado el proceso de postular, recibir aprobación por Guía Divina y de registrarse para recibir las Manos Sanadoras Divinas.

El Divino me eligió como servidor de la humanidad y del Divino en julio de 2003 y me confirió el honor y la autoridad para descargar o transmitir tesoros divinos permanentes a la humanidad. En el 2011, alrededor de veinte de mis Representantes Mundiales, que son también Canales Divinos, recibieron el honor y la autoridad para descargar las Manos Sanadoras Divinas. Si no eres un Canal Divino, no puedes otorgar Manos Sanadoras Divinas a otros. Descargar Manos Sanadoras Divinas es un honor para el que no hay palabras ni alcanza la comprensión o la imaginación. Los Canales Divinos son presencia divina en la Madre Tierra. Ellos son servidores divinos que representan al Divino y sirven a la humanidad, a la Madre Tierra y a todas las almas.

El tesoro de las Manos Sanadoras Divinas creado por el Divino tiene cientos de pies de alto y cientos de pies de ancho. Una vez que el tesoro de las Manos Sanadoras Divinas es descargado en un elegido, toma entre dos y tres días para que el tesoro divino se encoja a un tamaño condensado, que es dos o tres veces el tamaño de la mano del receptor.

Después de que uno recibe las Manos Sanadoras Divinas, el receptor recibe entrenamiento apropiado de un Canal Divino para certificarse como un Sanador del Alma con Manos Sanadoras Divinas.

Cuando un Sanador del Alma con Manos Sanadoras Divinas ofrece una bendición para la sanación de alma, el tesoro de las Manos Sanadoras Divinas saldrá del Sanador del Alma con Manos Sanadoras Divinas para servir al receptor. Los Sanadores del Alma con Manos Sanadoras Divinas pueden ofrecer bendiciones para la sanación de alma en persona o remotamente; pueden ofrecer bendiciones para la sanación de una persona para un grupo de personas. No hay límite en el número de personas que pueden recibir bendiciones para la sanación de alma de las Manos Sanadoras Divinas.

¿Por qué funcionan las Manos Sanadoras Divinas?

¿Por qué se enferma una persona? La enfermedad se debe a bloqueos de alma, mente y cuerpo.

Los bloqueos del alma son el mal karma. Karma es el registro de los servicios de uno en sus vidas pasadas y en esta vida. El Karma está dividido en buen karma y mal karma. El buen karma es acumulado por el buen servicio que uno ofrece en todas las vidas; incluye amor, cuidado, compasión, sinceridad, honestidad, generosidad, bondad, integridad, pureza y más.

El mal karma es acumulado por los errores que uno ha cometido en todas las vidas; incluye matar, dañar, aprovecharse de otros, engañar, robar, mentir y más.

Como señalé en la introducción, existe una ley kármica en el Cielo:

El buen servicio trae recompensas.
El mal servicio trae lecciones.

Esta ley se aplica a todas las almas en todos los universos. Existe un antiguo dicho: *El Cielo es de lo más justo*. Ninguna buena obra pasa desapercibida. Ninguna mala obra pasa desapercibida.

El Divino me eligió como servidor de la humanidad y del Divino en julio de 2003. El Divino me confirió el honor y la autoridad para ofrecer Limpieza Divina del Karma y Trasplantes Divinos de Alma, Mente y Cuerpo a la humanidad.

¿Qué es la Limpieza Divina de Karma? La Limpieza Divina de Karma significa que el Divino ofrece perdón divino, pagando la deuda espiritual de uno y limpiando su mal karma.

Cuando se tiene mal karma, uno podría aprender lecciones en cualquier aspecto de la vida, incluyendo la salud, las relaciones personales, las finanzas, los negocios, los hijos y más. Existe solo una forma de limpiar el mal karma propio: servir a otros incondicionalmente. Servir a otros es hacerlos más felices y saludables. Servir incondicionalmente es servir sin pedir o esperar algo a cambio.

Si uno tiene un pesado mal karma, podría tomar de treinta a cincuenta años de servicio universal incondicional en una vida remover el mal karma y ser perdonado. Podría tomar muchas vidas de servicio universal incondicional remover el pesado mal karma de uno.

El mal karma es deuda espiritual. Esta debe ser pagada. ¿Cómo se paga? Normalmente se paga aprendiendo las propias lecciones kármicas—bloqueos en la salud, relaciones personales, finanzas, negocios y en cualquier aspecto de la vida de uno. La Limpieza Divina de Karma significa que el Divino otorga su virtud, la cual es moneda espiritual, para pagar la deuda espiritual de uno. Esto es generosidad divina. Si uno tiene mal karma, existen bloqueos oscuros dentro del cuerpo. Cuando el Divino ofrece virtud, la oscuridad saldrá del cuerpo. La oscuridad es la causa de la enfermedad, de las relaciones rotas, de los problemas financieros y más.

Yo mismo y mis más de veinte Representantes Mundiales, quienes como yo son también servidores, vehículos y canales divinos, hemos ofrecido decenas de miles de Limpiezas Divinas de Karma para la humanidad. Hemos recibido miles de conmovedoras historias de sanación del alma que llegan a los corazones, sobre milagros de sanación del alma por la Limpieza Divina de Karma. En los últimos tres años, cerca de mil de estas historias han sido grabadas en video y publicadas en mi canal de YouTube, YouTube.com/zhigangsha. Les animo a que vean algunos de ellos. Adicionalmente, leerán historias relacionadas con las Manos Sanadoras Divinas a lo largo de este libro. Las bendiciones de las Manos Sanadoras Divinas pueden remover el mal karma poco a poco.

En una oración:

Limpiar bloqueos del alma es remover la oscuridad dentro del cuerpo.

La segunda causa de enfermedad son los bloqueos de mente, que incluyen mentalidades negativas, creencias negativas, actitudes negativas, ego, apegos y más. Millones de personas tienen todo tipo de bloqueos mentales.

La tercera causa de enfermedad son los bloqueos de cuerpo, que son bloqueos de energía y materia.

En la enseñanza espiritual ancestral, un ser humano tiene tres tesoros internos: jing, qi y shen. Jing es *materia*. Qi (pronunciado *chi*) es *energía vital o fuerza vital*. Shen es *alma*.

Jing, qi y shen es alma, mente y cuerpo. Remover los bloqueos de alma, mente y cuerpo significa remover los bloqueos en jing, qi y shen. Alma, mente, cuerpo y jing, qi, shen son formas distintas de expresar la misma cosa. "Jing qi shen" es el término antiguo. "Alma mente cuerpo" es el nuevo término en la Era de la Luz del Alma.

¿Por qué funcionan las Manos Sanadoras Divinas? En una oración:

Las Manos Sanadoras Divinas remueven bloqueos de alma, mente y cuerpo, que son bloqueos en el jing qi shen del cuerpo, para sanar y rejuvenecer; y remueven bloqueos de alma, mente y cuerpo en las relaciones personales, las finanzas, los hijos, la inteligencia y más, con el fin de transformar cada aspecto de la vida.

Las Manos Sanadoras Divinas portan poder divino, que incluye:

- frecuencia y vibración divinas, que pueden transformar la frecuencia y vibración de toda la vida, incluyendo la salud, las relaciones personales, las finanzas, los negocios, los hijos y cada aspecto de la vida
- amor divino, que disuelve todos los bloqueos y transforma toda la vida
- perdón divino, que trae gozo interior y paz interior a toda la vida
- compasión divina, que potencia la energía, la resistencia, la vitalidad y la inmunidad de toda la vida
- luz divina, que sana, previene enfermedades, purifica y rejuvenece alma, corazón, mente y cuerpo y transforma la salud, las relaciones personales, las finanzas, la inteligencia y cada aspecto de la vida

Las palabras no bastan para expresar el poder de las Manos Sanadoras Divinas.

Los pensamientos no bastan para expresar la importancia de las Manos Sanadoras Divinas.

La imaginación no basta para expresar el honor de recibir las Manos Sanadoras Divinas.

Qué bendición para nosotros que el Divino esté otorgando las manos de su alma a los elegidos, empoderándolos para servir como sanadores divinos. Cualquiera que reciba las Manos Sanadoras Divinas no podrá expresar suficientemente el honor, el aprecio y la bendición de ser un Sanador del Alma con Manos Sanadoras Divinas.

Siempre enseño: *Si deseas saber si una pera es dulce, pruébala. Si deseas saber si las Manos Sanadoras Divinas son poderosas, experiméntalas.*

Esta historia es una muestra del sabor de la pera.

Soy una acupunturista en Honolulú, Hawái, especializada en infertilidad y en la prevención del aborto. Recientemente una de mis pacientes que tenía trece semanas de gestación con mellizos (después de más de cinco años tratando de concebir) empezó a sangrar profusamente, al despertar una mañana. Su ginecólogo le dijo que no había nada que se pudiera hacer y que solo debería quedarse en casa y descansar.

Me llamó de inmediato luego de hablar con su doctor. En ese momento, no me era posible ir a su casa, así que le ofrecí una bendición remota de Manos Sanadoras Divinas con sanación guiada durante aproximadamente treinta minutos. Dos horas más tarde, se levantó y el sangrado había disminuido considerablemente. Cinco horas después, la llamé y tuvimos otra sesión de bendición con Manos Sanadoras Divinas y sanación guiada, aplicando las Técnicas de los Cuatro Poderes y una práctica del perdón.

Le pedí que se mantuviera acostada hasta la mañana siguiente en que se le efectuaría un ultrasonido. Para cuando se fue a la cama esa noche, el sangrado parecía haberse detenido. De hecho, no hubo más sangrado y, al día siguiente, el ultrasonido mostró que, ¡ambos fetos estaban con muy buena salud!

Ella continúa haciendo una práctica de perdón diaria y viene a verme una vez a la semana. Está ahora en su vigésima semana de embarazo y acaba de practicársele un ultrasonido que reveló que ¡está gestando dos saludables bebés varones!

Gracias al Divino, al Tao y al Maestro Sha. Gracias por el poder de las Manos Sanadoras Divinas y otros tesoros divinos. Estoy sumamente agradecida.

Gracias. Gracias. Gracias.
Los amo. Los amo. Los amo.

Gina Musetti, Acupunturista Licenciada
Honolulú, Hawái

El Divino concede las manos de su alma por primera vez a la humanidad

El Divino me eligió como servidor divino en julio de 2003. Él me enseña todos los días. El Divino se comunica diariamente conmigo a través de la comunicación del alma. Se aparece sobre mi cabeza y sostenemos una conversación diariamente a través de la comunicación del alma. En este momento, estoy teniendo comunicación del alma con Él. Le haré preguntas al Divino y recibiré sus respuestas. Después compartiré esta conversación en este libro contigo y con la humanidad.

Este libro es el décimo de mi Colección Poder del Alma. El segundo libro, *Soul Communication: Opening Your Spiritual Channels for Success and Fulfillment*,[1] le enseña a uno cómo abrir los cuatro canales espirituales, los cuales son:

- **Canal del Lenguaje del Alma** – Abre este canal para usar el Lenguaje del Alma para comunicarte con el Mundo de las Almas, incluyendo tu alma, todo tipo de padres y madres espirituales, la naturaleza y el Divino.
- **Canal de la Comunicación Directa del Alma** – Abre este canal para conversar directamente con el Divino y todas las almas.
- **Canal del Tercer Ojo** – Abre este canal para recibir guía y enseñanzas a través de imágenes espirituales.
- **Canal del Conocimiento Directo** – Abre este canal para tener un conocimiento directo a través de la comunicación instantánea del alma con el Divino y todas las almas.

---

1 Toronto/Nueva York: Heaven's Library/Atria Books, 2008.

En el capítulo 7 de este libro, te enseñaré cómo aplicar las Manos Sanadoras Divinas para abrir tus canales espirituales. Sostendré una conversación con el Divino ahora.

Le pregunté al Divino en este momento:

Querido Divino, amado padre,
En la historia, ¿a cuántas personas les has conferido tus Manos Sanadoras Divinas?

El Divino respondió:

Querido hijo mío,
He otorgado mis Manos Sanadoras Divinas en total a siete personas en toda la historia.

A continuación, pregunté:

¿Podrías darme algunos de los nombres que conozco en la historia?

Entonces el Divino replicó:

He ofrecido mis manos sanadoras de alma a los siguientes budas y santos cuyos nombres reconoces:

- *Shi Jia Mo Ni Fo, a quien también se le conoce como Shakyamuni, Siddhartha Gautama, y el Buda*
- *Guan Yin, la Bodhisattva de la Compasión y Diosa de la Misericordia*
- *Jesús*
- *Madre María*

Querido hijo, Zhi Gang, no conoces los nombres de los otros tres que han recibido mis manos divinas del alma.

Continué preguntándole al Divino:

¿Alguna vez has otorgado tus manos sanadoras del alma a las masas?

El Divino contestó:

No, mi hijo. El tiempo no era oportuno para que yo otorgara mis manos sanadoras del alma a las masas.

Me postré ciento ocho veces en señal de aprecio.

¿Por qué está concediendo el Divino las manos de su alma?
Continué haciéndole preguntas al Divino:

Querido Divino,

Tú descargaste en mí las Manos Sanadoras Divinas en el 2005. Luego me conferiste el honor y la autoridad para ofrecer las Manos Sanadoras Divinas a los elegidos. Hasta este momento, mis Representantes Mundiales y yo hemos transmitido tus manos sanadoras del alma a más de 3,500 receptores en todo el mundo.

¿Por qué estás ofreciendo tus Manos Sanadoras Divinas a tantas personas ahora?

El Divino respondió:

Querido hijo mío,

El tiempo es oportuno para que ofrezca las manos divinas de mi alma a muchos elegidos. Esto es debido a la transición de la Madre Tierra. En los últimos ocho años has sido testigo de cada vez más desastres naturales y de otros desafíos que están ocurriendo en la Madre Tierra. En los próximos once años, la Madre Tierra podría pasar por una transición más seria. Esto significa que la Madre Tierra atravesará desastres naturales más serios y desafíos mayores en cada aspecto de la vida.

Tú eres mi servidor, vehículo y canal elegido. Has creado para mí más de veinte servidores, vehículos y canales divinos. A mis Canales Divinos elegidos también se les ha conferido la autoridad y el honor de ofrecer mis Manos Sanadoras Divinas a los elegidos en todo el mundo.

Continuó el Divino:

Todo aquel que desee recibir mis Manos Sanadoras Divinas debe solicitarlo. Debo personalmente aprobarles a través de mis Canales Divinos. Después los receptores deben completar la capacitación apropiada para ser certificados como Sanador del Alma con Manos Sanadoras Divinas. Doy mis Manos Sanadoras Divinas para ayudar a la humanidad a atravesar este difícil tiempo y para salvar las vidas de las personas.

Aquellos que reciban las Manos Sanadoras Divinas son elegidos, porque han respondido a mi llamado a que reciban Manos Sanadoras Divinas, para remover el sufrimiento de la humanidad y para bendecir cada aspecto de la vida de la humanidad, de la Madre Tierra y de todas las almas en este período histórico y más allá de él.

Respondí:

Gracias, mi padre amado. Me siento sumamente honrado y todos los Canales Divinos están sumamente honrados de ofrecer tus Manos Sanadoras Divinas, que son tesoros de incalculable valor.

El Divino continuó:

Todo aquel que ha recibido mis Manos Sanadoras Divinas tiene una línea especial de luz que conecta conmigo. Cuando ofrezca sanación del alma con las Manos Sanadoras Divinas, estaré al tanto de inmediato y bendeciré su sanación.

Dije:

Gracias. Gracias. Gracias.

Me postré otras ciento ocho veces. Finalmente, dije:

No puedo postrarme lo suficiente.

Aprecié profundamente que el Divino respondiera directamente a mis preguntas. Estoy sumamente honrado de habérseme sido conferida la autoridad para ofrecer Manos Sanadoras Divinas a la humanidad en este momento.

La Madre Tierra está atravesando una transición seria. El Divino dijo que esta transición podría durar once años más e intensificarse tremendamente. Siento en mi corazón y alma que las Manos Sanadoras Divinas son urgentemente necesitadas en este momento, porque el poder divino de sanación está siendo conferido a través de las Manos Sanadoras Divinas. No es coincidencia que este poderoso tesoro de sanación divina esté siendo ofrecido a las masas en este momento de la historia.

El Divino dijo que cuando los Sanadores del Alma con Manos Sanadoras Divinas ofrezcan bendiciones para la sanación, él estará al tanto de inmediato y ofrecerá sus bendiciones. Esto significa que el Divino está personalmente involucrado en cada bendición para la sanación ofrecida por los Sanadores del Alma con Manos Sanadoras Divinas. Estamos tan bendecidos. La humanidad está tan bendecida.

El poder y la importancia de las Manos Sanadoras Divinas serán explicados con más detalle en el próximo capítulo. Podrás experimentar el poder de las Manos Sanadoras Divinas muy pronto. Descargaré las Manos Sanadoras Divinas en este libro físico. Entonces podrás invocar a las Manos Sanadoras Divinas y experimentar directamente su poder.

Nuevamente enfatizo que se te otorga únicamente veinte oportunidades para experimentar el poder de las Manos Sanadoras Divinas descargadas en este libro. Si te sientes conmovido o tocado por el poder de las Manos Sanadoras Divinas después de experimentarlas veinte veces, puedes postular para convertirte en un Sanador del Alma con Manos Sanadoras Divinas a través de www.drsha.com. Si eres aprobado por Guía Divina, entonces tendrás que participar en un taller de tres días dirigido por uno de mis Representantes Mundiales o por mí mismo para recibir la capacitación. Luego de ser certificado como Sanador del Alma con Manos Sanadoras Divinas, podrás ofrecer bendiciones con las Manos Sanadoras Divinas para transformar la salud, las relaciones personales, las finanzas, los hijos, la inteligencia y cada aspecto de la vida.

Cómo aplicar las Manos Sanadoras Divinas para la sanación, la bendición y la transformación de vida

Para aplicar las Manos Sanadoras Divinas para la sanación, la bendición y la transformación de vida, el Divino me guio para instruir a todos los Sanadores del Alma con Manos Sanadoras Divinas para que siempre recuerden aplicar las Técnicas de los Cuatro Poderes:

Poder del Cuerpo. Los Sanadores del Alma con Manos Sanadoras Divinas usan la Posición para la Oración en la Era de la Luz del Alma, colocando la palma izquierda sobre el Centro de Mensajes y la mano derecha en la posición tradicional de oración. (Ver figura 2). Sacude la mano derecha.

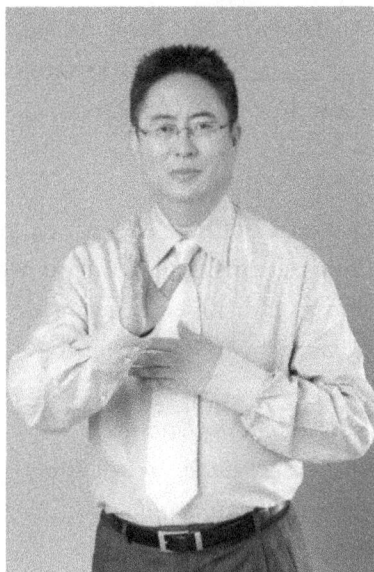

Figura 2. Posición para la Oración en la Era de la Luz del Alma

Poder del Alma. Di *hola*:

Queridas Manos Sanadoras Divinas,
Las amo, honro y aprecio.
Por favor, ofrezcan sanación, bendición y transformación de
vida según sea lo apropiado para _____ (expresa el
pedido).
Estoy muy agradecido.
Gracias.

Poder de la Mente. Para la sanación y el rejuvenecimiento, visualiza luz dorada, arcoíris, morada o cristalina vibrando en el área de la enfermedad. Si la bendición es para las relaciones personales o las finanzas, la mente del Sanador del Alma con Manos Sanadoras Divinas debe estar en el alma de la relación o de las finanzas.

Poder del Sonido. Recita en silencio:

Manos Sanadoras Divinas por favor sanen, rejuvenezcan y transformen _____ (nombra la sanación, bendición y transformación de vida ofrecida).
Gracias.

Otra opción es recitar el Lenguaje del Alma[2] mientras se ofrece la sanación, bendición o transformación de vida con las Manos Sanadoras Divinas. En este caso, el Sanador del Alma con Manos Sanadoras Divinas dirá:

Mis queridas Manos Sanadoras Divinas,
Por favor, continúen sanando, bendiciendo y transformado
_____*, según sea lo apropiado.*
Hablaré Lenguaje del Alma para ayudar.
Gracias.

Si no sabes cómo hablar el Lenguaje del Alma, simplemente recita:

Queridas Manos Sanadoras Divinas, por favor sanen, rejuvenezcan y transformen. Gracias.

Repítelo en silencio una y otra vez.

¿Por cuánto tiempo se puede ofrecer una bendición de Manos Sanadoras Divinas?

Sugiero tomarse diez minutos cuando se ofrezca una sesión de bendición con Manos Sanadoras Divinas por única vez. Un Sanador del Alma con Manos Sanadoras Divinas puede ofrecer bendiciones

---

2   El Lenguaje del Alma es el lenguaje de tu alma. Es la voz de tu propia alma. Aprende más sobre el Lenguaje del Alma, incluyendo cómo hacerlo brotar en los capítulos 5 y 7 de este libro. Revisa también el primer libro de mi Colección Poder del Alma, *Soul Wisdom: Practical Soul Treasures to Transform Your Life* (La sabiduría del alma: tesoros prácticos para el alma que transformarán tu vida) (Toronto/Nueva York: Heaven's Library/Atria Books, 2008).

a un receptor hasta tres o cuatro veces al día por una dolencia o problema.

Para afecciones crónicas y las que ponen en riesgo la vida, sugiero ofrecer sesiones de treinta minutos.

Si alguien está en una situación de emergencia como un ataque al corazón, derrame cerebral, sangrado, dificultad para respirar, accidente automovilístico u otra situación seria; el Sanador del Alma con Manos Sanadoras Divinas debe buscar inmediatamente ayuda médica de emergencia. Los Sanadores del Alma con Manos Sanadoras Divinas deben entender este importante principio. Los casos de emergencia deben recibir atención médica inmediata o ser trasladados a un hospital. Por supuesto, también podrás ofrecer tus bendiciones para la sanación del alma con las Manos Sanadoras Divinas.

En una situación de emergencia el Sanador del Alma con Manos Sanadoras Divinas puede enviar un tesoro subdividido de Manos Sanadoras Divinas a la persona y pedir a las Manos Sanadoras Divinas que se queden con la persona por algunos días para continuar ofreciendo bendiciones para la sanación del alma *según sea lo apropiado*. Asegúrate de continuar recitando en silencio tanto como puedas.

Antes de enviar tus tesoros subdivididos de Manos Sanadoras Divinas de emergencia para una afección, instruye a las Manos Sanadoras Divinas sobre cuándo deberán regresar. Por ejemplo:

Mis queridas Manos Sanadoras Divinas, por favor ofrezcan tres días de sanación continuada según sea lo apropiado y luego regresen a mí. Gracias.

Los Sanadores del Alma con Manos Sanadoras Divinas recibirán importante capacitación en el taller de certificación para aprender cómo determinar cuántos días deben permanecer las Manos Sanadoras Divinas para ofrecer sanación en una situación de emergencia.

Cómo usar apropiadamente las Manos Sanadoras Divinas

Convertirse en un Sanador del Alma con Manos Sanadoras Divinas es un honor tremendo. Recibir las Manos Sanadoras

Divinas es ser un servidor elegido del Divino. Recibir las manos sanadoras del Divino es ser un mejor servidor de la humanidad, de los animales, de la naturaleza, de la Madre Tierra y más allá.

Si eres un Sanador del Alma con Manos Sanadoras Divinas, debes seguir algunos principios rectores muy importantes cuando se ofrecen bendiciones para la sanación de alma con las Manos Sanadoras Divinas.

Debes honrar y respetar las Manos Sanadoras Divinas desde tu alma, corazón, mente y cuerpo. El momento en que aplicas las Manos Sanadoras Divinas para ofrecer una bendición, muestra honra y respeto. En silencio dile a tus Manos Sanadoras Divinas:

Mis queridas Manos Sanadoras Divinas,
Estoy sumamente honrado de haberlas recibido del Divino.
Me siento tan honrado de ser un servidor y de pedirles que ofrezcan
sanación, bendición y transformación de vida.
Gracias.

Cuando ofrezcas una bendición con las Manos Sanadoras Divinas, aquieta tu corazón y mente de inmediato. Coloca tu mano izquierda sobre tu Centro de Mensajes y tu mano derecha en la posición tradicional de oración. Esta se llama la Posición para la Oración en la Era de la Luz del Alma. Colocar tus manos en esta posición es mostrar tu honra y respeto, así como tu compromiso de servir en la Era de la Luz del Alma.

Con tus manos en la Posición para la Oración en la Era de la Luz del Alma, di *hola* de la siguiente manera:

Queridas Manos Sanadoras Divinas,
Las amo, honro y respeto.
No las puedo honrar lo suficiente.

Ustedes tienen el poder de remover bloqueos de alma, mente y cuerpo para la sanación, la bendición y la transformación de vida. Les agradezco desde el fondo de mi corazón sus bendiciones.

Siempre recuerda pedir a las Manos Sanadoras Divinas que ofrezcan la bendición apropiada:

Por favor ofrezcan sanación, bendición y transformación de vida según sea lo apropiado.

Esta es una enseñanza muy importante. Muchas personas sufren de afecciones crónicas y que ponen en riesgo sus vidas. Estas podrían tener bloqueos de alma, mente y cuerpo muy pesados.

Los bloqueos del alma son mal karma. Existen muchos tipos de mal karma, incluyendo karma personal, karma ancestral, karma de relación, maldiciones, memorias negativas, karma del cuerpo mental, karma del cuerpo emocional, karma de sistemas y órganos, karma de células y más.

Los bloqueos de la mente incluyen mentalidades negativas, actitudes negativas, creencias negativas, ego, apegos y más.

Los bloqueos del cuerpo incluyen bloqueos de energía y de materia.

Algunas personas tienen un mal karma extremadamente pesado; cargan mucha oscuridad. Las Manos Sanadoras Divinas pueden remover el mal karma poco a poco. Por lo tanto, cuando invoques a las Manos Sanadoras Divinas siempre di lo siguiente:

Queridas Manos Sanadoras Divinas,

Por favor ofrezcan sanación, bendición y transformación de vida según sea lo apropiado.

Las palabras *según sea lo apropiado* son claves. **Nunca exijas o fuerces la sanación** diciendo *debes mejorarte* o *debes recuperarte de inmediato.*

A pesar que las bendiciones con Manos Sanadoras Divinas pueden limpiar mal karma poco a poco, tú como un Sanador del Alma con Manos Sanadoras Divinas no has sido conferido con la autoridad de limpiar el mal karma. Para ofrecer servicio de Limpieza Divina de Karma, uno debe ser un Canal Divino al que se le ha concedido la autoridad del Divino.

Si exiges o fuerzas la sanación, la oscuridad de alto nivel podría agitarse, alterarse mucho y dañarte como Sanador del Alma con Manos Sanadoras Divinas. Esto podría ser muy peligroso. Este punto debe estar muy claro para ti y para cada Sanador del Alma con Manos Sanadoras Divinas. No cometas este error.

Como Sanador del Alma con Manos Sanadoras Divinas, has recibido un Paquete de Protección Divina.[3] Estarás seguro si no exiges sanación o pides que se limpie el mal karma. Cuando cualquier Sanador del Alma con Manos Sanadoras Divinas ofrece bendiciones para la sanación, el Divino es responsable. No fuerces la sanación. Deja que el Divino ofrezca la sanación apropiada. Si haces esto, estarás completamente seguro. Esta enseñanza es para asegurarse que los Sanadores del Alma con Manos Sanadoras Divinas incluyan las palabras *según sea lo apropiado* con cada bendición para la sanación y la transformación del alma ofrecida con las Manos Sanadoras Divinas.

El Sanador del Alma con Manos Sanadoras Divinas no necesita forzar la sanación, bendición o transformación de vida. El Divino sabe cuánta sanación, bendición y transformación de vida darle a cada receptor. Toma más de una única bendición con las Manos Sanadoras Divinas para sanar dolencias crónicas y que ponen en riesgo la vida. Algunos casos desafiantes podrían tomar semanas o

---

3   Cuando uno se convierte en un Sanador del Alma con Manos Sanadoras Divinas, recibe un Paquete de Protección Divina, que incluye Trasplantes de Alma, Mente y Cuerpo para la Protección Divina, Trasplantes de Alma, Mente y Cuerpo para la Muralla de Luz Divina y Trasplantes de Alma, Mente y Cuerpo para la Prevención y Sanación de Enfermedades Transmisibles, que protegen al sanador divino de daño físico y espiritual.

meses en recibir sanación total. Algunos casos desafiantes podrían no recibir completa sanación.

Por lo tanto, siempre recuerda decir:

Manos Sanadoras Divinas, por favor ofrezcan sanación, bendición y transformación de vida según sea lo apropiado.

Además:

- Nunca prometas ningún resultado de sanación. El Divino no promete nada. El Divino nos bendice.
- No toques a los receptores cuando ofrezcas bendiciones para la sanación.
- No es apropiado pedirle a las Manos Sanadoras Divinas que sanen a toda la humanidad, a todos los animales y a toda la naturaleza.
- No es apropiado pedirle a las Manos Sanadoras Divinas que detengan los desastres naturales, guerras, desafíos económicos o cualquier otro aspecto de la transición de la Madre Tierra.
- No es apropiado pedirle a las Manos Sanadoras Divinas bendiciones para beneficio económico, incluyendo el mercado bursátil, inversiones, apuestas o la lotería.
- No es apropiado pedirle a las Manos Sanadoras Divinas que limpien el mal karma de cualquier índole.
- No es apropiado pedirle a las Manos Sanadoras Divinas que bendigan resultados políticos.
- No es apropiado pedirle a las Manos Sanadoras Divinas que bendigan investigaciones policiales.
- No es apropiado pedirle a las Manos Sanadoras Divinas que beneficien a una persona a expensas de otra.

En resumen, siempre recuerda pedir a las Manos Sanadoras Divinas que ofrezcan sanación, bendición y transformación de vida *según sea lo apropiado.*

2

EXPERIMENTA EL PODER DE LAS MANOS SANADORAS DIVINAS

Siempre enseño: *Si deseas saber si una pera es dulce, pruébala. Si deseas saber si las Manos Sanadoras Divinas son poderosas, experiméntalas.*

Las Manos Sanadoras Divinas son las manos del alma del Divino, que portan poder de sanación del Divino.

> *No tenemos suficientes palabras para expresar el poder de las manos del alma del Divino.*
> *No tenemos suficientes pensamientos para comprender el poder de las manos del alma del Divino.*
> *No tenemos suficiente imaginación para contener el poder de las manos del alma del Divino.*

El poder y la importancia de las Manos Sanadoras Divinas

La Madre Tierra atraviesa un tiempo de seria transición. La humanidad está sufriendo. El Divino está ofreciendo sus poderosos tesoros a los elegidos porque la humanidad necesita ayuda.

El poder y la importancia de las Manos Sanadoras Divinas son vastos. Las Manos Sanadoras Divinas pueden aplicarse para:

- autosanación divina de los cuerpos espiritual, mental, emocional y físico
- sanación divina de los cuerpos espiritual, mental, emocional y físico de otros

- sanación divina de los cuerpos espiritual, mental, emocional y físico de grupos
- sanación divina remota de los cuerpos espiritual, mental, emocional y físico
- transformación divina de las relaciones
- transformación divina de las finanzas
- transformación divina de la inteligencia
- transformación divina de cada aspecto de la vida
- bendición divina para potenciar la energía, la resistencia, la vitalidad y la inmunidad
- bendición divina para purificar y rejuvenecer el alma, corazón, mente y cuerpo
- bendición divina para prolongar la vida
- bendición divina para traer amor, paz y armonía a ti mismo, a tus seres queridos, tu familia, la sociedad, las organizaciones, las ciudades, los países, la Madre Tierra e innumerables planetas, estrellas, galaxias y universos
- bendición divina para ayudar a la humanidad y a la Madre Tierra a atravesar este difícil tiempo en la historia

En este libro compartiré muchos milagros de sanación del alma e historias originadas por las Manos Sanadoras Divinas que conmueven y llegan al corazón.

Hasta agosto de 2012, los Canales Divinos, que son mis Representantes Mundiales, y yo mismo hemos descargado las Manos Sanadoras Divinas en más de 3,500 elegidos en todo el mundo. Los elegidos son aquellos que desean remover el sufrimiento de la humanidad y ayudarla a atravesar este período histórico en la Madre Tierra.

Recibí un mensaje del Cielo que indicaba que la transición de la Madre Tierra podría durar otros once años, hacia el 2023. Podría haber desastres naturales extremadamente severos. Podría haber mayores colapsos financieros. Podría haber una guerra generalizada. Podría haber una muy seria enfermedad transmisible. Podría haber muchos más desafíos en cada aspecto de la vida.

Las Manos Sanadoras Divinas son tesoros divinos sagrados para ayudar a la humanidad a lidiar con estos desastres y desafíos. Las Manos Sanadoras Divinas portan el poder de sanación y de bendición del Divino. Los elegidos son aquellos que desean servir. Ellos están honrados y les regocija ayudar a la humanidad a atravesar este difícil tiempo con todos sus potenciales desastres y desafíos.

Ahora compartiré una historia sobre las Manos Sanadoras Divinas que trajeron bendiciones a un avión con un fallo eléctrico, así como bendiciones para dos compañeros de trabajo con dolor de hombro.

Una noche de diciembre de 2011 en Sídney, Australia, ofrecí una bendición con Manos Sanadoras Divinas a nuestra aeronave Boeing 767, que estaba teniendo un fallo eléctrico.

Como sobrecargo de a bordo, fui llamada a la cabina de mando para recibir la mala noticia. El vuelo se cancelaría si no despejábamos la puerta de embarque a las 10:59 p.m. Eran las 9:30 p.m. Lo que era un problema mecánico leve escaló a uno serio, porque no se podía identificar el problema eléctrico. Un avión lleno con doscientos cuarenta y un pasajeros tendría que desembarcarse, habría que ubicar hoteles para ellos y cancelar el vuelo. Esta situación le costaría a nuestra empresa miles de dólares y crearía pasajeros descontentos.

Los mecánicos trabajaron durante una hora tratando de resolver el problema eléctrico. Vi en sus rostros pesimismo y aflicción, que era el reflejo del humor de nuestro capitán.

Como acababa de terminar mi certificación como Sanadora del Alma con Manos Sanadoras Divinas, le ofrecí al sistema eléctrico de la aeronave una bendición y le pedí a nuestro capitán que encendiera los motores. También le pedí al Maestro Sha, al Divino y al Tao que ayudaran. Segundos luego de la bendición, la tripulación inició las máquinas y, para nuestro asombro, la aeronave encendió, así como todos los paneles en la cabina. Otros dos miembros de la tripulación me miraron y preguntaron qué había hecho. Les contesté que no era yo haciendo la sanación del sistema eléctrico, sino el Divino trabajando a través de mí. Tenían una mirada de asombro en sus rostros. ¡Sabía que todos habíamos presenciado un verdadero milagro!

También ofrecí bendiciones a dos compañeros de trabajo; los dos con dolor del músculo rotatorio del hombro. Uno de los pilotos tenía un dolor tan intenso que no podía levantar el brazo para encender las máquinas. Luego de darle una bendición con las Manos Sanadoras Divinas, me llamó una hora después y dijo que su dolor se había reducido tremendamente. El otro amigo me pidió por favor ayudarle con lo mismo y se aseguró que yo supiera que generalmente él no dejaba que nadie lo tocara. Como también soy una terapeuta de masaje con licencia, masajeé sus hombros y le di una bendición. Él sabía acerca de las almas oscuras que ocasionaban el dolor. Le pedí que hiciera una práctica del perdón, a lo que me respondió que no estaba listo para perdonar a la persona que lo había herido.

Al día siguiente, su esposa me envió un email expresando su gratitud por sanar el hombro de su esposo. Él había tenido esta afección durante meses y tratado de todo, incluyendo consultas con el doctor, medicamentos y servicios quiroprácticos, ninguno de los cuales ayudó. Ella dijo que el dolor de hombro se había reducido grandemente y que sabían que ¡tenerme en sus vidas era verdaderamente una bendición!

Cherilyn Moloney
Kapolei, Hawái

El Divino descarga las manos sanadoras de su alma en este libro

En este momento acabo de preguntarle al Divino:

¿Es momento para mí de descargar las Manos Sanadoras Divinas a este libro?

El Divino contesta:

Sí, pero quiero decir algo antes. Después de transmitir mis manos divinas del alma a este libro, cada lector puede pedir sanación y bendición solo veinte veces. Luego de veinte veces, si uno siente el poder y el honor de mis Manos Sanadoras Divinas, entonces estos individuos necesitan postular para recibir las Manos Sanadoras Divinas.

Convertirse en Sanador del Alma con Manos Sanadoras Divinas es responder un llamado divino. Experimenta el poder de las Manos Sanadoras Divinas primero. Luego, serás llamado a ser uno de los elegidos para recibir las Manos Sanadoras Divinas.

El Divino evaluará tu disposición para recibir Manos Sanadoras Divinas a nivel de alma, de corazón, de mente y de cuerpo. Si te aprueba, puedes participar en la capacitación a realizarse conmigo o con uno de mis Representantes Mundiales para convertirte en un Sanador del Alma certificado con Manos Sanadoras Divinas.

En este momento son las 7:07 de la noche, del 16 de marzo de 2012, en Toronto, Ontario, Canadá. Me he conectado por video con el Maestro Peter Hudoba y el Maestro G. K. Khoe, dos de mis Representantes Mundiales en Vancouver, Columbia Británica, Canadá. Estos dos Maestros están enseñando un taller de Apertura de los Canales Espirituales en este momento.

Estoy diciendo "hola" a todos. Todo el grupo responde "hola". Nos es posible vernos unos a otros. Esta es la belleza de la tecnología. La Maestra Cynthia Marie Deveraux está tecleando lo que estoy fluyendo en este momento.

Les estoy pidiendo a todos los participantes en el taller de Vancouver que se preparen a que las Manos Sanadoras Divinas sean descargadas en este libro. Ellos están aplicando las Técnicas de los

Cuatro Poderes que he compartido en cada libro de mi Colección Poder del Alma, incluido en la introducción de este libro. Ofreceré un poco más de la enseñanza sobre las Técnicas de los Cuatro Poderes.

La primera técnica de poder es el Poder del Cuerpo. El Poder del Cuerpo, consiste en posiciones especiales de manos y cuerpo para la sanación, el rejuvenecimiento, la prolongación de la vida y la transformación de cada aspecto de la vida, incluyendo las relaciones personales y las finanzas.

El Poder del Cuerpo puede ser resumido en una oración:

El Poder del Cuerpo significa que donde pones tus manos es donde recibes la bendición, que puede incluir sanación, rejuvenecimiento, prolongación de la vida y transformación de cada aspecto de la vida, incluyendo las relaciones personales y las finanzas.

La segunda técnica de poder es el Poder del Alma. El Poder del Alma consiste en invocar a las almas internas y externas para la sanación, el rejuvenecimiento, la prolongación de la vida y la transformación de cada aspecto de la vida, incluyendo las relaciones personales y las finanzas.

Las almas internas incluyen las almas de tus sistemas, órganos, células, unidades en las células, ADN, ARN, espacios entre las células y órganos y la materia diminuta dentro de las células. Las almas externas incluyen las almas del Divino, del Tao, del Cielo, de la Madre Tierra, de innumerables planetas, estrellas, galaxias y universos, así como innumerables ángeles sanadores, arcángeles, Maestros Ascendidos, lamas, gurúes, budas, bodhisattvas, kajunas, santos sagrados y todo tipo de padres y madres espirituales en el Cielo y en la Madre Tierra. El Poder del Alma es sumamente especial porque no necesitas dar ni un paso para encontrar al Divino y a otras almas para pedirles sanación o bendición.

El Poder del Alma puede ser resumido en una oración:

**El Poder del Alma consiste en la Sanación
Diciendo Hola y la Bendición Diciendo Hola,
invocando a las almas internas y externas.**

La tercera técnica de poder es el Poder de la Mente. Mente significa consciencia. El Poder de la Mente es usar y aplicar el poder de la consciencia del alma, del corazón, de la mente y del cuerpo para la sanación y la bendición.

El Poder de la Mente puede ser resumido en una oración:

**El Poder de la Mente consiste en la visualización creativa
para la sanación y la bendición de cada aspecto de la vida.**

La cuarta técnica de poder es el Poder del Sonido. El Poder del Sonido consiste en recitar mantras sagrados, sonidos vibratorios de sanación, Cantos Divinos del Alma o Cantos del Tao, que llevan consigo frecuencias y vibraciones especiales para la sanación y la bendición. El Poder del Sonido puede ser resumido en una oración:

Lo que recitas es en lo que te conviertes.

Muchas modalidades de sanación aplican una técnica de poder. Aplicar una técnica de poder tiene mucha fuerza. Aplicar las Técnicas de los Cuatro Poderes conjuntamente es extremadamente poderoso.

Ahora estoy listo para pedirle al Divino que descargue sus Manos Sanadoras Divinas en este libro. Les pido a los participantes del taller en Vancouver que apliquen las Técnicas de los Cuatro Poderes:

Poder del Cuerpo. Siéntense derechos con los pies plantados en el suelo. Pongan la punta de la lengua suavemente contra el paladar. Cierren los ojos.

Poder del Alma. Digan *hola:*

Querido Divino,
Estamos tan honrados de presenciar y experimentar tus Manos
Sanadoras Divinas que serán descargadas en este libro.
Gracias.

Poder de la Mente. Visualicen las Manos Sanadoras Divinas viniendo a este libro. Si su Tercer Ojo se encuentra abierto, podrían ver al Divino creando las Manos Sanadoras Divinas y descargándolas en este libro.

Poder del Sonido. Después de que el Divino descargue sus Manos Sanadoras Divinas a este libro, recitaremos.

Estoy listo para pedirle al Divino que descargue las manos sanadoras de su alma en este libro. No tenemos aún un libro físico. Estoy fluyendo el libro en este momento. El Divino puede descargar las manos sanadoras de su alma al libro que está dentro de la computadora de la Maestra Cynthia. Cuando el libro físico sea publicado, las Manos Sanadoras Divinas irán automáticamente a cada libro que se imprima. Lo que podemos concebir—y hasta lo que no podemos—puede hacerlo realidad el Divino. Ese es el poder del Divino. Esto es lo que el Divino me ha dicho en este momento.

¡Prepárense!

Descargaré las Manos Sanadoras Divinas primero en las palabras escritas en esta computadora. Le estoy pidiendo al Maestro Peter, al Maestro G. K. y a la Maestra Cynthia, así como a cada participante en el taller de Apertura de los Canales Espirituales que observen y experimenten el poder de las Manos Sanadoras Divinas. La Maestra Cynthia y yo estamos en Toronto. El Maestro Peter, el Maestro G.K. y sus alumnos avanzados están en Vancouver. Estoy pidiéndole al Divino que descargue sus Manos Sanadoras Divinas en esta computadora y en este libro. A continuación, le pediré a cada participante que se conecte con las Manos Sanadoras

Divinas en esta computadora para que reciban una bendición para la sanación. Finalmente, ellos compartirán sus experiencias personales.

Orden Divina: Trasplantes de Alma, Mente y Cuerpo de Manos Sanadoras Divinas a este libro ¡Transmisión!

Estoy pidiéndole al Maestro Peter que comparta las imágenes de su Tercer Ojo y que realice una comunicación directa de alma con el Divino. Le estoy pidiendo al Maestro G. K. y a la Maestra Cynthia que compartan sus experiencias también. También pediré a algunos alumnos del taller en Vancouver que compartan sus experiencias.

El Maestro Peter Hudoba compartió su experiencia primero:

Estamos muy emocionados y muy agradecidos por esta asombrosa oportunidad. Esto no ha sucedido antes jamás; que podamos tener al Maestro Sha presente en directo en nuestro taller a través de la ayuda de la tecnología moderna.

Compartiré las imágenes de mi Tercer Ojo.

Lo que vi fue al Divino sosteniendo un libro abierto en su mano derecha frente a él. Estaba mirando las páginas y, cuando el Maestro Sha dio la orden, del corazón del Divino salió una muy brillante y bella alma que entró en el libro. En ese momento, hubo una explosión de luz. Estoy sumamente agradecido y bendecido de haber presenciado estas hermosas imágenes.

A continuación, le pedí al Maestro Peter que hiciera una comunicación directa del alma con el Divino. El Maestro Peter fluyó lo siguiente:

Mi muy amado y querido Zhi Gang Sha,

Estamos muy agradecidos contigo por crear esta oportunidad de traer las Manos Sanadoras Divinas a la humanidad. Este es un enfoque muy innovador que servirá a la misión divina de una forma magnífica. Llevará las Manos Sanadoras Divinas a decenas de miles de personas en un tiempo muy corto. El Cielo está sumamente feliz. Todas las almas están sumamente felices. La humanidad está sumamente bendecida.

Tu amado Divino.

Luego le pedí al Maestro G. K. que compartiera su experiencia:

Gracias Maestro Sha, gracias al Divino y al Tao por la oportunidad para servir. Primero vi la imagen del Cielo abriéndose. Las nubes se separaron y vi el Cielo y al Divino. Vi el corazón del Divino en frente del libro. Vi una luz intensa y brillante irradiando desde el corazón del Divino al libro. Todo el Cielo ha presenciado esto. Había una gran celebración en el Cielo. Muchos seres sagrados y santos están realizando una procesión con estandartes e instrumentos musicales.

Cuando la bendición se inició, hubo una explosión de luz saliendo del libro hacia todos nosotros, envolviendo totalmente a cada uno con la intensa luz. Se siente muy bien. Se siente muy placentero. Nos brinda a todos la sensación de conexión con el Divino. Es como si wan ling rong he (todas las almas se unen en una sola) fuera instantáneamente manifestado con esta bendición.

Luego le pedí al Maestro G. K. que hiciera una comunicación directa del alma con el Divino.

Mi querido hijo Zhi Gang Sha,

Gracias por todas tus grandes plegarias. Gracias por toda tu gran compasión por la humanidad. Tus oraciones serán escuchadas, dándote este presente para servir a la humanidad; para ayudarles a superar el tiempo de transición de la Madre Tierra y ayudarles a estar más alineados con el Cielo y la Madre Tierra; para estar conscientes del Poder del Alma; para estar conscientes que tienen que ser GOLD total conmigo: gratitud, obediencia, lealtad y devoción. Este es un tiempo importante y estoy feliz de premiarte con las herramientas para hacerlo.

Estás bendecido más allá de toda palabra.
Gracias. Gracias. Gracias.

A continuación, le pedí a la Maestra Cynthia que compartiera su experiencia con la descarga y bendición de las Manos Sanadoras Divinas.

Ella compartió:

Cuando el Maestro Sha empezó a descargar las Manos Sanadoras Divinas, vi muchos niveles del Cielo abrirse. Todo se detuvo en ese momento. Este momento no ha sido experimentado en la Madre Tierra en ningún tiempo, así que la importancia de esto ha sido tal que hasta el Mundo de las Almas estaba presenciando y experimentándolo.

El Divino estaba sentado en una silla o trono muy especial. Vino hacia Él el libro Manos Sanadoras Divinas. *Este libro ha sido ubicado en un lugar muy especial en los Registros Akáshicos. Cuando el Maestro Sha daba la Orden Divina, escuché y vi temblar a toda la Madre Tierra y más allá de ella.*

La frecuencia y vibración ha cambiado en todas las almas a niveles internos, se den cuenta o no a nivel mental o consciente. El amor, luz y compasión que serán difundidos desde este libro despertarán el corazón y alma como nunca antes.

Cuando el libro recibió la descarga, el Divino dijo lo siguiente:

Mi muy querido Zhi Gang,

Te agradezco por ser el líder y mi especial servidor elegido para traer mis manos sanadoras del alma a la humanidad. Muchos en la Madre Tierra han poseído muchas habilidades para sanar, pero ésta es la primera vez que mis Manos Sanadoras Divinas han sido otorgadas a las masas.

Has tomado el camino y valientemente dado los pasos para traer mis Manos Sanadoras Divinas a la humanidad a través de este libro. El poder y la importancia de esto no puede ser ignorado o disminuido. El poder y la importancia de lo que la humanidad y los elegidos recibirán sobrepasa su propia comprensión. Esto verdaderamente se necesita para la transición que está ocurriendo en la Madre Tierra, pero también se necesita para la transición que está llevándose a cabo en cada alma sobre la Madre Tierra.

Mis Manos Sanadoras Divinas despertarán lo que ha estado dormido dentro del alma, del corazón, de la mente y del cuerpo.

Mis Manos Sanadoras Divinas traerán sanación al alma, al corazón, a la mente y al cuerpo de la humanidad, de la Madre Tierra y de todos los universos.

Mis Manos Sanadoras Divinas unirán corazones y almas.

Te doy las gracias, mi querido hijo Zhi Gang, por llevar una parte de mi esencia, mis manos que están llenas con amor y luz, a todos los que lean este libro.

Hoy es un día de celebración, no solo aquí en el Cielo y en el Mundo de las Almas, sino para toda la humanidad.

Te agradezco.
Te amo.
Soy tu amado Divino.

Después pedí a los participantes en Vancouver que estaban en el taller de Apertura de los Canales Espirituales con el Maestro Peter Hudoba y el Maestro G. K. Khoe que compartieran sus experiencias cuando se descargaron las Manos Sanadoras Divinas en este libro.

A. V. compartió:

> *Cuando el poder fue transmitido al libro, vi una tremenda cantidad de luz dorada confluyendo sobre un gran libro. La luz que está en el libro tiene la forma de una gran esfera de luz dorada. Aquella luz tiene inteligencia, sabiduría, amor y compasión. La luz que está en el libro siempre estará en el libro. Tiene la finalidad de sanar y centrar a las personas. Trae luz a todos. Fue espectacular presenciarlo.*

La segunda participante en compartir fue Marina Hubbard:

> *Presencié una brillante luz dorada entrando en el libro. Hubo una explosión de luz tan bella. La luz ya estaba viajando hacia el libro a pesar de que todavía no ha sido publicado. La luz se dirigió en muchas direcciones. Vi las páginas del libro y tenían una cantidad inmensa de amor y de luz. En ese momento algo tocó mi corazón. Es el amor y la luz del Divino que todos hemos estado buscando.*

> *Estamos tan bendecidos de tener un maestro tan compasivo como el Maestro Sha y un tan generoso Divino, quien es siempre dadivoso y amoroso. Momentos después, me di cuenta que el amor y la luz se extendían más allá del libro y vi gozo viniendo desde el Cielo a todo aquel que sea tocado por este libro. Estoy agradecida por la oportunidad de compartir lo que he experimentado.*

Le agradecí al Maestro Peter, al Maestro G. K., a la Maestra Cynthia, a. V. y a Marina por compartir sus imágenes del Tercer Ojo y sus comunicaciones directas del alma del Divino.

Transmití las Manos Sanadoras Divinas a este libro durante un taller de comunicación del alma. Esta fue una gran oportunidad para todos de comunicarse con el Divino y de compartir sus imágenes del Tercer Ojo y comunicaciones directas del alma del Divino.

Aplica las Manos Sanadoras Divinas para la sanación

Esta es la primera vez para todos en el taller de Vancouver, para ti y para cada lector de aplicar las Manos Sanadoras Divinas descargadas en este libro para la sanación y la bendición.

Siempre te enseño a aplicar las Técnicas de los Cuatro Poderes para hacer cualquier autosanación y para ofrecer sanación del alma a otros.

Poder del Cuerpo. Querido lector, por favor siéntate derecho. Esta es la primera vez que estás aplicando las Manos Sanadoras Divinas de este libro para ofrecerte una sanación y una bendición del alma para tu pedido. Cierra los ojos. Conéctate con las Manos Sanadoras Divinas de este libro.

Poder del Alma. Di *hola*. Puedes pedir una sanación del alma para tu cuerpo físico, por ejemplo, dolor de espalda, dolor de rodilla, tortícolis o cualquier parte del cuerpo que necesite sanación;

o

Puedes pedir una sanación del alma para tu cuerpo emocional. Por ejemplo, puedes pedir sanación para la depresión, ansiedad, miedo, ira, preocupación, pesar, culpa o más;

o

Puedes pedir una sanación del alma para tu cuerpo mental, incluyendo confusión mental, mala memoria o hasta para trastornos mentales;

o

Puedes pedir sanación del alma de tu corazón y alma, incluyendo bendición y apertura del corazón y del alma;

o

Puedes pedir sanación del alma para tus relaciones personales. En silencio pídele a las Manos Sanadoras Divinas que bendigan la relación entre tú y otra persona (en silencio menciona su nombre);

o

Puedes pedir una bendición para tus negocios y finanzas;

o

Puedes pedir una bendición para encontrar un nuevo trabajo o carrera;

o

Puedes pedir una bendición para aumentar tu inteligencia.

En una oración:

Puedes pedirle a las Manos Sanadoras Divinas que bendigan cualquier aspecto de tu vida.

Cada uno puede tener un pedido distinto. Las Manos Sanadoras Divinas descargadas en este libro ofrecerán una bendición de sanación de alma para atender tu pedido personal.

Todos en silencio pidan:

Queridas Manos Sanadoras Divinas descargadas en este libro,
Por favor, ofrézcanme una sanación o bendición del alma para
_____ (en silencio haz tu pedido).

La oración más importante para decirle en silencio a las Manos Sanadoras Divinas es:

Queridas Manos Sanadoras Divinas, por favor
otórguenme la sanación y la bendición del alma que
sea más apropiada para mí en este momento.

Gracias.

Las Manos Sanadoras Divinas son las manos de sanación del alma del Divino. Cuando mencionas la oración anterior, las Manos Sanadoras Divinas escuchan. El Divino escucha. Los Sanadores del Alma con Manos Sanadoras Divinas tienen una línea de luz especial con el Divino. Cuando le pides a las Manos Sanadoras Divinas que ofrezcan cualquier sanación y bendición del alma, el Divino estará al tanto de ello a través de la conexión con esta línea de luz especial.

Por lo tanto, cualquiera que pida una sanación de alma de las Manos Sanadoras Divinas y todo Sanador del Alma con Manos Sanadoras Divinas debe mencionar esta oración antes de recibir la sanación de alma o antes de ofrecer a otros la bendición para la sanación de alma con Manos Sanadoras Divinas. Recuerden esta sabiduría.

Nunca fuercen la sanación o bendición de alma diciendo *deben sanar o deben transformar.* Esto es irrespetuoso. Las Manos Sanadoras Divinas y el Divino ofrecerán la apropiada sanación y bendición del alma que sea la mejor sanación o bendición para el pedido. Con las dolencias crónicas y las que ponen en riesgo la vida toma tiempo para que la salud se restablezca. Es *vital* pedir la apropiada sanación y bendición del alma cada vez que pidan una bendición para la sanación de alma con las Manos Sanadoras Divinas, o cada vez que ofrezcan una a alguien más.

Existen unas cuantas posibles reacciones al recibir una sanación y una bendición del alma, ya sea de las Manos Sanadoras Divinas en este libro o de un Sanador del Alma con Manos Sanadoras Divinas.

Uno podría experimentar:

- resultados instantáneos que conmueven y llegan al corazón, incluyendo un milagro de sanación del alma
- mejora significativa
- poca mejora
- ninguna mejora

Independientemente de los resultados, siempre cierren la bendición diciendo *Gracias. Gracias. Gracias.* Esto es mostrar la cortesía espiritual apropiada al Divino y a las Manos Sanadoras Divinas.

Si no sienten ninguna mejora, no significa que no pasó nada. De acuerdo con mi enseñanza de *Soul Mind Body Medicine*, la Colección Poder del Alma y la Colección Poder Divino, toda enfermedad es debida a bloqueos de alma, mente y cuerpo.

Las Manos Sanadoras Divinas remueven bloqueos de alma, mente y cuerpo. Para dolencias crónicas, afecciones que ponen en riesgo la vida y desafíos serios en las relaciones personales y las finanzas, las Manos Sanadoras Divinas podrían remover parcialmente bloqueos de alma, mente y cuerpo. Podría tomar más bendiciones con las Manos Sanadoras Divinas para ver una mejora notoria. Por consiguiente, si no sintieron mejoría, no significa que no haya progreso. Existe un dicho antiguo:

病来如山倒，病去如抽丝
Bing lai ru shan dao, bing qu ru chou si

"Bing" significa *enfermedad*. "Lai" significa *venir*. "Ru" significa *justo como*. "Shan" significa *montaña*. "Dao" significa *caer*. "Qu" significa *ir*. "Chou si" significa *hilar seda*.

"Bing lai ru shan dao, bing qu ru chou si" (pronunciado *bing lai ru shan dao, bing chu ru chou sz*) significa *la enfermedad viene como una montaña que está cayendo; la enfermedad se va como hilando la seda.* Esto nos dice que la enfermedad puede llegar repentinamente y que podría ser muy seria, justo como una montaña cayendo. Pero hacer que la enfermedad se vaya puede ser un proceso lento, justo como el hilado de la seda.

Esto nos enseña a ser pacientes cuando hagamos autosanación. Cuando reciban sanación de alma de las Manos Sanadoras Divinas, o cuando ofrezcan una sanación de alma con Manos Sanadoras Divinas a otros, sean pacientes. No esperen que nadie sea sanado instantáneamente. Las dolencias crónicas o las que ponen en riesgo la vida pueden tomar tiempo en sanar, pero podría suceder que en el instante ocurran sanaciones milagrosas.

No importa si son sanados instantáneamente o si reciben una mejoría significativa, una pequeña mejora o ningún cambio perceptible. Es siempre importante mostrar gratitud de su corazón hacia el Divino y las Manos Sanadoras Divinas. Los bloqueos pueden haber estado presentes por un tiempo muy largo. Podrían ser muy fuertes. La sanación podría tomar tiempo. Sepan que el Divino y las Manos Sanadoras Divinas siempre les sanan y bendicen incondicionalmente según sea lo apropiado.

Continuemos con la bendición de las Manos Sanadoras Divinas del libro.

Poder de la Mente. Visualicen luz dorada brillando continuamente en el área de su pedido.

Poder del Sonido. Reciten repetidamente, en silencio o en voz alta:

Manos Sanadoras Divinas me sanan y bendicen. Gracias.
Manos Sanadoras Divinas me sanan y bendicen. Gracias.
Manos Sanadoras Divinas me sanan y bendicen. Gracias.
Manos Sanadoras Divinas me sanan y bendicen. Gracias…

Cuando invocan a las Manos Sanadoras Divinas y recitan, las Manos Sanadoras Divinas saldrán desde este libro hacia ustedes para atender su pedido de sanación y de bendición del alma.

Para los participantes del taller en Vancouver, las Manos Sanadoras Divinas ahora saldrán de la computadora donde está almacenado este libro. Este libro es portador de las Manos Sanadoras Divinas que vendrán a ustedes para ofrecer sanación y bendición del alma.

Todos en el taller, hagan su pedido en silencio y reciban la bendición. Estaremos diez minutos en silencio para recibir una importante bendición de las Manos Sanadoras Divinas. A continuación, pediré a cinco participantes que compartan sus experiencias. También pediré a los tres Canales Divinos, Maestro Peter, Maestro G. K. y Maestra Cynthia, que compartan sus experiencias. Todos empiecen a recibir la bendición ahora.

También pueden hacer un pedido para que las Manos Sanadoras Divinas abran sus canales espirituales. Pueden pedir esto ahora.

Permanecimos en silencio durante diez minutos mientras que las Manos Sanadoras Divinas en el libro ofrecían bendiciones para la sanación de alma a cada participante del taller.

¡Hao! Ustedes están sumamente bendecidos.

Ahora me gustaría que los tres Canales Divinos y cuatro estudiantes compartan sus experiencias sobre esta bendición.

Maestro Peter:

Gracias Maestro Sha, Divino y Manos Sanadoras Divinas. Pedí una bendición de sanación de alma para la tos que he tenido durante dos días. Me siento sano, pero estoy tosiendo. En frente de mí vi que un alma enorme y una luz exquisita bañaban cada célula de mi cuerpo. También vi luz viniendo a cada participante en el taller. Mi cuerpo se siente ligero y muy agradable. No sé cómo ha afectado a mi tos, ¡pero de momento me siento muy bien!

Me siento sumamente honrado de haber recibido esta bendición. Estamos todos tan bendecidos.

Sara Baker:

Pedí una bendición para mi jornada espiritual. Vi una breve imagen; era simbólica. Me vi yendo por una carretera. Esta representaba mis muchas vidas que tengo por delante. De repente, vi tantos seres santos asistiéndome y eliminando bloqueos para ayudarme a avanzar en mi recorrido. Me sentí tan bendecida y amada que esta ayuda estará por siempre conmigo.

Estoy tan profundamente agradecida. Gracias.

Maestro G.K.:

Gracias Maestro Sha, Divino y Manos Sanadoras Divinas. No puedo agradecerles lo suficiente.

Casi fui noqueado. Pedí una bendición para mis rodillas. Vi una luz enceguecedora viniendo a cada célula y ADN y no solo en mis rodillas. Fui expandido y engullido por esa luz brillante y me hace sentir transformado de los pies a la cabeza, de la piel a los huesos. Tengo calor; estoy vibrando. Casi no supe dónde estaba cuando terminó la bendición.

Muchísimas gracias por esta bendición especial y exquisita. Estamos real y verdaderamente bendecidos más allá de las palabras. No puedo agradecerle lo suficiente, Maestro Sha.

Gracias al Divino y a las Manos Sanadoras Divinas.

Karen McGuire:

Vi tremenda luz vertiéndose de los cielos. Empezó antes que la bendición se iniciara. Eran como copos de nieve y pequeñas Manos Sanadoras Divinas y fueron a cada parte de mi cuerpo. Se unieron al viaje espiritual de mi alma y portaban numerosas tablas, como si fueran las tablas de Moisés, unos pasos adelante de mi propio viaje del alma.

Me derretí dentro del viaje.

Maestra Cynthia:

Gracias Maestro Sha, Divino y Manos Sanadoras Divinas.

No pedí nada específico, ya que solicité lo que fuese apropiado para mi cuerpo espiritual, cuerpo mental, cuerpo emocional y cuerpo físico.

Luego vi enormes Manos Sanadoras Divinas. La luz era tan enceguecedora. Primero sentí algo que ocurría en mi Centro de Mensajes y luego calor dentro de toda mi columna vertebral subiendo a mi cabeza. La frecuencia y vibración eran tan altas que me noquearon totalmente.

Como compartió el Maestro G. K., sentí que no estaba siquiera en mi cuerpo, que me sacaron y que lentamente me trajeron de vuelta a mi cuerpo cuando el Maestro Sha dijo "¡Hao!"

Estoy muy agradecida por lo que se ha recibido. Estoy agradecida al Maestro Sha, al Divino y a las Manos Sanadoras Divinas. ¡Hao!

Magdalena A. Blatchford:

Estoy muy, muy honrada y profundamente tocada hasta el fondo de mi corazón con hondo aprecio.

Me quedo sin habla por lo que he experimentado. Antes de esta experiencia, estábamos conectándonos de corazón a corazón y de alma a alma. Mi cuerpo se expandía y crecía. Estaba preparándome para que las Manos Sanadoras Divinas bendijeran mi alma, de tal manera que el corazón de mi alma se abriera.

Conforme pedía la bendición, vi una bella, bella luz viniendo de las Manos Sanadoras Divinas. Tenía los colores del arcoíris.

Estoy profundamente agradecida al Divino, a las Manos Sanadoras Divinas y a usted Maestro Sha, por traer esto a la humanidad. Me comprometo a ser una servidora incondicional.

A medida que me abría cada vez más y veía el corazón de mi alma abrirse, sentí un nivel más profundo de compasión. En tanto me ahondaba en el reino de aquella compasión, casi desaparezco.

No tengo más palabras para expresar mi experiencia de esta bendición. Gracias desde el fondo de mi corazón.

A. V.:

Fue absolutamente hermoso conectar con el poder. Pedí una sanación para mi corazón, porque he tenido algunas palpitaciones y malestar en mi corazón. Una vez que conecté con el poder, de inmediato una tremenda y poderosa lluvia de luz cayó sobre mi corazón. Era poderosa pero no invasiva.

Hubo muchas manos doradas y blancas reparando mi corazón. La luz era nutritiva. El malestar desapareció. Se sentía confortable, en paz y en conexión.

Muchas gracias.

Antes de que el siguiente estudiante compartiera su experiencia, pensé en dos doctores en psicología de Victoria, Columbia Británica. Casi inmediatamente, uno de ellos apareció en mi computadora a través del video vía internet.

Lo que quiero compartir con ustedes y con la humanidad es que en la senda espiritual lo que piensas es lo que podría pasar. Todos pueden adquirir estas habilidades. En los últimos años, he tenido muchas veces la experiencia de que lo que pienso es lo que sucede. Ahora he sido testigo cada vez más de que cuando pienso acerca de la sanación, la sanación sucede. El resultado va más allá de las palabras, de la comprensión e imaginación.

¿Cuál es el secreto? Puedo resumirlo en una oración:

Adquirir las habilidades de "lo que piensas es lo que sucede" es ofrecer servicio universal incondicional a la humanidad; mientras más servicio ofrezcas, más habilidades aparecerán.

Dije, *Señor, ¿podría presentarse y compartir su experiencia ahora?*

Mark E. Jackman:

> *Tengo una maestría en psicología y mi esposa es doctora en psicología. He estado haciendo este trabajo por mucho tiempo. A menudo me tratan como si fuera doctor.*

> *Le pedí a las Manos Sanadoras Divinas que eliminen mi ansiedad acerca del trabajo y las responsabilidades financieras. Mi mente desapareció cuando las Manos Sanadoras Divinas vinieron. La habitación estaba inundada con luz y seguimos todavía todos bañados en ella.*

> *La sensación de generosidad divina—enorme generosidad divina— es todo lo que puedo decir, está inundándome a mí y a todos aquí.*

Luego dije, *¿Puedo pedirle a su esposa que comparta su experiencia?*

Dra. Mary Louise Reilly:

> *Gracias Manos Sanadoras Divinas por tan poderoso obsequio.*

> *No sabía qué empezar a pedir. Entonces, pedí tres cosas y después se lo entregué todo al Divino. A continuación, el Maestro Sha dijo que podíamos pedir que las Manos Sanadoras Divinas nos abrieran nuestros canales espirituales y pedí la apertura del Centro de Mensajes.*

> *Vi una luz violeta-morada entrando en mis ojos. Sentí bloqueos y mi cuerpo moviéndose mucho, incontrolablemente; estaba sacudiéndose mucho. Sentí que los bloqueos estaban siendo removidos. Me sentí*

llena de luz y llena de amor. También tuve la sensación de no estar aquí, de estar en el vacío.

Había tanto amor y gratitud. Gracias Maestro Sha, Manos Sanadoras Divinas y Divino.

Mientras compartía la doctora su experiencia, escuché que había cinco almas en este grupo que decían *yo también deseo compartir algo.* Si tuvieron este pensamiento, por favor vengan y confirmen.

Marina Hubbard:

Hace un momento, cuando recibimos la bendición de las Manos Sanadoras Divinas del libro, se lo dejé al Divino a que decidiera lo que era mejor para mí. Sentí un tornado moviéndose a través de mis manos y diferentes partes del cuerpo, de maneras positivas, poderosas e inesperadas.

El Maestro Sha mencionó que podíamos pedir una bendición para abrir nuestros canales espirituales. Inmediatamente pensé que sería maravilloso. Empecé a ver imágenes en mi Tercer Ojo. No todas eran agradables. Había imágenes que volvían de mi pasado. No sentí más que amor, seguridad y perdón con esta luz y me di cuenta de cuán importante es recordar al Divino en nuestras acciones, pensamientos y palabras. Podemos ser de impacto en cómo ayudamos a otros.

Estoy agradecida por la sanación y el aprendizaje que provino de la sanación. Estoy agradecida de que todas las almas tendrán una oportunidad de conectarse con la sanación a través del libro Manos Sanadoras Divinas.

Maestro G.K.:

Siento mi corazón y todo mi ser envueltos y transformados con la enseñanza y la bendición. Recordé repentinamente el antiguo proverbio Yin shui si yuan, que significa "Bebe agua; recuerda la fuente". Este proverbio enseña que uno debe estar siempre agradecido con quienquiera que imparta la enseñanza, sabiduría, bendiciones y alimento profundos. Cuando era joven, mi padre me enseñó la caligrafía y la enseñanza de ese dicho. Ahora la recordé.

Tengo tanta gratitud con todo esto. No puedo agradecerles lo suficiente, Maestro Sha, Divino y Tao. Me postro una y otra vez.

Magdalena A. Blatchford:

Me gustaría pedir perdón desde el fondo de mi corazón. Son tantas las veces que veo imágenes hermosas y parte de mí permanece callada.

Durante el Retiro del Tao II en noviembre de 2011, en las Cataratas del Niágara, Canadá, mi corazón latía con fuerza. Vi esta imagen increíble de su cuerpo físico, Maestro Sha, creciendo tan grande y enormemente. De su cuerpo, este brazo hermoso empezaba a crecer hasta el punto que el brazo ya no era un brazo humano o una mano. Estaba abarcando a todos, más allá del retiro y del hotel. Me sentí tan inmensamente bendecida, arropada, amada y sostenida. Sentí en ese momento que toda la humanidad sería sostenida con sus brazos. Me sentí segura.

Hoy quería expresar que, mucho antes de la bendición de Manos Sanadoras Divinas, las manos de todos en la sala crecieron y se juntaron cada vez más. Eventualmente las manos de todos se convirtieron en una mano enorme y esta mano vino hacia usted y entró en el libro. De allí salió hacia nosotros luz de arcoíris.

¿Qué puedo decir? No existen palabras para describir los tesoros magníficos del Divino y del Tao. Va más allá de las palabras y explicaciones que este magnífico obsequio de las Manos Sanadoras Divinas sea otorgado a la humanidad. Muchas gracias. Hasta la palabra gracias no es suficiente. Gratitud infinita. Me siento segura. Gracias.

Participante:

Estaba manteniendo mis ojos cerrados todo el tiempo porque la luz era tan inmensa, bella y llena de amor. Cuando recibimos la bendición, pedí por una persona especial y una relación personal. Tenía los ojos cerrados y el rostro de esta persona se presentó. Después, también aparecieron con fuerza miembros de mi familia.

La razón es porque estoy teniendo dificultades en casa, no yo personalmente, pero hay discordia en la familia. Repentinamente entré en un estado de perdón divino y empecé a recitar perdón divino. Se trataba sobre la bendición de relaciones personales y perdón.

Muchísimas gracias.

Adrian V.:

Inicialmente pedí sanación para mi cuello. Estaba muy rígido y tenía bastante dolor. Creo que fue purificación porque estaba muy, muy rígido. Incluso antes de que el Maestro Sha dijera "comienza la sanación", *sentí que me liberaba del dolor.*

Cuando el Maestro Sha dijo que podíamos pedir una bendición para abrir nuestros canales espirituales, pensé que eso era bueno, pero no quería hacer trampa y pedir dos bendiciones.

Vi un láser ingresando en el centro de mi columna y algo fue removido. Era como una cirugía. También estaban siendo removidos bloqueos en mi Tercer Ojo. Luego vino a mi cuello y realizó la misma operación.

Gracias.

Agradecí a los tres Maestros y a todas las personas que compartieron sus experiencias.

Ahora voy a ofrecer dos minutos de Manos Sanadoras Divinas y Canto del Tao conjuntamente, para abrir sus canales espirituales.

Hay cuatro canales espirituales. Estos son:

- Canal del Lenguaje del Alma
- Canal de la Comunicación Directa del Alma
- Canal del Tercer Ojo
- Canal del Conocimiento Directo

En silencio, pide lo que deseas abrir.

Queridos lectores todos, cuando lean hasta este punto, por favor paren de leer. Estos dos minutos de bendiciones de Manos Sanadoras Divinas y Canto del Tao serán almacenados en este libro. Ustedes también pueden recibir las bendiciones.

Relájense completamente.

Queridos todos, estoy ofreciendo Manos Sanadoras Divinas y Canto del Tao para abrir sus canales espirituales durante dos minutos. ¡Se inicia!

(Hago un Canto del Alma para abrir los canales espirituales de todos.)

El Maestro Peter traduce mi Canto del Tao.

Querido y amado hijo nuestro, Zhi Gang Sha,

Esta bendición es la más extraordinaria bendición. Esta bendición ha abierto el alma, el corazón, la mente y el cuerpo de todos los participantes en este taller y de cada lector.

Ustedes han recibido enormes cantidades de virtud para abrir sus canales espirituales, una cantidad de virtud que va más allá de su comprensión. Compartir es servir. Sirve un poco; recibe una pequeña bendición. Sirve más; recibe más bendición. Sirve incondicionalmente; recibe bendición ilimitada.

Estamos tan agradecidos con nuestro hijo, Zhi Gang Sha, quien trae esta misión especial a la humanidad. También estamos muy agradecidos con todos los estudiantes que apoyan esta misión divina. Estamos muy agradecidos con cada lector que experimenta las Manos Sanadoras Divinas para abrir sus canales espirituales y recibir sanación y bendición en cada aspecto de su vida.

Siempre apoyamos a todos y los bendecimos a todos. Son de lo más amados y bendecidos.

Su amado Divino.

Ofreceré enseñanza y prácticas de cómo aplicar Manos Sanadoras Divinas para abrir tus canales espirituales en el capítulo 7 de este libro. Recibirás más bendiciones para abrir tus canales espirituales.

En el próximo capítulo, guiaré a cada lector para que realice más prácticas aplicando las Manos Sanadoras Divinas para potenciar la energía, la resistencia, la vitalidad y la inmunidad y para el rejuvenecimiento y la longevidad. Recuerda la enseñanza mencionada antes en este libro: no omitas las prácticas. Eso sería un error.

3

Aplica Las Manos Sanadoras Divinas para potenciar la energía, la resistencia, la vitalidad y la inmunidad y para el rejuvenecimiento y la longevidad

Este es un libro único. Este libro contiene Manos Sanadoras Divinas. Las Manos Sanadoras Divinas portan frecuencia y vibración divinas con amor, perdón, compasión y luz divinos.

Enfatizo esta importante enseñanza una y otra vez en todos los libros de mi Colección Poder del Alma, así como en todos mis talleres y retiros:

- Las Manos Sanadoras Divinas portan frecuencia y vibración divinas que pueden transformar la frecuencia y vibración de toda la vida, incluyendo la salud, las relaciones personales, las finanzas, la inteligencia y cada aspecto de toda la vida.
- Las Manos Sanadoras Divinas portan amor divino que disuelve todos los bloqueos y transforma toda la vida.
- Las Manos Sanadoras Divinas portan perdón divino que trae gozo interior y paz interior a toda la vida.
- Las Manos Sanadoras Divinas portan compasión divina que potencia la energía, la resistencia, la vitalidad y la inmunidad de toda la vida.

- Las Manos Sanadoras Divinas portan luz divina que sana, previene enfermedades, purifica y rejuvenece el alma, corazón, mente y cuerpo y transforma la salud, las relaciones personales, las finanzas, la inteligencia y cada aspecto de la vida.

- Las Manos Sanadoras Divinas son tesoros divinos sagrados para traer amor, paz y armonía a la humanidad, la Madre Tierra, al Cielo y a innumerables planetas, estrellas, galaxias y universos.

En este capítulo aplicaremos las Manos Sanadoras Divinas para potenciar la energía, la resistencia, la vitalidad y la inmunidad y para el rejuvenecimiento y la longevidad.

Las dos áreas más importantes en el cuerpo para potenciar la energía, la resistencia, la vitalidad y la inmunidad son el kundalini y el Dan Tian Inferior.

Desarrolla el Kundalini

En la antigua sabiduría china, existe un muy importante centro de energía llamado el Área de la Montaña Nevada. Este es un término budista. En la enseñanza taoísta se le llama *urna dorada*. En yoga se le llama *kundalini*. En la medicina tradicional china se le llama *área del Ming Men*. "Ming" significa *vida*. "Men" significa *puerta*. "Ming Men" significa *puerta de la vida*. El área del Ming Men está dividida en fuego Ming Men y agua Ming Men.

Millones de personas sufren de hipertensión o diabetes. Millones de mujeres sufren de menopausia. En la medicina tradicional china, la hipertensión, la diabetes y la menopausia pueden ser causadas por insuficiente agua Ming Men. Algunas personas pueden pensar que deben beber más agua para corregir la afección; ese no es el caso, beber más agua no la corregirá. Se tienen que realizar prácticas espirituales y energéticas especiales o ingerir las hierbas apropiadas u otros remedios para nutrir el agua Ming Men, con el fin de equilibrar el agua Ming Men.

Si realizas la siguiente práctica que compartiré contigo, podría ayudarte grandemente a sanar la hipertensión, diabetes, menopausia y muchas otras dolencias. Existen tantas enfermedades que son causadas por insuficiente agua Ming Men o fuego Ming Men.

Insuficiente fuego Ming Men puede causar fatiga, extremidades frías, disfunción sexual, problemas con el sistema reproductivo, sistema urinario, espalda, piernas y mucho más.

Aumentar el fuego Ming Men y el agua Ming Men, con el fin de equilibrarlos, es la clave para sanar muchas enfermedades y para el rejuvenecimiento y la longevidad.

Esta es la manera de ubicar el kundalini, que es el área del Ming Men:

Traza una línea recta desde tu ombligo a tu espalda. Divide esta línea en tres partes iguales. Avanza dos tercios desde tu ombligo hacia atrás y luego baja 2.5 *cun* (un *cun* es igual al ancho de la articulación del pulgar). Este es el centro del kundalini, cuya área es del tamaño de un puño. Ver figura 3.

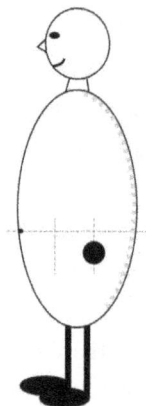

Figura 3. Ubicación del kundalini/área del Ming Men

El poder y la importancia del kundalini son:

- El kundalini es el área del Ming Men, que incluye el fuego Ming Men y el agua Ming Men. El fuego Ming Men es el yang más importante en todo el cuerpo. El agua Ming Men es el yin más importante en todo el cuerpo.

- El kundalini es el centro de energía clave para nutrir los riñones.
- El kundalini provee de alimento energético al cerebro y al Tercer Ojo.
- El kundalini es un centro clave para el rejuvenecimiento y la longevidad.
- El kundalini es el centro de energía prenatal.

Ahora te guiaré para que desarrolles tu kundalini. Aplica las Técnicas de los Cuatro Poderes:

Poder del Cuerpo. Siéntate derecho. Cierra los ojos. Coloca la punta de la lengua suavemente contra el paladar. Coloca una palma sobre el ombligo y la otra sobre el kundalini.

Poder del Alma. Di *hola*:

Queridos alma, mente y cuerpo de mi kundalini,
Los amo.
Tienen el poder de equilibrar mi fuego Ming Men y agua Ming
*   Men; de nutrir mis riñones, cerebro y Tercer Ojo; de rejuvenecer*
*   mi alma, corazón, mente y cuerpo y prolongar mi vida.*
Hagan un buen trabajo.
Gracias.

El 7 de diciembre de 2010, recibí la Bola Divina de Luz Arcoíris de Amor, Paz y Armonía[4] en la India. El Divino creó este tesoro invaluable para la sanación de la humanidad, de la Madre Tierra y

---

4   El Divino otorgó este obsequio divino a la humanidad a través del Maestro Sha. Lee más acerca de este tesoro divino y cómo aplicarlo en *Divine Love Peace Harmony Rainbow Light Ball: Transform You, Humanity, Mother Earth, and All Universes* (Bola Divina de Luz Arcoíris de Amor, Paz y Armonía: te transforma a ti, a la Humanidad, Madre Tierra y a todos los Universos), Heaven's Library Publication Corp., 2010 (disponible en www.DrSha.com).

de todos los universos. Puedes invocar este tesoro divino sagrado para desarrollar tu kundalini.

Querida Bola Divina de Luz Arcoíris de Amor, Paz y Armonía,
Te amo, honro y aprecio.
Por favor, ven a mi kundalini para desarrollar mi kundalini.
Estoy sumamente agradecido.
Por favor, ofrece a mi kundalini una bendición para la sanación
*   del alma, según sea lo apropiado.*
Gracias.

Poder de la Mente. Visualiza la Bola Divina de Luz Arcoíris de Amor, Paz y Armonía rotando en tu kundalini e irradiando luz de arcoíris a tus riñones, columna vertebral, cerebro y Tercer Ojo.

Poder del Sonido. Recita en silencio o en voz alta:

Desarrolla mi kundalini. Gracias.
Desarrolla mi kundalini. Gracias.
Desarrolla mi kundalini. Gracias.
Desarrolla mi kundalini. Gracias…

La Bola Divina de Luz Arcoíris de Amor, Paz y Armonía potencia
*   el poder de mi kundalini. Gracias.*
La Bola Divina de Luz Arcoíris de Amor, Paz y Armonía potencia
*   el poder de mi kundalini. Gracias.*
La Bola Divina de Luz Arcoíris de Amor, Paz y Armonía potencia
*   el poder de mi kundalini. Gracias.*
La Bola Divina de Luz Arcoíris de Amor, Paz y Armonía potencia
*   el poder de mi kundalini. Gracias…*

Ahora deja el libro y recita durante quince minutos. Si tienes afecciones crónicas o que ponen en riesgo tu vida relacionadas con el kundalini, recita dos horas o más al día. Cuanto más tiempo y más veces recites, podrías obtener mejores resultados.

Suma todas tus prácticas para que hagan un total de dos horas o más al día.

Tengo miles de estudiantes por todo el mundo con todo tipo de desafíos. Miles de milagros de sanación del alma han sucedido en los últimos nueve años desde que fui elegido servidor, vehículo y canal divinos en julio de 2003. En los últimos años, ha sido enfatizada la importante enseñanza divina: **Recita dos horas o más al día para dolencias crónicas y las que ponen en riesgo la vida**.

Cuando las personas han seguido esta orientación de forma seria, he sido testigo de resultados de sanación y transformación notables; cuando no la siguen, afecta verdaderamente sus resultados de sanación. La sanación del alma funciona, pero uno tiene que seguir la orientación.

Aplica las Manos Sanadoras Divinas para desarrollar el Kundalini

Ahora te dirigiré para que desarrolles tu kundalini, aplicando las Manos Sanadoras Divinas descargadas en este libro. El Divino me ha guiado para que la *primera* vez que hagas la siguiente práctica para potenciar el kundalini, aplicando las Manos Sanadoras Divinas descargadas en este libro, *no* cuente como una de las veinte veces que puedes experimentar el poder de las Manos Sanadoras Divinas contenidas en este libro. Sin embargo, la segunda y cualquiera de las subsiguientes veces que uses las Manos Sanadoras Divinas de este libro para realizar la siguiente práctica *sí* contará como una de las veinte veces que puedes experimentar el poder de las Manos Sanadoras Divinas dentro de este libro.

Sugiero enfáticamente que, cada vez que apliques las Manos Sanadoras Divinas contenidas en este libro, te tomes por lo menos media hora para practicar, porque el Divino me ha señalado claramente que no podrás continuar usando los tesoros de las Manos Sanadoras Divinas contenidas en este libro más de veinte veces. Por lo tanto, aplica las Manos Sanadoras Divinas de este libro veinte veces y practica tanto como puedas cada vez, para obtener los mayores beneficios. Después, tendrás que contactar con un

Sanador del Alma con Manos Sanadoras Divinas o con uno de mis Representantes Mundiales para recibir bendiciones de Manos Sanadoras Divinas o postular para que se te otorguen Manos Sanadoras Divinas.

Aplica las Técnicas de los Cuatro Poderes:

Poder del Cuerpo. Siéntate derecho. Cierra los ojos. Coloca la punta de la lengua suavemente contra el paladar. Coloca una palma sobre tu ombligo y la otra sobre tu kundalini.

Poder del Alma. Di *hola:*

> *Queridas Manos Sanadoras Divinas,*
> *Las amo.*
> *Ustedes tienen el poder de desarrollar mi kundalini.*
> *Estoy muy agradecido.*
> *Por favor ofrezcan una bendición para la sanación del alma para*
> *desarrollar mi kundalini, según sea lo apropiado.*
> *Gracias.*

Poder de la Mente. Visualiza luz dorada brillando en el área de tu kundalini.

Poder del Sonido. Recita en silencio o en voz alta:

> *Las Manos Sanadoras Divinas desarrollan mi kundalini. Gracias.*
> *Las Manos Sanadoras Divinas desarrollan mi kundalini. Gracias.*
> *Las Manos Sanadoras Divinas desarrollan mi kundalini. Gracias.*
> *Las Manos Sanadoras Divinas desarrollan mi kundalini. Gracias...*

Recita tanto como puedas. Si ésta es la primera o segunda vez que estás realizando esta práctica usando las Manos Sanadoras Divinas descargadas en este libro, recita por lo menos media hora. Cuanto más tiempo recites, más beneficios recibirás de las Manos Sanadoras Divinas. El kundalini es un centro de energía muy importante en el cuerpo. Debes recitar entre media hora y una hora al día para desarrollar este centro energético clave. Esto es especialmente cierto si tienes alguna afección relacionada con insuficiente fuego Ming Men o agua Ming Men, como se describió anteriormente.

Desarrolla el Dan Tian Inferior

"Dan" significa *bola de luz*. "Tian" significa *campo*. "Dan Tian" (pronunciado *dan tien*) significa *campo de bola de luz*. Los seres humanos tienen tres Dan Tian en el cuerpo: bajo, medio y alto.

El Dan Tian Inferior está centrado 1.5 *cun* directamente bajo el ombligo y 2.5 *cun* dentro del cuerpo. Es un centro de energía del tamaño del puño.

El Dan Tian Inferior tiene gran poder e importancia. Este es:

- un centro energético clave para energía, resistencia, vitalidad e inmunidad
- clave para el rejuvenecimiento
- clave para la longevidad
- un centro de energía post-natal

Ahora te guiaré para que desarrolles tu Dan Tian Inferior.

Aplica las Técnicas de los Cuatro Poderes para desarrollar el Dan Tian Inferior:

Poder del Cuerpo. Siéntate derecho. Cierra los ojos. Coloca la punta de la lengua suavemente contra el paladar. Coloca las manos en la Posición de Manos con Palmas Yin Yang[5] bajo el ombligo, sobre la parte inferior del abdomen. Ver la figura 4.

---

5   Sujeta tu pulgar izquierdo con los dedos de tu mano derecha y haz un puño. Envuelve los cuatro dedos de tu mano izquierda sobre la mano derecha. Aprieta tu pulgar izquierdo con un 75-80 por ciento de tu máxima fuerza. Esta es la Posición de Manos con Palmas Yin Yang.

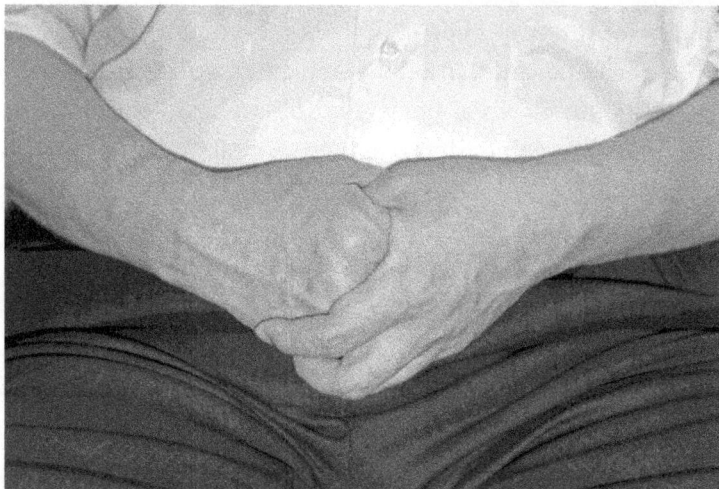

Figura 4. Posición de Manos con Palmas Yin Yang

Poder del Alma. Di *hola:*

Queridos alma, mente y cuerpo de mi Dan Tian Inferior,
Los amo.
Tienen el poder de potenciar mi energía, resistencia, vitalidad e
inmunidad; de rejuvenecer mi alma, corazón, mente y cuerpo y
de prolongar mi vida.
Hagan un buen trabajo.
Gracias.

Ahora ofreceré un tesoro divino permanente a cada lector. Ofreceré como obsequios, por primera vez en mis libros, Trasplantes Divinos de Alma, Mente y Cuerpo de la Bola de Luz Morada y del Manantial Líquido Morado para el Dan Tian Inferior Divino.

¡Prepárate!

Siéntate derecho. Cierra los ojos. Coloca la punta de la lengua suavemente contra el paladar. Coloca tu mano izquierda sobre el Centro de Mensajes (chakra del corazón) y la mano derecha en la posición tradicional de oración. A esta se le llama la Posición para la Oración en la Era de la Luz del Alma (figura 2).

Orden Divina: Trasplantes Divinos de Alma, Mente y Cuerpo de la Bola de Luz Morada y del Manantial Líquido Morado para el Dan Tian Inferior Divino ¡Transmisión!

¡Felicitaciones! Estás sumamente bendecido. La humanidad está sumamente bendecida.

Aplica estos tesoros divinos y las Técnicas de los Cuatro Poderes para potenciar el poder de tu Dan Tian Inferior:

Poder del Alma. Di *hola*:

> *Queridos Trasplantes Divinos de Alma, Mente y Cuerpo de la Bola de Luz Morada y del Manantial Líquido Morado para el Dan Tian Inferior Divino,*
> *Los amo.*
> *Estoy sumamente honrado de haber recibido estos tesoros divinos inapreciables.*
> *Por favor desarrollen mi Dan Tian Inferior cada vez más.*
> *No puedo agradecerles lo suficiente.*

Poder de la Mente. Visualiza los Trasplantes Divinos de Alma, Mente y Cuerpo de la Bola de Luz Morada y del Manantial Líquido Morado para el Dan Tian Inferior Divino rotando en tu Dan Tian Inferior.

Poder del Sonido. Recita en silencio o en voz alta:

> *Trasplantes Divinos de Alma, Mente y Cuerpo de la Bola de Luz Morada y del Manantial Líquido Morado para el Dan Tian Inferior Divino potencian el poder de mi Dan Tian Inferior. Gracias.*
> *Trasplantes Divinos de Alma, Mente y Cuerpo de la Bola de Luz Morada y del Manantial Líquido Morado para el Dan Tian Inferior Divino potencian el poder de mi Dan Tian Inferior. Gracias.*

Trasplantes Divinos de Alma, Mente y Cuerpo de la Bola de Luz Morada y del Manantial Líquido Morado para el Dan Tian Inferior Divino potencian el poder de mi Dan Tian Inferior. Gracias.

Trasplantes Divinos de Alma, Mente y Cuerpo de la Bola de Luz Morada y del Manantial Líquido Morado para el Dan Tian Inferior Divino potencian el poder de mi Dan Tian Inferior. Gracias...

Deja ahora el libro y recita durante quince minutos.

El Dan Tian Inferior es un centro energético fundamental, muy importante para la vida. Es muy importante tomar de media hora a una hora de práctica para desarrollar el Dan Tian Inferior. Si tienes dolencias crónicas o que ponen en riesgo tu vida, recuerda recitar dos horas o más al día. Cuanto más tiempo y más veces recites, mejores resultados podrías experimentar. Puedes sumar todo tu tiempo de práctica para que equivalga a dos horas o más al día.

Aplica las Manos Sanadoras Divinas para desarrollar el Dan Tian Inferior

Ahora te guiaré para que desarrolles tu Dan Tian Inferior, aplicando las Manos Sanadoras Divinas descargadas en este libro. Como en la práctica anterior para el kundalini, el Divino me ha indicado que la *primera* vez que hagas la siguiente práctica para el Dan Tian Inferior aplicando las Manos Sanadoras Divinas descargadas en este libro, *no* contará como parte de las veinte veces que puedes experimentar el poder de las Manos Sanadoras Divinas dentro de este libro. Sin embargo, la segunda y subsiguientes veces que uses las Manos Sanadoras Divinas de este libro para hacer la siguiente práctica *sí* contará como parte de las veinte veces que puedes experimentar el poder de las Manos Sanadoras Divinas dentro de este libro.

Sugiero enfáticamente que, cada vez que apliques las Manos Sanadoras Divinas que están dentro de este libro, te tomes para la práctica por lo menos una media hora, porque el Divino me ha señalado claramente que no puedes continuar usando los tesoros de las Manos Sanadoras Divinas contenidos en este libro más de veinte veces. Por lo tanto, aplica las Manos Sanadoras Divinas de este libro veinte veces y practica cuanto más tiempo puedas en cada oportunidad para conseguir los mejores resultados. Luego de eso, necesitarás contactar con un Sanador del Alma con Manos Sanadoras Divinas o con uno de mis Representantes Mundiales para recibir bendiciones de Manos Sanadoras Divinas o postular para que tú recibas las Manos Sanadoras Divinas.

Aplica las Técnicas de los Cuatro Poderes:

Poder del Cuerpo. Siéntate derecho. Cierra los ojos. Coloca la punta de la lengua suavemente contra el paladar. Coloca las manos en la Posición de Manos con Palmas Yin Yang sobre la parte inferior del abdomen (figura 4).

Poder del Alma. Di *hola*:

> *Queridas Manos Sanadoras Divinas,*
> *Las amo.*
> *Ustedes tienen el poder de desarrollar mi Dan Tian Inferior.*
> *Estoy muy agradecido.*
> *Por favor, ofrezcan a mi Dan Tian Inferior una bendición para la*
> *sanación de alma, según sea lo apropiado.*
> *Gracias.*

Poder de la Mente. Visualiza luz dorada brillando dentro y alrededor del Dan Tian Inferior.

Poder del Sonido. Recita en silencio o en voz alta:

> *Las Manos Sanadoras Divinas desarrollan mi área del Dan Tian*
> *Inferior. Gracias.*
> *Las Manos Sanadoras Divinas desarrollan mi área del Dan Tian*
> *Inferior. Gracias.*

> *Las Manos Sanadoras Divinas desarrollan mi área del Dan Tian
> Inferior. Gracias.*
> *Las Manos Sanadoras Divinas desarrollan mi área del Dan Tian
> Inferior. Gracias...*

Recita tanto como puedas. Si esta es la primera o segunda vez que haces esta práctica usando las Manos Sanadoras Divinas descargadas en este libro, recita por lo menos durante media hora. Cuanto más tiempo y más veces recites, más beneficios recibirás de las Manos Sanadoras Divinas.

Círculo sagrado divino para sanar todas las enfermedades

En la medicina tradicional china existe un círculo yin yang muy importante en el cuerpo. Este círculo incluye el meridiano Ren y el meridiano Du. El meridiano Ren empieza en el área genital y fluye hacia arriba por la línea media frontal del cuerpo a la cara. Es el meridiano yin más importante. El meridiano Du también empieza en el área genital y corre hacia arriba por la línea media posterior del cuerpo hacia la cabeza, pasando por su parte alta, y baja hacia la cara. Este es el meridiano yang más importante. Los meridianos Ren y Du se unen en un círculo.

En la medicina tradicional china, las enfermedades son causadas por un desequilibrio del yin y yang. Equilibrar los meridianos Ren y Du es equilibrar el yin y yang. Esta es una clave para sanar toda enfermedad.

El meridiano Ren incluye los meridianos de los órganos yin: hígado, corazón, bazo, pulmones, riñones y pericardio. El meridiano Du incluye los meridianos de los órganos yang: vesícula biliar, intestino delgado, estómago, intestino grueso, vejiga urinaria y San Jiao (pronunciado *san dchiao*).

El nombre estándar de la Organización Mundial de la Salud para el San Jiao es Triple Energizante. En la enseñanza tradicional se le llama el *Triple Calentador, Triple Recalentador* o *Triple Quemador*. El San Jiao es el camino del qi y los fluidos corporales. El San Jiao representa tres áreas dentro del cuerpo: Jiao Superior, Jiao Medio y Jiao Inferior.

El Jiao Superior es el espacio en el cuerpo sobre el diafragma; incluye el corazón, los pulmones y el cerebro. El Jiao Medio es el espacio en el cuerpo entre el diafragma y el nivel del ombligo; incluye el hígado, la vesícula biliar, el páncreas, el estómago y el bazo. El Jiao Inferior es el espacio en el cuerpo desde el nivel del ombligo al área genital; incluye los intestinos delgado y grueso, la vejiga urinaria, los riñones, los órganos reproductivos y órganos sexuales.

En la medicina tradicional china, si el qi y los fluidos corporales fluyen en el San Jiao, uno está sano. Si el qi y los fluidos corporales no fluyen en el San Jiao, uno está enfermo.

Los meridianos Ren y Du forman un círculo vital en la medicina tradicional china (MTC). Uno de los más importantes principios de la MTC es equilibrar el yin y yang. La MTC usa hierbas chinas, acupuntura y tui na (masaje chino) para equilibrar el yin y yang. Equilibrar los meridianos Ren y Du es la clave para la sanación en la MTC, porque esto equilibra el yin y yang.

La medicina tradicional china empezó cinco mil años atrás. Ha servido a miles de millones de personas en la historia. El 8 de mayo de 2008, el Divino me otorgó un círculo sagrado para equilibrar el yin y yang y sanar todas las enfermedades. Este círculo sagrado se llama *Círculo Divino Interno del Yin Yang*.

Este círculo sagrado empieza en el punto de acupuntura Hui Yin (pronunciado *juey yin*), que está localizado sobre el perineo, entre los genitales y el ano. "Hui" significa *acumulación*. "Yin" significa *mensaje energía materia del yin*. En el punto de acupuntura Hui Yin se reúne el alma, mente y cuerpo del yin del cuerpo entero. Es el punto de acupuntura vital para la sanación de toda enfermedad. El sagrado Círculo Divino Interno del Yin Yang fluye desde el Hui Yin y sube a través de las siete Casas del Alma[6] en el centro del cuerpo

---

6   Un ser humano vive en una casa. Tu querida alma vive en tu cuerpo. Tu cuerpo es la casa para tu alma. Son siete las Casas del Alma donde el alma puede residir, que corresponden a los chakras: en la base del torso, en la parte inferior del abdomen, en el ombligo, en el centro del pecho, en la garganta, dentro del cerebro y sobre la parte superior de la cabeza.

a la parte superior de la cabeza y fluye hacia abajo en frente de la columna espinal. Ver figura 5.

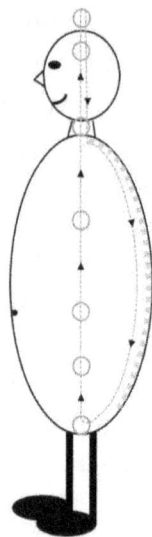

Figura 5. Círculo Divino Interno del Yin Yang

El Divino me dijo que este es el círculo *interno* del Yin Yang. El círculo de los meridianos Ren y Du en MTC es el círculo *externo* del yin yang. La relación entre el círculo interno del yin yang y el círculo externo del yin yang es: si el círculo interno del yin yang fluye, el círculo externo del yin yang le sigue. Ver figura 6.

Este círculo interno del yin yang incluye las siete Casas del Alma y el Wai Jiao (pronunciado wai dchiao). Las siete Casas del Alma también son conocidas como los siete chakras energéticos. El Wai Jiao fue descubierto en China por mi mentor y padre espiritual, Dr. y Maestro Zhi Chen Guo, después de casi cincuenta años de investigación y práctica clínica con miles de pacientes. El Wai Jiao está ubicado frente a la columna vertebral y costillas dorsales. También se extiende hacia arriba entrando a la cabeza. Es el espacio más grande dentro del cuerpo.

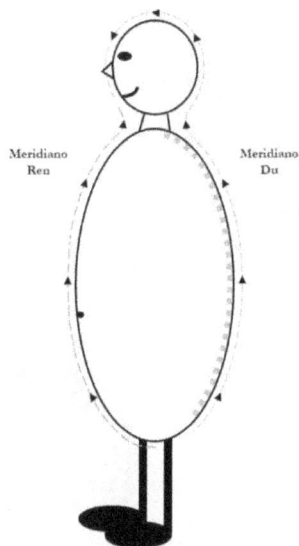

Figura 6. Círculo Externo del Yin Yang

El Wai Jiao y el San Jiao se conectan. El San Jiao es como un río. El Wai Jiao es como el océano. El río fluye hacia el océano. Los bloqueos en el San Jiao que causan enfermedad fluirán horizontalmente al Wai Jiao. Por ejemplo, si uno tiene problemas de corazón, los bloqueos de energía relacionados se moverán del Jiao Superior a la parte superior del Wai Jiao. Despejar los bloqueos de alma, mente y cuerpo en el Wai Jiao es el secreto para sanar toda enfermedad.

¿Cómo puedes usar este sagrado círculo divino interno del Yin Yang para sanar todas las enfermedades? Te orientaré para realizar una práctica en este momento.

Poder del Cuerpo. Siéntate derecho. Cierra los ojos. Coloca la punta de la lengua suavemente contra el paladar. Si eres hombre, siéntate colocando tu palma izquierda bajo el área del Hui Yin, con los dedos apuntando hacia atrás. Si eres mujer, siéntate colocando tu palma derecha bajo el área del Hui Yin, con los dedos apuntando hacia atrás. Coloca la otra palma sobre tu cabeza. Ver figura 7.

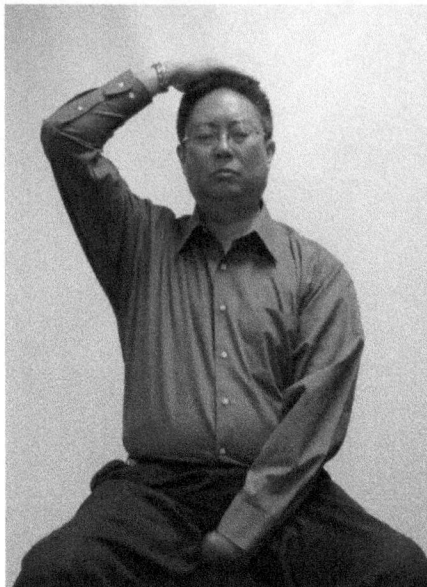

Figura 7. Poder del Cuerpo para desarrollar el
Círculo Divino Interno del Yin Yang

Poder del Alma. Di *hola:*

Mi querido Círculo Divino Interno del Yin Yang,
Te amo.
Tú tienes el poder de sanar todas las enfermedades.
Haz un buen trabajo.
Gracias.

Querido Canto Divino del Alma Hei Heng Hong Ah Xi Yi
Weng You,[7]
Te amo.

---

7   Véase el cuarto libro de mi Colección Poder del Alma, *Divine Soul*
Songs: Sacred Practical Treasures to Heal, Rejuvenate, and Transform You,
Humanity, Mother Earth, and All Universes, págs. 117-119.

*Por favor renueve los bloqueos de alma, mente y cuerpo en mis
siete Casas del Alma, Wai Jiao y Círculo Divino Interno del Yin
Yang, que es el Sagrado Círculo Divino de Sanación.*
*Por favor, ofréceme una bendición para la sanación del alma,
según sea lo apropiado.*
Estoy sumamente agradecido.
Gracias.

Poder de la Mente. Visualiza luz dorada brillando en las siete
Casas del Alma, Wai Jiao y el Círculo Divino Interno del Yin
Yang.

Poder del Sonido. Canta o recita en silencio o en voz alta:

Hei Heng Hong Ah Xi Yi Weng You (pronunciado *jei jang jong
a shi yi wong you*)
Hei Heng Hong Ah Xi Yi Weng You
Hei Heng Hong Ah Xi Yi Weng You
Hei Heng Hong Ah Xi Yi Weng You…

Ahora, deja el libro y recita durante cinco minutos. En general,
recita entre tres y cinco minutos cada vez, de tres a cinco veces al
día. Si tienes una afección crónica o que pone en riesgo tu vida,
recuerda recitar dos horas o más al día. Cuanto más tiempo y más
veces recites, podrías obtener mejores resultados. Puedes sumar
todo tu tiempo de práctica para que equivalga a un total de dos
horas o más al día.

**Aplica las Manos Sanadoras Divinas para desarrollar las Siete
Casas del Alma, el Wai Jiao y el Círculo Divino Interno del Yin Yang**
Ahora te guiaré para que desarrolles las siete Casas del Alma, el
Wai Jiao y el Círculo Divino Interno del Yin Yang, aplicando las
Manos Sanadoras Divinas descargadas en este libro. Nuevamente,
El Divino me ha señalado que la *primera* vez que apliques las
Manos Sanadoras Divinas dentro de este libro para realizar la

siguiente práctica *no* contará como una de las veinte veces que puedes usar las Manos Sanadoras Divinas contenidas en este libro. Sin embargo, la segunda y cualquiera de las subsiguientes veces que uses las Manos Sanadoras Divinas de este libro para realizar la siguiente práctica *sí* contará como una de las veinte veces que puedes experimentar el poder de las Manos Sanadoras Divinas en este libro.

Poder del Cuerpo. Siéntate derecho. Cierra los ojos. Coloca la punta de la lengua suavemente contra el paladar. Hombres, siéntense con la palma izquierda bajo el área del Hui Yin, con los dedos apuntando hacia atrás. Mujeres, siéntense con la palma derecha bajo el área del Hui Yin, con los dedos apuntando hacia atrás. Pongan la otra palma sobre la cabeza. (Ver figura 7).

Poder del Alma. Di *hola:*

> *Queridas Manos Sanadoras Divinas,*
> *Las amo.*
> *Ustedes tienen el poder de desarrollar mis siete Casas del Alma, Wai Jiao y Círculo Divino Interno del Yin Yang, a fin de sanar toda enfermedad.*
> *Por favor, ofrezcan una bendición para la sanación del alma, según sea lo apropiado.*
> *Estoy sumamente agradecido.*
> *Gracias.*

Poder de la Mente. Visualiza luz dorada brillando de las Manos Sanadoras Divinas a las siete Casas del Alma, al Wai Jiao y al Círculo Divino Interno del Yin Yang.

Poder del Sonido. Recita silenciosamente o en voz alta:
> *Manos Sanadoras Divinas despejan los bloqueos de alma, mente y cuerpo de mis siete Casas del Alma, Wai Jiao y Círculo Divino*

Interno del Yin Yang, a fin de sanar todas mis enfermedades.
Gracias.

Manos Sanadoras Divinas despejan los bloqueos de alma, mente y
cuerpo de mis siete Casas del Alma, Wai Jiao y Círculo Divino
Interno del Yin Yang, a fin de sanar todas mis enfermedades.
Gracias.

Manos Sanadoras Divinas despejan los bloqueos de alma, mente y
cuerpo de mis siete Casas del Alma, Wai Jiao y Círculo Divino
Interno del Yin Yang, a fin de sanar todas mis enfermedades.
Gracias.

Manos Sanadoras Divinas despejan los bloqueos de alma, mente y
cuerpo de mis siete Casas del Alma, Wai Jiao y Círculo Divino
Interno del Yin Yang, a fin de sanar todas mis enfermedades.
Gracias...

Enfatizo una y otra vez que debes recitar tanto como puedas. Cuanto más tiempo y más veces recites, serán más grandes los beneficios que obtengas de las Manos Sanadoras Divinas.

Círculo Sagrado Divino para el Rejuvenecimiento y la Longevidad

El 8 de mayo de 2008, el Divino también me mostró el círculo sagrado secreto para el rejuvenecimiento y la longevidad. El camino de este círculo sagrado empieza en el área del Hui Yin. Se mueve hacia el área del cóccix, donde existen dos orificios invisibles. La energía fluye a lo largo del círculo a través de estos dos orificios invisibles hacia la médula espinal, sube por ésta a través del cerebro a la parte superior de la cabeza. Luego fluye hacia abajo a través de las siete Casas del Alma en el centro del cuerpo y finalmente retorna al área del Hui Yin y al punto de acupuntura del Hui Yin en el perineo.

Ahora te guiaré para que desarrolles el Círculo Sagrado Divino para el Rejuvenecimiento y la Longevidad. Aplica las Técnicas de los Cuatro Poderes:

Poder del Cuerpo. Siéntate derecho. Cierra los ojos. Coloca la punta de la lengua suavemente contra el paladar. Varones, siéntense con la palma izquierda bajo el área del Hui Yin. Mujeres, siéntense con la palma derecha bajo el área del Hui Yin. Colocar la otra palma sobre la cabeza. (Ver figura 7).

Poder del Alma. Di *hola*:

> *Querido Círculo Sagrado Divino para el Rejuvenecimiento y la Longevidad,*
> *Te amo.*
> *Tú tienes el poder de rejuvenecer mi alma, corazón, mente y cuerpo y prolongar mi vida.*
> *Estoy sumamente agradecido.*
> *Haz un buen trabajo.*
> *Gracias.*

> *Querido Canto Divino del Alma* You Weng Yi Xi Ah Hong Heng Hei,[8]
> *Te amo.*
> *Por favor, activa mi Círculo Sagrado Divino para el Rejuvenecimiento y la Longevidad.*
> *Estoy sumamente agradecido.*
> *Por favor, ofrece una bendición de sanación del alma para el rejuvenecimiento y prolongación de mi vida, según sea lo apropiado.*
> *Gracias.*

Poder de la Mente. Visualiza luz dorada moviéndose a lo largo del Círculo Sagrado Divino para el Rejuvenecimiento y la Longevidad, brillando desde el área del Hui Yin al cóccix, luego subiendo a

---

8 Véase el cuarto libro de mi Colección Poder del Alma, *Divine Soul Songs: Sacred Practical Treasures to Heal, Rejuvenate, and Transform You, Humanity, Mother Earth, and All Universes*, pág. 118.

través de la médula espinal y el cerebro y finalmente bajando a través de las siete Casas del Alma, retornando al área del Hui Yin.

Poder del Sonido. Canta o recita en silencio o en voz alta:

You Weng Yi Xi Ah Hong Heng Hei (pronunciado *you wong i
   shi a jong jang jei*)
You Weng Yi Xi Ah Hong Heng Hei
You Weng Yi Xi Ah Hong Heng Hei
You Weng Yi Xi Ah Hong Heng Hei...

Recita tantas veces como puedas; cuanto más tiempo y más veces recites, puedes rejuvenecer mejor tu alma, corazón, mente y cuerpo y prolongar tu vida.

Aplica las Manos Sanadoras Divinas para desarrollar el Círculo Sagrado Divino para el Rejuvenecimiento y la Longevidad

Ahora te guiaré para que desarrolles tu Círculo Sagrado Divino para el Rejuvenecimiento y la Longevidad, utilizando las Manos Sanadoras Divinas descargadas en este libro. El Divino me ha indicado que la *primera* vez que apliques las Manos Sanadoras Divinas dentro de este libro, para desarrollar el Círculo Sagrado Divino para el Rejuvenecimiento y la Longevidad, *no* contará como una de las veinte veces que puedes usar las Manos Sanadoras Divinas descargadas en este libro. Sin embargo, la segunda y cualquiera de las subsiguientes veces que uses las Manos Sanadoras Divinas de este libro para realizar la siguiente práctica, *sí* contará como una de las veinte veces que puedes experimentar el poder de las Manos Sanadoras Divinas, como obsequio a los lectores de este libro.

Poder del Cuerpo. Siéntate derecho. Cierra los ojos. Coloca la punta de la lengua suavemente contra el paladar. Hombres, siéntense con la palma izquierda bajo el área del Hui Yin. Mujeres, siéntense con la palma derecha bajo el área del Hui Yin. Coloquen la otra palma sobre la cabeza. (Ver figura 7).

Poder del Alma. Di *hola:*

> *Queridas Manos Sanadoras Divinas,*
> *Las amo.*
> *Ustedes tienen el poder de desarrollar mi Círculo Sagrado Divino*
>   *para el Rejuvenecimiento y la Longevidad.*
> *Estoy sumamente agradecido.*
> *Por favor, ofrezcan una bendición de sanación de alma, para*
>   *remover bloqueos de alma, mente y cuerpo de mi Círculo Sagrado*
>   *Divino para el Rejuvenecimiento y la Longevidad, según sea lo*
>   *apropiado.*
> *Gracias.*

Poder de la Mente. Visualiza luz dorada de las Manos Sanadoras Divinas brillando alrededor de todo Círculo Sagrado Divino para el Rejuvenecimiento y la Longevidad.

Poder del Sonido. Recita en silencio o en voz alta:

> *Las Manos Sanadoras Divinas desarrollan mi Círculo Sagrado*
>   *Divino para el Rejuvenecimiento y la Longevidad. Estoy tan*
>   *agradecido. Gracias.*
> *Las Manos Sanadoras Divinas desarrollan mi Círculo Sagrado*
>   *Divino para el Rejuvenecimiento y la Longevidad. Estoy tan*
>   *agradecido. Gracias.*
> *Las Manos Sanadoras Divinas desarrollan mi Círculo Sagrado*
>   *Divino para el Rejuvenecimiento y la Longevidad. Estoy tan*
>   *agradecido. Gracias.*
> *Las Manos Sanadoras Divinas desarrollan mi Círculo Sagrado*
>   *Divino para el Rejuvenecimiento y la Longevidad. Estoy tan*
>   *agradecido. Gracias…*

Recita tantas veces como puedas. Recuerda que cuanto más tiempo y más veces recites, serán más grandes los beneficios que recibas de las Manos Sanadoras Divinas.

Millones de personas en todo el mundo necesitan más energía, resistencia, vitalidad e inmunidad.

Millones de personas están buscando el rejuvenecimiento y desean prolongar sus vidas.

Practica y aplica conjuntamente el Círculo Divino Interno del Yin Yang y el Círculo Sagrado Divino para el Rejuvenecimiento y la Longevidad. Puedes recibir sanación, rejuvenecimiento y longevidad a la vez. Esta es la manera de practicar:

Canta o recita para sanar todas las enfermedades, en silencio o en voz alta:

Hei Heng Hong Ah Xi Yi Weng You
Hei Heng Hong Ah Xi Yi Weng You
Hei Heng Hong Ah Xi Yi Weng You
Hei Heng Hong Ah Xi Yi Weng You

A continuación, canta o recita para el rejuvenecimiento y la longevidad:

You Weng Yi Xi Ah Hong Heng Hei
You Weng Yi Xi Ah Hong Heng Hei
You Weng Yi Xi Ah Hong Heng Hei
You Weng Yi Xi Ah Hong Heng Hei

Continúa cantando o recitando alternadamente los dos círculos sagrados. Por favor, tómate por lo menos diez minutos para cantar o recitar estos dos círculos ahora mismo. Podrías empezar a sentir su poder. Puedes hacer esta práctica en cualquier momento y lugar. Puedes cantar o recitar en silencio o en voz alta. Antes de dormirte puedes cantar o recitar acostado en silencio.[9] En el momento que despiertes puedes cantar o recitar en silencio. Puedes cantar o recitar los dos círculos sagrados antes y después de las comidas.

---

9 Siempre recita en silencio cuando estés acostado, ya que drena tu qi recitar en voz alta cuando estás en esa posición.

Esta es una de las más poderosas prácticas diarias. El Círculo Divino Interno del Yin Yang y el Círculo Sagrado Divino para el Rejuvenecimiento y la Longevidad son tesoros para la humanidad. Aplícalos con frecuencia para experimentar su poder y recibir los beneficios.

Gracias al Divino por entregar estos tesoros a la humanidad. Deseo que millones y miles de millones de personas en todo el mundo reciban grandes beneficios al cantar o recitar estos dos círculos sagrados para promover su flujo.

Canta o recita durante diez minutos ahora:

Hei Heng Hong Ah Xi Yi Weng You
Hei Heng Hong Ah Xi Yi Weng You
Hei Heng Hong Ah Xi Yi Weng You
Hei Heng Hong Ah Xi Yi Weng You

You Weng Yi Xi Ah Hong Heng Hei
You Weng Yi Xi Ah Hong Heng Hei
You Weng Yi Xi Ah Hong Heng Hei
You Weng Yi Xi Ah Hong Heng Hei

Hei Heng Hong Ah Xi Yi Weng You
Hei Heng Hong Ah Xi Yi Weng You
Hei Heng Hong Ah Xi Yi Weng You
Hei Heng Hong Ah Xi Yi Weng You

You Weng Yi Xi Ah Hong Heng Hei
You Weng Yi Xi Ah Hong Heng Hei
You Weng Yi Xi Ah Hong Heng Hei
You Weng Yi Xi Ah Hong Heng Hei

Hei Heng Hong Ah Xi Yi Weng You
Hei Heng Hong Ah Xi Yi Weng You
Hei Heng Hong Ah Xi Yi Weng You

Hei Heng Hong Ah Xi Yi Weng You

You Weng Yi Xi Ah Hong Heng Hei
You Weng Yi Xi Ah Hong Heng Hei
You Weng Yi Xi Ah Hong Heng Hei
You Weng Yi Xi Ah Hong Heng Hei

Hei Heng Hong Ah Xi Yi Weng You
Hei Heng Hong Ah Xi Yi Weng You
Hei Heng Hong Ah Xi Yi Weng You
Hei Heng Hong Ah Xi Yi Weng You

You Weng Yi Xi Ah Hong Heng Hei
You Weng Yi Xi Ah Hong Heng Hei
You Weng Yi Xi Ah Hong Heng Hei
You Weng Yi Xi Ah Hong Heng Hei…

Las prácticas en este capítulo pueden ayudarte a ti y a toda persona que desee potenciar su energía, resistencia, vitalidad e inmunidad, así como rejuvenecer y prolongar la vida.

Practica. Practica. Practica.

Benefíciate. Benefíciate. Benefíciate.

Potencia tu energía. Potencia tu energía. Potencia tu energía.

Potencia tu resistencia. Potencia tu resistencia. Potencia tu resistencia.

Potencia tu vitalidad. Potencia tu vitalidad. Potencia tu vitalidad.

Potencia tu inmunidad. Potencia tu inmunidad. Potencia tu inmunidad.

Rejuvenece tu alma, corazón, mente y cuerpo. Rejuvenece tu alma, corazón, mente y cuerpo. Rejuvenece tu alma, corazón, mente y cuerpo.

Prolonga tu vida. Prolonga tu vida. Prolonga tu vida.

Hei Heng Hong Ah Xi Yi Weng You
Hei Heng Hong Ah Xi Yi Weng You

Hei Heng Hong Ah Xi Yi Weng You
Hei Heng Hong Ah Xi Yi Weng You

You Weng Yi Xi Ah Hong Heng Hei
You Weng Yi Xi Ah Hong Heng Hei
You Weng Yi Xi Ah Hong Heng Hei
You Weng Yi Xi Ah Hong Heng Hei

4

Aplica las Manos Sanadoras Divinas para sanar seres humanos

Millones de personas en la Madre Tierra están sufriendo todo tipo de enfermedades en sus cuerpos espiritual, mental, emocional y físico. Estoy sumamente agradecido que el Divino otorgue las manos sanadoras de su alma a los elegidos para remover el sufrimiento de la humanidad.

Las Manos Sanadoras Divinas llevan consigo poder divino para la sanación. Portan frecuencia y vibración divinas que puede transformar la frecuencia y vibración de todos los seres y todas las cosas. No existen suficientes palabras para expresar la más profunda gratitud al Divino por la oportunidad de recibir las Manos Sanadoras Divinas para ayudar a la humanidad en este momento. Cualquiera que haya recibido las Manos Sanadoras Divinas está sumamente honrado más allá del entendimiento.

El Comité Divino me ha dicho que el Divino está planeando crear doscientos mil Sanadores del Alma con Manos Sanadoras Divinas en la Madre Tierra. Después de alcanzar este número, el Divino no ofrecerá a nadie más sus manos sanadoras del alma. Doscientos mil elegidos son los agraciados. Ellos ayudarán a la humanidad a atravesar este tiempo difícil en la Madre Tierra.

En este capítulo aprenderás, practicarás y experimentarás las Manos Sanadoras Divinas para ofrecer sanación a tu cuerpo espiritual, cuerpo mental, cuerpo emocional y cuerpo físico.

También leerás historias que conmueven y llegan al corazón, sobre personas que han aplicado las Manos Sanadoras Divinas en sus vidas y en las vidas de otros.

Cuerpo espiritual

Un ser humano tiene un cuerpo espiritual, un cuerpo mental, un cuerpo emocional y un cuerpo físico. El cuerpo espiritual es el cuerpo del alma. La sabiduría importante para compartir contigo y la humanidad es que el cuerpo de un ser humano tiene alma, sus sistemas tienen alma, sus órganos tienen alma y sus células tienen alma. Una célula incluye las unidades en su interior, el ADN, el ARN y la materia diminuta. Cada parte de la célula tiene un alma. Los espacios entre las células también tienen alma.

En la medicina moderna convencional existe una gráfica que detalla los nervios. En la medicina tradicional china hay una gráfica con los meridianos. En mi enseñanza de Medicina de Alma, Mente y Cuerpo (Soul Mind Body Medicine) existe una gráfica del alma. Los científicos estiman que hay entre ochenta y ciento veinte mil millones de células en el cerebro de un ser humano. Existen millones o miles de millones de células en cada órgano importante. Esto significa que existen millones o miles de millones de almas en un órgano. Existen incontables almas en un cuerpo.

El alma es un ser de luz dorada. El alma es el jefe. Los bloqueos del alma son una de las mayores causas de enfermedad. Los científicos y la medicina moderna convencional no se han dado cuenta aún de esto. Tomará algún tiempo para que el campo científico entienda el alma y la reconozca. Podría suceder en el futuro.

La enseñanza fundamental de la Medicina de Alma, Mente y Cuerpo es:

Sana el alma primero y después la sanación de la mente y del cuerpo le seguirá.

Antes de que una persona se enferme, el alma se enferma primero. Hay una razón espiritual para todo. Los bloqueos de alma son mal karma. El mal karma incluye mal karma personal, mal karma ancestral y más. El karma es causa y efecto. El mal karma es el resultado de errores que un ser humano y sus ancestros cometieron en todas sus vidas, incluyendo matar, dañar, aprovecharse de otros, robar, engañar y más.

Anteriormente en este libro, compartí un secreto sobre el karma resumido en una oración:

El karma es la causa primordial del éxito y del fracaso en todos los aspectos de la vida.

Si una persona tiene mal karma, esta persona podría sufrir todo tipo de enfermedades y bloqueos en cualquier aspecto de su vida, incluyendo la salud, las relaciones personales, las finanzas, los negocios y más.

Desde julio de 2003, he ofrecido bendiciones de sanación divina a cientos de miles de personas en todo el mundo. Han ocurrido miles de milagros de sanación del alma. Cada vez más milagros de sanación del alma me han hecho entender cada vez más que los bloqueos del alma son la causa clave de la enfermedad. Para sanar muchas enfermedades, es vital remover los bloqueos del alma, especialmente para dolencias crónicas y las que ponen en riesgo la vida.

Las Manos Sanadoras Divinas son extremadamente poderosas porque pueden remover los bloqueos del alma. Las Manos Sanadoras Divinas no pueden remover todos los bloqueos del alma en una sesión. Las Manos Sanadoras Divinas remueven los bloqueos del alma poco a poco; sin embargo, esta eliminación, que se realiza poco a poco, ya ha creado miles de milagros de sanación del alma.

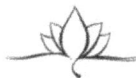

Me gustaría compartir una historia sumamente poderosa sobre el sendero espiritual y el deseo profundo de una persona de recibir las Manos Sanadoras Divinas y convertirse en una Sanadora del Alma con Manos Sanadoras Divinas:

Estoy tan agradecida por todas las personas que atraje a mi vida, por todos los acontecimientos y luchas, ya que todas ellas me llevaron ante nuestro amado Maestro Sha, a quien honro humildemente como mi maestro y padre espiritual.

Fui bautizada católica romana y era muy devota, especialmente en mis años de adolescencia en la escuela secundaria. Era integrante del coro del colegio y de la iglesia y asistía a las devociones del rosario diariamente. A pesar que no tenía mucho dinero, ofrecía mis servicios donde se requirieran, ayudando en todas las actividades de la iglesia y el colegio, consagrando mi tiempo libre a los niños en la clínica de reposo dentro de la propiedad de la escuela.

Siempre fue mi gran deseo el servir y mi mantra el de ser un recipiente vacío, pidiéndole al Divino que me utilizara para el servicio, que me mostrara la mejor manera de ofrecerme a otros.

Ahora bien, siendo una terapeuta de masaje y habiendo estudiado disciplinas holísticas como Ayurveda, mi deseo de ayudar a las personas se ha profundizado, para educarlos y facilitarles la oportunidad de mejorar sus propias habilidades y experimentar salud en espíritu, cuerpo, mente y emociones y restituir la triada de alma, mente y cuerpo. Me siento tan agradecida de haber encontrado un maestro espiritual que me imparta tales enseñanzas y sabiduría divinas y del Tao, ya que puedo sanarme a mí misma, a mis seres queridos y a todas las almas.

He deseado fuertemente comunicarme con mi alma, con el Divino, con Jesús y María, quienes han caminado conmigo y me han llevado de su brazo a través de muchas luchas oscuras en mi vida, así como con todos los santos. Quería saber mi propósito en la vida, el cual aprendí a través de las enseñanzas divinas y del Tao del Maestro Sha. ¡Mi propósito es servir y mi alma quería abrirse!

Empecé a buscar "la verdad" y a leer muchos libros de la era previa acerca de la mente sobre la materia y, a pesar que estoy muy agradecida por estas enseñanzas, nunca experimenté una transformación importante o permanente en mi vida.

En enero de 2008, me diagnosticaron cáncer vaginal en estadio II. Reconocí que mi cáncer era causado por una falta de perdón, por aferrarme a heridas, dolor y culpa del pasado por herir a los demás. Empecé mi camino de perdón, pidiéndolo a aquellos a los que había dañado de forma consciente o sin saberlo y ofreciéndolo a aquellos que me hirieron en forma consciente o sin saberlo y, lo más difícil, perdonándome a mí misma. A través de estas prácticas, mis tratamientos holísticos acompañados de cinco sesiones de quimioterapia y mi fe inquebrantable en el Divino, en Jesús y María, en seis meses no había señales de haber tenido cáncer. Hasta el día de hoy, estoy libre de cáncer.

En octubre de 2010, finalmente se me cumplieron todos mis deseos espirituales y mi búsqueda de un maestro/profesor espiritual culminó. Encontré a mi maestro y padre espiritual, el amado Maestro Sha.

Mi tía Kathleen, quien vive en Canadá, es también una terapeuta de masaje y muy holística. Me ofreció gran apoyo durante mi tratamiento de cáncer; había asistido a algunos de los retiros del Maestro Sha y me envió tres de sus libros: Divine Soul Songs, Soul Wisdom *(La sabiduría del alma) y* Soul Communication. *Mi alma se sintió inmediatamente atraída por ellos ya que los reconocía como verdad. Si bien en un inicio estuve un poco vacilante porque sentía que no lo merecía, a pesar de que mi corazón y alma lo deseaban, empecé a superar estos bloqueos. Aunque aún tengo algunos de estos bloqueos debido a la falta de autoestima, que evitaban que abriera más mis canales de comunicación del alma, he hecho surgir mi Lenguaje del Alma, Canto del Alma y Canto del Tao.*

Empecé a leer Divine soul songs *y me enfoqué en las prácticas para sanar mis relaciones personales y bendecir mis finanzas y negocio, en tanto que estaba empezando un nuevo servicio holístico preparando comidas orgánicas para clientes. Recité los Cantos Divinos del Alma* Amor, paz y armonía y Dios me da su corazón. *Toqué fondo cuando, después de ocho meses de bloqueos, mi negocio cesó. Caí en un estado depresivo y tristemente paré de practicar y hasta contemplé el suicidio, así como tomar la vida de mi hijo junto con la mía ya que no quería que él sufriera en la vida como yo. ¿Pero cómo podría atreverme a herir a mi hijo y quitarle la vida?*

Me recuerdo sola cayendo al piso de mi habitación, tendida ahí como en una bola, sollozando descontroladamente por lo que pudo haber sido horas. Las únicas palabras que pude pronunciar fueron "¡Jesús ayúdame, Jesús ayúdame, Jesús ayúdame!" A continuación, escuché una voz clara decir, "Toma el libro Divine soul songs *de nuevo. Léelo y practica con devoción y persistencia". Encontré las fuerzas para levantarme del suelo, tomé el libro* Divine soul songs *de mi escritorio y practiqué y canté* Amor, paz y armonía y Dios me da su corazón, *leyendo y practicando de principio a final, a lo largo de toda la noche. A partir del día siguiente, continué practicando diariamente, devota y persistentemente durante cuatro, seis y algunas veces hasta ocho horas, ya que no estaba trabajando. Practicaba, recitaba, ofrecía servicio y continuaba leyendo* Soul wisdom *(La sabiduría del alma) y* Soul communication.

Al escribir estas líneas, me doy cuenta de que el Maestro Sha salvó mi vida esa noche. ¿Cómo podría agradecerle y honrar al amado Maestro Sha, al Divino, al Tao y al Da Tao lo suficiente? Mi ilimitado agradecimiento no es suficiente. Infinitas postraciones no bastan.

Conecté con la página de Facebook del Maestro Sha y de nuestra amada familia del alma y escuché diariamente los Cantos del Tao. Me regalaron un pase de invitado para asistir a un taller de Apertura de Canales Espirituales vía internet con transmisión directa, y a los participantes se nos siguió obsequiando con más pases de invitados para asistir a un Retiro del Tao para la Sanación e Iluminación del Alma. Nuevamente, me obsequiaron dos invitaciones adicionales para asistir a Retiros del Tao para la sanación e Iluminación del Alma y, de igual forma, este año participé en el Retiro del Tao para la sanación e Iluminación del Alma vía internet con transmisión directa.

Además, recibí como regalo los libros Divine Transformation, Power of Soul, Tao I, Tao II, *y* Tao Song and Tao Dance. *También recibí treinta ejemplares del libro* Tao Song and Tao Dance, *los cuales distribuí en la Biblioteca Nacional en Trinidad, quienes a su vez los distribuyeron en sus otras bibliotecas, la prisión y hogares para mujeres maltratadas. También mostré los libros de la Colección Poder del Alma a las principales cadenas de tiendas de libros en Trinidad, solicitándoles que lleven consigo estos sagrados tesoros. Una de las mayores cadenas tiene la Colección Poder del Alma en este momento. También he compartido libros y enseñanzas y sabiduría del Maestro Sha sobre el Divino y el Tao, así como los movimientos de Manos Sanadoras Divinas y Amor, paz y armonía con amigos y familia.*

Asisto tanto como me es posible a la teleconferencia Gratuita Semanal de Bendiciones para la sanación del Alma de los Sábados y a la de Manos Sanadoras Divinas Diaria, a las llamadas diarias de Práctica del Tao, y a la teleconferencia de Bendiciones Divinas del Domingo, también efectúo mis prácticas diarias de Xiu Lian. Actualmente estoy leyendo Tao II, *luego de terminar* Tao I.

Es el ferviente deseo de mi alma y corazón recibir las Manos Sanadoras Divinas, para lo cual ya he sido aprobada, para convertirme en una Sanadora del Alma y una Maestra del Alma, una Representante Mundial y Discípula del amado Maestro Sha y

con su aprobación poder servir y difundir el Movimiento Amor, Paz
y Armonía y el Movimiento de las Manos Sanadoras Divinas. Mi
deseo más profundo es ser una servidora GOLD total del Divino,
el Tao, el Da Tao, la humanidad, la Madre Tierra, de todos los
universos y wan ling y de unirme con el Tao.

Recientemente me he mudado de mi país de origen Trinidad y Tobago
a Barbados, ya que es mi deseo e intención difundir las enseñanzas
y sabiduría del Maestro Sha sobre el Divino y el Tao, así como sus
libros, el Movimiento Amor, Paz y Armonía y la misión de las Manos
Sanadoras Divinas aquí en Barbados y, por extensión, en todas las
islas del Caribe. Deseo traer al Maestro Sha y a los Representantes
Mundiales del Maestro Sha a las islas caribeñas y establecer un
Centro de Amor, Paz y Armonía en el Caribe donde fuere apropiado.

Nunca he sabido del amor de un padre hasta que encontré al
Maestro Sha. ¡Desde que comencé a escribir esta carta, me han
sido regalados los Trasplantes de Alma, Mente y Cuerpo de Manos
Sanadoras Divinas! Estoy tan agradecida por cada lucha, cada
lección, cada persona que he atraído a mi vida porque todos ellos
me trajeron al Maestro Sha y a mi jornada como Sanadora del Alma
con Manos Sanadoras Divinas. No hay palabras para expresar mi
amor y gratitud más profundos hacia el Maestro Sha por su amor
y generosidad, por el amor y generosidad del Divino y del Tao por
salvarme la vida una vez más. Estoy tan agradecida con él y con
nuestra amada familia del alma por todas las bendiciones y tesoros
divinos y del Tao que he recibido. Me siento humilde, honrada y
bendecida. Libero todo apego, miedo, duda y preocupación. Confío en
que recibiré todo lo que necesite del Divino, del Tao y del Da Tao para
seguir avanzando en mi jornada divina y del Tao para convertirme
en una más grande servidora GOLD total incondicional.

Con amor y gratitud infinitas.
¡Gracias! ¡Gracias! ¡Gracias!

Los amo. Los amo. Los amo.
Postraciones infinitas. Postraciones infinitas. Postraciones infinitas.

K. R.
Barbados

Aplica las Manos Sanadoras Divinas para sanar el cuerpo espiritual

Ahora permíteme guiarte en una práctica para sanar el cuerpo espiritual.

Primero, ofreceré invaluables tesoros divinos permanentes a cada lector.

¡Prepárate!

Siéntate derecho. Cierra los ojos. Coloca la punta de la lengua suavemente contra el paladar. Coloca tu mano izquierda sobre el Centro de Mensajes (chakra del corazón) y la mano derecha en la posición de oración. A esta se le llama la Posición para la Oración en la Era de la Luz del Alma.

Orden Divina: Trasplantes Divinos de Alma, Mente y Cuerpo de la Bola de Luz Morada y del Manantial Líquido Morado para el Perdón Divino ¡Transmisión!

¡Felicitaciones! Estás sumamente bendecido. La humanidad está sumamente bendecida.

Ahora, apliquemos estos tesoros divinos para sanar y transformar tu cuerpo espiritual.

Aplica las Técnicas de los Cuatro Poderes:

Poder del Cuerpo. Siéntate derecho. Cierra los ojos. Coloca la punta de la lengua suavemente contra el paladar. Coloca tus manos en la Posición para la Oración en la Era de la Luz del Alma.

Poder del Alma. Di *hola*:

> *Queridos alma, mente y cuerpo de mi cuerpo espiritual,*
> *Los amo.*
> *Queridos alma, mente y cuerpo de los Trasplantes Divinos de Alma,*
> *Mente y Cuerpo de la Bola de Luz Morada y del Manantial*
> *Líquido Morado para el Perdón Divino,*
> *Los amo.*
> *Ustedes tienen el poder de sanar y transformar los bloqueos de alma*
> *en mi cuerpo espiritual.*
> *Por favor, ofrezcan una bendición para la sanación de alma, como*
> *sea apropiada.*
> *Estoy sumamente agradecido.*
> *Gracias.*

Poder de la Mente. Visualiza luz morada irradiando en tus almas internas: las almas de tus sistemas, órganos y células, incluyendo las unidades en las células, el ADN, el ARN, los espacios entre las células y la materia diminuta dentro de las células.

Poder del Sonido. Recita en silencio o en voz alta:

> *Los tesoros divinos sanan y transforman mi cuerpo espiritual.*
> *Gracias.*
> *Los tesoros divinos sanan y transforman mi cuerpo espiritual.*
> *Gracias.*
> *Los tesoros divinos sanan y transforman mi cuerpo espiritual.*
> *Gracias.*
> *Los tesoros divinos sanan y transforman mi cuerpo espiritual.*
> *Gracias…*

Deja ahora el libro y recita durante cinco minutos. En general, recita entre tres y cinco minutos cada vez, de tres a cinco veces al día. Si tienes una afección crónica o que pone en riesgo tu vida, recita dos horas o más al día. Cuanto más tiempo y más veces recites, podrías obtener mejores resultados. Puedes sumar todo tu tiempo de práctica para que equivalga a dos horas o más al día.

Ahora te guiaré para que sanes tu cuerpo espiritual aplicando las Manos Sanadoras Divinas. Nuevamente, el Divino me ha indicado que la primera vez que apliques las Manos Sanadoras Divinas en este libro para sanar el cuerpo espiritual no contará como una de las veinte veces que podrás experimentar el poder de las Manos Sanadoras Divinas descargadas en este libro. Sin embargo, si usas las Manos Sanadoras Divinas en este libro para nuevamente sanar el cuerpo espiritual, *sí* contará como una de las veinte veces que podrás experimentar el poder de las Manos Sanadoras Divinas como obsequio a cada lector.

Sugiero enfáticamente que te tomes por lo menos media hora para practicar cada vez que apliques las Manos Sanadoras Divinas descargadas en este libro para cualquier clase de sanación y transformación, porque no puedes continuar usando las Manos Sanadoras Divinas de este libro por más de veinte veces. El Divino no es responsable de la sanación con las Manos Sanadoras Divinas más allá de ello.

Aplica las Técnicas de los Cuatro Poderes:

Poder del Cuerpo. Siéntate derecho. Cierra los ojos. Coloca la punta de la lengua suavemente contra el paladar. Coloca una palma sobre el ombligo y la otra sobre el corazón.

Poder del Alma. Di *hola*:

Queridas Manos Sanadoras Divinas,
Las amo.
Ustedes tienen el poder de sanar mi cuerpo espiritual.
Estoy sumamente agradecido.
Por favor, ofrezcan una bendición para la sanación de alma, según sea lo apropiado.
Gracias.

Poder de la Mente. Visualiza luz dorada de las Manos Sanadoras Divinas brillando en tu corazón y alma.

Poder del Sonido. Recita en silencio o en voz alta:

> *Las Manos Sanadoras Divinas sanan mi cuerpo espiritual. Gracias.*
> *Las Manos Sanadoras Divinas sanan mi cuerpo espiritual. Gracias.*
> *Las Manos Sanadoras Divinas sanan mi cuerpo espiritual. Gracias.*
> *Las Manos Sanadoras Divinas sanan mi cuerpo espiritual. Gracias…*

Recita tanto como puedas. Cuanto más tiempo y más veces recites, más beneficios recibirás de las Manos Sanadoras Divinas.

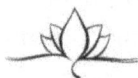

Ahora lee una historia acerca de un encuentro casual que le abrió una oportunidad invaluable a alguien para convertirse en una Sanadora del Alma con Manos Sanadoras Divinas.

> *Mi nombre es Claudia Thompson. Soy una humilde Servidora Universal y me gustaría compartir mi historia como una receptora de Manos Sanadoras Divinas y nueva Sanadora del Alma con Manos Sanadoras Divinas; espero que ésta ofrezca un poco de inspiración a alguien que pueda beneficiarse de estos ejemplos sobre la poderosa y bella misión del Maestro Sha.*
>
> *Supe por primera vez sobre el trabajo del Maestro Sha a través de una señora que vino a mi tienda de antigüedades en Atlanta hace poco más de dos años. Ella escuchaba una teleconferencia y la compartió conmigo. Los cánticos me resultaban extraños, pero tenía*

la mente abierta. Luego de convertirnos en amigas, ella compartió más y me contó que era una sanadora.

Juego al fútbol y constantemente pongo mi cuerpo a prueba. Me había lastimado bastante mi pie derecho y luego de sentir dolor durante cerca de una semana, acepté gustosa su ofrecimiento de una bendición para la sanación. Esperando que ella me masajeara los pies, me pareció sorprendente que no solo no los tocara, sino que ofreciera una especie de oración por ellos. Sentí una ola de calor y luego mi pie se sintió 100% mejor. Esto fue extraordinario y me abrió los ojos para adicionales dones del Maestro Sha.

Siendo lenta en aprender, apliqué algunos de los principios, pero había dejado la mayoría de esta información relegada en segundo plano. Si alguien me hubiera dicho que dos años después yo misma sería una Sanadora del Alma con Manos Sanadoras Divinas, me hubiera reído.

Cerca de un año después de que este ángel del Maestro Sha apareciera de pronto en mi vida (no existen los accidentes), mi vida atravesaba una dura transición. Había cerrado mi negocio luego de veinte años. Había perdido a mi mamá luego de una larga enfermedad y mi rodilla estaba malamente lastimada, lo que me alejaba de jugar al fútbol, algo que me encanta. De alguna manera, recibí información de que el Maestro Sha estaría en Atlanta y sabía que necesitaba verlo y recibir ayuda externa seria para atravesar este duro momento.

Asistí y quedé atónita ante esta alma colosal y supe que mi vida no sería la misma. Recibí algunos tesoros extraordinarios y me familiaricé más con la misión. En agosto, uno de los Representantes Mundiales del Maestro Sha vino a Atlanta y fue tan gentil de ofrecerme una Operación del Alma y un Sistema Divino de Sanación y Transmisión de Alma, Mente y Cuerpo para mi rodilla.

En minutos estaba mejor y en unos días después era como si tuviera una rodilla nueva.

Bien, esto era una prueba extraordinaria del poder del trabajo del Maestro Sha. Jugué al fútbol durante muchos, muchos meses como si tuviera veinte años de edad. Desde entonces he tenido algunos reveses que sé que son debido al karma pesado y estoy trabajando en ello, pero tengo prueba evidente del poder del Maestro Sha.

Ser sanada no me basta, sino el compartir esta experiencia y ayudar a las personas que no tienen esperanza tiene tanta importancia para mí. El pasado febrero, fui asesorada por uno de los Representantes Mundiales del Maestro Sha, el Maestro Bill Thomas, en Atlanta, quien me hizo una lectura del alma que mencionaba que yo podía ser una sanadora poderosa. Esto me impactó, pero sabía en lo profundo de mi ser que quería servir al prójimo y compartir las mismas oportunidades que se me habían otorgado para transformarme mental, física y espiritualmente. Tendría que dejar mis inseguridades de lado y lanzarme con fe ciega.

Asistí a un taller de tres días en Atlanta el pasado junio y recibí mis Manos Sanadoras Divinas y todo lo que puedo decir es que uno se siente tan natural. Le digo a las personas que es como orar, excepto que tienes "la artillería pesada" respaldándote para ayudarte con las sanaciones. No puedo postrarme lo suficiente ante el Divino por permitirme ser una de sus Servidoras Universales y ofrecer ayuda de la mejor forma que pueda al prójimo, animales, plantas y más.

Tengo dos casos que claramente demuestran el poder de las Manos Sanadoras Divinas. La primera sanación fue para mi bulldog francés, Héctor. Tuvo durante algunas semanas una infección en el ojo que drenaba a lo largo del día. Literalmente, la primera vez que le ofrecí una bendición de Manos Sanadoras Divinas durante la teleconferencia diaria de Manos Sanadoras Divinas, su ojo se despejó y se mantuvo así.

La segunda sanación fue para una amiga que visité en Los Ángeles quien estaba por subirse a un escenario al día siguiente, pero que estaba sufriendo severos dolores de vejiga (un problema que ha sufrido toda su vida). Le ofrecí darle una sanación del alma según fuera apropiada y ella accedió. Después, me dijo que su dolor se había pasado. Por supuesto que me postré para agradecer al Divino por su ayuda a mi mejor amiga. Lo que hace esto mucho mejor aún es que puedo enseñarle alguna de la sabiduría del Maestro Sha para que avance en su jornada.

Estos son dos casos muy claros que he experimentado en mi primer mes como Sanadora del Alma con Manos Sanadoras Divinas. Con la ayuda del Divino, espero tener muchas más experiencias de sanación con aquellos que entre en contacto y estén necesitados. Sé que tengo un l-a-r-g-o camino por andar en mi evolución, pero estoy orgullosa de mí misma por dar un paso adelante, dejar de lado mi ego y dejar al Divino hacerse cargo. Esto le ha dado a mi vida un propósito tan bello y estoy tan agradecida con todos los que me ayudaron a llegar donde estoy ahora.

Gracias. Gracias. Gracias.
Claudia R. Thompson
Atlanta, Georgia

Cuerpo mental

Un ser humano tiene un cuerpo mental. El cuerpo mental es el cuerpo de la mente. Mente significa consciencia. Las personas entienden que la mente está relacionada con el cerebro. Las personas quizás no entiendan que la mente está en cada sistema, cada órgano y cada célula. Todo tiene un alma, mente y cuerpo.

El cuerpo mental tiene bloqueos que pueden incluir mentalidades negativas, actitudes negativas, creencias negativas, ego, apegos y más. Sanar el cuerpo mental es remover todos los anteriores.

Las Manos Sanadoras Divinas tienen el poder de remover los bloqueos mentales.

Aplica las Manos Sanadoras Divinas para sanar el cuerpo mental

Ahora, permíteme guiarte en una práctica para sanar el cuerpo mental.

Primero, ofreceré inapreciables tesoros divinos permanentes a cada lector.

¡Prepárate!

Siéntate derecho. Cierra los ojos. Coloca la punta de la lengua suavemente contra el paladar. Coloca tu mano izquierda sobre el Centro de Mensajes (chakra del corazón) y la mano derecha en la posición tradicional de oración.

Orden Divina: Trasplantes Divinos de Alma, Mente y Cuerpo de la Bola de Luz Morada y del Manantial Líquido Morado para la Claridad Divina de Mente ¡Transmisión!

¡Felicitaciones! Estás sumamente bendecido. La humanidad está sumamente bendecida.

Aplica estos tesoros divinos para sanar y transformar tu cuerpo mental.

Aplica las Técnicas de los Cuatro Poderes:

Poder del Cuerpo. Siéntate derecho. Cierra los ojos. Coloca la punta de la lengua suavemente contra el paladar. Coloca tus manos en la Posición para la Oración en la Era de la Luz del Alma.

Poder del Alma. Di *hola*:

Queridos alma, mente y cuerpo de mi cuerpo mental,

Los amo.

Queridos alma, mente y cuerpo de los Trasplantes Divinos de Alma, Mente y Cuerpo de la Bola de Luz Morada y del Manantial Líquido Morado para la Claridad Divina de Mente,
Los amo.

Ustedes tienen el poder de sanar y transformar las mentalidades negativas, actitudes negativas, creencias negativas, ego, apegos y más de mi cuerpo mental.

Por favor, ofrezcan una bendición para la sanación de alma, según sea lo apropiado.

Estoy sumamente agradecido.
Gracias.

Poder de la Mente. Visualiza luz morada irradiando en tu mente a nivel de cuerpo, sistemas, órganos y células.

Poder del Sonido. Recita en silencio o en voz alta:

Los tesoros divinos sanan y transforman mi cuerpo mental. Gracias.
Los tesoros divinos sanan y transforman mi cuerpo mental. Gracias.
Los tesoros divinos sanan y transforman mi cuerpo mental. Gracias.
Los tesoros divinos sanan y transforman mi cuerpo mental. Gracias…

Ahora deja el libro y recita durante cinco minutos. En general, recita entre tres y cinco minutos cada vez, de tres a cinco veces al día. Si tienes una dolencia crónica o que pone en riesgo tu vida, recita dos horas o más al día. Cuanto más tiempo y más veces recites, podrías obtener mejores resultados. Suma todo tu tiempo de práctica para que totalice dos horas o más al día.

Ahora te guiaré para que sanes y transformes el cuerpo mental aplicando las Manos Sanadoras Divinas descargadas en este libro.

Nuevamente, el Divino me ha señalado que aplicar las Manos Sanadoras Divinas por primera vez en este libro para sanar y transformar el cuerpo mental no cuenta como una de las veinte veces que el lector podrá experimentar el poder de las Manos Sanadoras Divinas descargadas en este libro. Sin embargo, si usas las Manos Sanadoras Divinas de este libro nuevamente para sanar y transformar el cuerpo mental, *sí* contará como una de las veinte veces que puedes experimentar el poder de las Manos Sanadoras Divinas como regalo a cada lector.

Sugiero enfáticamente que te tomes por lo menos media hora para practicar cada vez que apliques las Manos Sanadoras Divinas descargadas en este libro, para cualquier clase de sanación y transformación, porque el Divino me ha indicado claramente que no puedes aplicar las Manos Sanadoras Divinas de este libro por más de veinte veces.

Aplica las Técnicas de los Cuatro Poderes:

Poder del Cuerpo. Siéntate derecho. Cierra los ojos. Coloca la punta de la lengua suavemente contra el paladar. Coloca una palma sobre el ombligo y la otra sobre el corazón.

Poder del Alma. Di *hola*:

> *Queridas Manos Sanadoras Divinas,*
> *Las amo.*
> *Ustedes tienen el poder de sanar y transformar mi cuerpo mental,*
>   *removiendo mis mentalidades negativas, actitudes negativas,*
>   *creencias negativas, ego, apegos y más.*
> *Por favor, ofrezcan una bendición para la sanación de alma, según*
>   *sea lo apropiado.*
> *Estoy sumamente agradecido.*
> *Gracias.*

Poder de la Mente. Visualiza luz dorada de las Manos Sanadoras Divinas brillando en tu corazón y alma.

Poder del Sonido. Recita en silencio o en voz alta:

Manos Sanadoras Divinas traigan claridad a mi mente y transformen mis mentalidades negativas, actitudes negativas, creencias negativas, ego, apegos y más. Gracias.
Manos Sanadoras Divinas traigan claridad a mi mente y transformen mis mentalidades negativas, actitudes negativas, creencias negativas, ego, apegos y más. Gracias.
Manos Sanadoras Divinas traigan claridad a mi mente y transformen mis mentalidades negativas, actitudes negativas, creencias negativas, ego, apegos y más. Gracias.
Manos Sanadoras Divinas traigan claridad a mi mente y transformen mis mentalidades negativas, actitudes negativas, creencias negativas, ego, apegos y más. Gracias...

Recita tanto como puedas; cuanto más tiempo y más veces recites, más beneficios recibirás de las Manos Sanadoras Divinas.

Cuerpo emocional

Cinco mil años atrás, la medicina tradicional china compartió claramente la sabiduría y conexión profundas entre el cuerpo físico y el cuerpo emocional:

- El elemento Madera (hígado) está conectado con la ira en el cuerpo emocional.
- El elemento Fuego (corazón) está conectado con la ansiedad y depresión en el cuerpo emocional.
- El elemento Tierra (bazo) está conectado con la preocupación en el cuerpo emocional.
- El elemento Metal (pulmones) está conectado con el pesar y la tristeza en el cuerpo emocional.
- El elemento Agua (riñones) está conectado con el miedo en el cuerpo emocional.

La ira, depresión, ansiedad, preocupación, pesar, tristeza y miedo son los desequilibrios emocionales principales en la humanidad. Existen otros problemas emocionales también. Todos pueden ser categorizados en de los Cinco Elementos. Todos pueden ser equilibrados al equilibrar los Cinco Elementos.

Disfruta esta historia conmovedora sobre las Manos Sanadoras Divinas sanando una cirrosis hepática en etapa terminal.

Mi nombre es Arti Patil y soy optometrista. Somos una familia de médicos oculistas y tenemos un hospital oftalmológico en Mumbai, India.

Desde que he estado practicando con mis Manos Sanadoras Divinas, he empezado a creer cada vez más que el Divino es tan generoso en conceder pedidos sinceros de sanación que provengan de cualquiera. Esta es solo una historia clásica donde los resultados fueron fabulosos.

Un alcohólico crónico muy joven fue diagnosticado con cirrosis hepática en su fase final, anemia severa, pérdida de apetito y funcionamiento deficiente del hígado y riñones. Todos sus exámenes sanguíneos eran muy desalentadores. A pesar de estas afecciones, él seguía pidiendo alcohol y se violentaba si se le negaba un trago.

Me llegó un pedido de sanación y empecé a trabajar en él inmediatamente. Luego de darle una bendición de Manos Sanadoras Divinas de cinco minutos, dos veces al día durante dos días, se me dijo que este joven había pedido alimento, lo había comido y podido retener. El cuarto día dejó de exigir alcohol y no se puso violento.

En los subsiguientes días su apetito aumentó y su patrón de sueño mejoró. Continué con las sanaciones del alma con Manos Sanadoras Divinas. Se repitieron sus pruebas de sangre luego de dos semanas y mostraron una mejora notable. Los doctores estaban conmocionados, pero yo, como Sanadora del Alma con Manos Sanadoras Divinas, no lo estaba, porque sabemos que ellas son realmente las manos sanadoras del alma del Divino que están sanando y bendiciendo a cada uno que hace un pedido.

Este paciente no ha ingerido alcohol desde entonces y se ha recuperado en un ochenta por ciento desde que empezamos a ofrecerle bendiciones para la sanación.

Espero que esto motive a cada vez más personas a que se hagan Sanadores del Alma con Manos Sanadoras Divinas, a fin de ofrecer servicio a la humanidad y en el período de transición.

Gracias. Gracias. Gracias.

> *Sra. Arti Patil*
> *Mumbai, India*

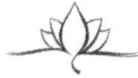

Te guiaré en algunas prácticas para sanar desequilibrios emocionales.

Ira

Aplica las Técnicas de los Cuatro Poderes para sanar la ira:

Poder del Cuerpo. Siéntate derecho. Cierra los ojos. Coloca la punta de la lengua suavemente contra el paladar. Coloca una palma bajo el ombligo, sobre la parte inferior del abdomen; coloca la otra sobre el hígado.

Poder del Alma. Di *hola*:

Queridos alma, mente y cuerpo de mi hígado,
Los amo.
Tienen el poder de sanar mi ira.

Hagan un buen trabajo.
Gracias.

Querido Divino,
Querido Tao,
Por favor, perdonen los errores que mis ancestros y yo hemos cometido
en todas las vidas que están relacionados con el hígado y la ira.
A fin de recibir perdón, serviré a la humanidad, la Madre Tierra y
a todas las almas incondicionalmente.
Gracias.

Poder de la Mente. Visualiza luz verde irradiando en el hígado.

Poder del Sonido. Recita o canta en silencio o en voz alta:

Jiao Ya Shu Gan (pronunciado *dchiao ya shu gan*)
Jiao Ya Shu Gan
Jiao Ya Shu Gan
Jiao Ya Shu Gan
Jiao Ya Shu Gan…

"Jiao Ya" es el mantra sagrado del Canto del Tao para hacer vibrar e irradiar en el hígado. "Canto del Tao" significa *el canto de la Fuente.* "Shu" significa *suave.* "Gan" significa *hígado.* "Jiao Ya Shu Gan" significa *Canto del Tao que suaviza el hígado.*

Deja ahora de leer. Recita *Jiao Ya Shu Gan*, durante cinco minutos. En general, recita entre tres y cinco minutos cada vez, de tres a cinco veces al día. Si tienes una dolencia crónica o que pone en riesgo tu vida, recita dos horas o más al día. Cuanto más tiempo y más veces recites, podrías obtener mejores resultados. Suma todo tu tiempo de práctica para que equivalga a dos horas o más al día.

Depresión y ansiedad
Aplica las Técnicas de los Cuatro Poderes para sanar la depresión y ansiedad:

Poder del Cuerpo. Siéntate derecho. Cierra los ojos. Coloca la punta de la lengua suavemente contra el paladar. Coloca una palma bajo el ombligo, sobre la parte inferior del abdomen, y la otra sobre el corazón.

Poder del Alma. Di *hola*:

> *Queridos alma, mente y cuerpo de mi corazón,*
> *Los amo.*
> *Tienen el poder de sanar la depresión y la ansiedad.*
> *Hagan un buen trabajo.*
> *Gracias.*
> *Querido Divino,*
> *Querido Tao,*
> *Por favor, perdonen los errores, que mis ancestros y yo hemos cometido en todas las vidas, relacionados con el corazón, la depresión y la ansiedad.*
> *A fin de recibir perdón, serviré a la humanidad, la Madre Tierra y a todas las almas incondicionalmente.*
> *Gracias.*

Poder de la Mente. Visualiza luz roja irradiando en el corazón.

Poder del Sonido. Recita o canta en silencio o en voz alta:

> *Zhi Ya Yang Xin* (pronunciado *dch ya yang shin*)
> *Zhi Ya Yang Xin*
> *Zhi Ya Yang Xin*
> *Zhi Ya Yang Xin*
> *Zhi Ya Yang Xin…*

"Zhi Ya" es el mantra sagrado del Canto del Tao para vibrar e irradiar en el corazón. "Yang" significa *alimentar*. "Xin" significa *corazón*. "Zhi Ya Yang Xin" significa *Canto del Tao que alimenta el corazón*.

Ahora deja de leer. Recita *Zhi Ya Yang Xin*, durante cinco minutos. En general, recita entre tres y cinco minutos cada vez, de tres a cinco veces al día. Si tienes una afección crónica o que pone en riesgo tu vida, recita dos horas o más al día. Cuanto más tiempo y más veces recites, podrías obtener mejores resultados. Suma todo tu tiempo de práctica para que totalice dos horas o más al día.

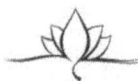

La siguiente es una historia sobre una bendición para la sanación con Manos Sanadoras Divinas que despejó un hogar de negatividad y energía estancada y que mejoró las relaciones familiares.

Mi nombre es Leslie H. y he sido afortunada en recibir la capacitación sobre el uso de las Manos Sanadoras Divinas, en diciembre de 2011, en San Francisco. No había estado practicando por mucho tiempo, cuando decidí invocar esta bendición para mi hogar familiar, donde todavía reside mi anciano padre.

Infortunadamente, crecer en esta casa no fue una experiencia placentera ya que mis padres tuvieron un matrimonio problemático y había muchas peleas en el hogar. Mi padre ha vivido solo estos últimos años y ha estado muy deprimido. Cada vez que mi hermano Dave y yo visitábamos la casa familiar le temíamos, ya que podíamos sentir la negatividad y la energía estancada.

A mediados de diciembre, se me pidió ayudar a mi hermano a preparar un dormitorio vacante en esta casa para alquilarlo. Cuando llegué un sábado por la tarde, Dave estaba en el garaje arreglando su carro y mi padre estaba en la sala mirando la televisión. Antes de empezar a limpiar la habitación, cerré la puerta e invoqué en forma privada a mis Manos Sanadoras Divinas para que bendijeran nuestro hogar familiar, lo despejaran de cualquier negatividad e infelicidad que pudieran quedar y que reemplazaran cualquier perturbación energética con amor y luz divinos.

Cuando empecé a lavar las paredes del dormitorio, decidí cantar y enviar amor a las almas de las paredes. También pedí a las almas del amor divino en la habitación que se encendieran. Lo que hubiese sido una tarea ordinaria, se convirtió en un acto de amor y en una experiencia gozosa. Poco después, mi hermano corrió del garaje al dormitorio que yo estaba limpiando. En estado de asombro, me preguntó "¿Leslie, que has hecho? ¡La energía de la casa entera acaba de cambiar!" Dave podía realmente sentir la diferencia y que la negatividad había sido despejada. Le expliqué brevemente que acababa de pedirle a mis nuevas Manos Sanadoras Divinas que bendijeran el hogar.

Luego de limpiar el dormitorio, le mostré a mi Papá cómo usar el control remoto para tocar sus canales de música favorita puesto que le gusta la música del recuerdo. Empecé a bailar a su son y lo invité a que cantara conmigo y así lo hizo. Tuvimos juntos un momento maravilloso y feliz. La dinámica familiar ha cambiado desde entonces y nuestras relaciones ahora son amorosas, armoniosas y de más colaboración. He tomado antes cursos sobre despeje de espacios/energía, pero la vibración y poder de las Manos Sanadoras Divinas son excepcionales. Recomiendo muy especialmente las Manos Sanadoras Divinas no solo para la sanación individual, sino para crear un ambiente de hogar sano y feliz.

Leslie H.
Penngrove, California

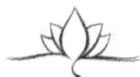

Preocupación

Aplica las Técnicas de los Cuatro Poderes para sanar la preocupación:

Poder del Cuerpo. Siéntate derecho. Cierra los ojos. Coloca la punta de la lengua suavemente contra el paladar. Coloca una palma sobre la parte inferior del abdomen, debajo del ombligo, y la otra sobre el bazo.

Poder del Alma. Di *hola*:

Queridos alma, mente y cuerpo de mi bazo,
Los amo.
Tienen el poder de sanar mi preocupación.
Hagan un buen trabajo.
Gracias.

Querido Divino,
Querido Tao,
Por favor, perdonen los errores relacionados con el bazo y la
   preocupación, que mis ancestros y yo hemos cometido en todas
   las vidas.
A fin de recibir perdón, serviré a la humanidad, la Madre Tierra y
   a todas las almas incondicionalmente.
Gracias.

Poder de la Mente. Visualiza luz dorada irradiando en el bazo.

Poder del Sonido. Recita o canta en silencio o en voz alta:

Gong Ya Jian Pi (pronunciado *gong ya dchian pi*)
Gong Ya Jian Pi
Gong Ya Jian Pi
Gong Ya Jian Pi
Gong Ya Jian Pi…

"Gong Ya" es el mantra sagrado del Canto del Tao para vibrar e irradiar en el bazo. "Jian" significa *fortalecer*. "Pi" significa *bazo*. "Gong Ya Jian Pi" significa *Canto del Tao que fortalece el bazo*.

Deja ahora de leer. Recita *Gong Ya Jian Pi*, durante cinco minutos. En general, recita entre tres y cinco minutos cada vez, de tres a cinco veces al día. Si tienes una dolencia crónica o que pone en riesgo tu vida, recita dos horas o más al día. Cuanto más tiempo y más veces recites, podrías obtener mejores resultados.

Suma todo tu tiempo de práctica para que equivalga a dos horas o más al día.

Pesar y tristeza
Aplica las Técnicas de los Cuatro Poderes para sanar el pesar y la tristeza:

Poder del Cuerpo. Siéntate derecho. Cierra los ojos. Coloca la punta de la lengua suavemente contra el paladar. Coloca la palma derecha sobre el pulmón izquierdo y la palma izquierda sobre el pulmón derecho. Tus brazos deben cruzarse.

Poder del Alma. Di *hola*:

Queridos alma, mente y cuerpo de mis pulmones,
Los amo.
Ustedes tienen el poder de sanar mi pesar y tristeza.
Hagan un buen trabajo.
Gracias.

Querido Divino,
Querido Tao,
Por favor, perdonen los errores relacionados con los pulmones, el
pesar y la tristeza, que mis ancestros y yo hemos cometido en
todas las vidas.
A fin de recibir perdón, serviré a la humanidad, la Madre Tierra y
a todas las almas incondicionalmente.
Gracias.

Poder de la Mente. Visualiza luz blanca irradiando en los pulmones.

Poder del Sonido. Recita o canta en silencio o en voz alta:

Shang Ya Xuan Fei (pronunciado *shang ya shuan fey*)
Shang Ya Xuan Fei

Shang Ya Xuan Fei
Shang Ya Xuan Fei
Shang Ya Xuan Fei…

"Shang Ya" es el mantra sagrado del Canto del Tao para vibrar e irradiar en los pulmones. "Xuan" significa *dispersar*. "Fei" significa *pulmones*. "Shang Ya Xuan Fei" significa *Canto del Tao que promueve la función de los pulmones*.

Deja el libro y recita Shang *Ya Xuan Fei*, durante cinco minutos. En general, recita entre tres y cinco minutos cada vez, de tres a cinco veces al día. Si tienes una afección crónica o que pone en riesgo tu vida, recita dos horas o más al día. Cuanto más tiempo y más veces recites, podrías obtener mejores resultados. Suma todo tu tiempo de práctica para que equivalga a dos horas o más al día.

Miedo

Aplica las Técnicas de los Cuatro Poderes para sanar el miedo:

Poder del Cuerpo. Siéntate derecho. Cierra los ojos. Coloca la punta de la lengua suavemente contra el paladar. Coloca una palma sobre la parte inferior del abdomen y la otra sobre el kundalini.

Poder del Alma. Di *hola*:

Queridos alma, mente y cuerpo de mis riñones,
Los amo.
Ustedes tienen el poder de sanar el miedo.
Hagan un buen trabajo.
Gracias.

Querido Divino,
Querido Tao,
Por favor, perdonen los errores relacionados con los riñones y el
miedo, que mis ancestros y yo hemos cometido en todas las vidas.

*A fin de recibir perdón, serviré a la humanidad, la Madre Tierra y
a todas las almas incondicionalmente.*
Gracias.

Poder de la Mente. Visualiza luz azul irradiando en los riñones.

Poder del Sonido. Recita o canta en silencio o en voz alta:

Yu Ya Zhuang Shen (pronunciado *yu ya dchuang shen*)
Yu Ya Zhuang Shen
Yu Ya Zhuang Shen
Yu Ya Zhuang Shen
Yu Ya Zhuang Shen...

"Yu Ya" es el mantra sagrado del Canto del Tao para vibrar
e irradiar en los riñones. "Zhuang" significa *hacer fuerte*. "Shen"
significa *riñones*. "Yu Ya Zhuang Shen" significa *Canto del Tao que
hace a los riñones fuertes*.

Deja el libro y recita *Yu Ya Zhuang Shen*, durante cinco minutos.
En general, recita entre tres y cinco minutos cada vez, de tres a
cinco veces al día. Si tienes una dolencia crónica o que pone en
riesgo tu vida, recita dos horas o más al día. Cuanto más tiempo y
más veces recites, podrías obtener mejores resultados. Suma todo
tu tiempo de práctica para que equivalga a dos horas o más al día.

Otros desequilibrios emocionales
Existen otros desequilibrios emocionales tales como la culpa,
vergüenza, indignidad y más. Todos ellos están conectados con los
Cinco Elementos. Todos pueden ser equilibrados al equilibrar los
Cinco Elementos.

Aplica las Técnicas de los Cuatro Poderes para sanar otros
desequilibrios emocionales:

Poder del Cuerpo. Siéntate derecho. Cierra los ojos. Coloca la
punta de la lengua suavemente contra el paladar. Toma tu mano

izquierda y coloca todos los dedos juntos. Agarra los dedos de tu mano izquierda con tu mano derecha. Coloca ambas manos sobre la parte inferior del abdomen, debajo del ombligo. Esta es la Posición de las Manos para los Cinco Elementos. Ver figura 8.

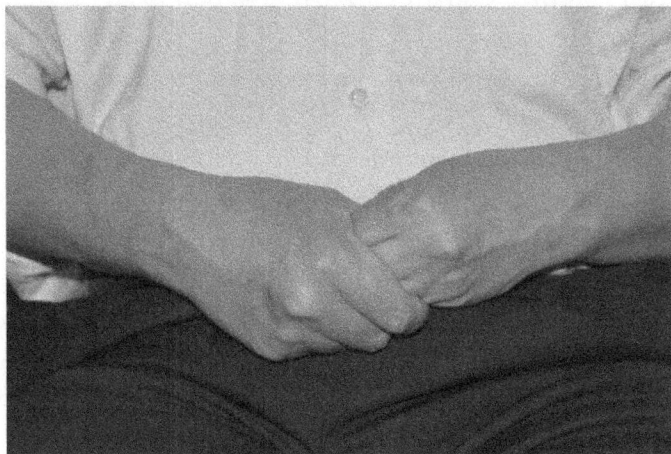

Figura 8. Posición de las Manos para los Cinco Elementos

Poder del Alma. Di *hola*:

Queridos alma, mente y cuerpo de mi hígado, corazón, bazo, pulmones y riñones,
Los amo a todos.
Ustedes tienen el poder de sanar todos mis desequilibrios emocionales.
Hagan un buen trabajo.
Gracias.

Querido Divino,
Querido Tao,
Por favor, perdonen los errores relacionados con los Cinco Elementos y todos los desequilibrios emocionales, que mis ancestros y yo hemos cometido en todas las vidas.
A fin de recibir perdón, serviré a la humanidad, la Madre Tierra y a todas las almas incondicionalmente.

Gracias.

Poder de la Mente. Visualiza luz de arcoíris irradiando en el hígado, corazón, bazo, pulmones y riñones.

Poder del Sonido. Recita o canta en silencio o en voz alta:

Jiao Zhi Gong Shang Yu (pronunciado *dchiao dch gong shang yu*)
Jiao Zhi Gong Shang Yu
Jiao Zhi Gong Shang Yu
Jiao Zhi Gong Shang Yu
Jiao Zhi Gong Shang Yu…

"Jiao" es el mantra sagrado del Canto del Tao para vibrar e irradiar en el hígado. "Zhi" es el mantra sagrado del Canto del Tao para vibrar e irradiar en el corazón. "Gong" es el mantra sagrado del Canto del Tao para vibrar e irradiar en el bazo. "Shang" es el mantra sagrado del Canto del Tao para vibrar e irradiar en los pulmones. "Yu" es el mantra sagrado del Canto del Tao para vibrar e irradiar en los riñones. Recitar este mantra del Canto del Tao hace vibrar todos los órganos principales. Por lo tanto, equilibra la totalidad de los Cinco Elementos.

Deja el libro y para de leer ahora. Recita *Jiao Zhi Gong Shang Yu*, durante cinco minutos. En general, recita entre tres y cinco minutos cada vez, de tres a cinco veces al día. Si tienes una afección crónica o que pone en riesgo tu vida, recita dos horas o más al día. Cuanto más tiempo y más veces recites, podrías obtener mejores resultados. Suma todo tu tiempo de práctica para que equivalga a dos horas o más al día.

Aplica la Bola Divina de Luz Morada y el Manantial Líquido Divino Morado de Amor Divino para sanar desequilibrios emocionales

Ahora ofreceré inapreciables tesoros divinos permanentes para sanar el cuerpo emocional.

¡Prepárate!

Orden Divina: Trasplantes Divinos de Alma, Mente y Cuerpo de la Bola de Luz Morada y del Manantial Líquido Morado para el Amor Divino ¡Transmisión!

¡Felicitaciones! Estás sumamente bendecido. La humanidad está sumamente bendecida.

El Amor Divino disuelve todos los bloqueos y transforma toda la vida. Permíteme guiarte en la práctica para sanar los desequilibrios emocionales de la ira, depresión, ansiedad, preocupación, pesar, tristeza, miedo y más, todos a la vez.

Aplica las Técnicas de los Cuatro Poderes:

Poder del Cuerpo. Siéntate derecho. Cierra los ojos. Coloca la punta de la lengua suavemente contra el paladar. Coloca tus manos en la Posición de las Manos para los Cinco Elementos (figura 8).

Poder del Alma. Di *hola*:

> *Queridos alma, mente y cuerpo de mi cuerpo emocional,*
> *Los amo.*
> *Queridos alma, mente y cuerpo de los Trasplantes Divinos de Alma,*
> *Mente y Cuerpo de la Bola de Luz Morada y del Manantial*
> *Líquido Morado para el Amor Divino,*
> *Los amo.*
> *Ustedes tienen el poder de sanar mis desequilibrios emocionales,*
> *incluyendo ira, depresión, ansiedad, preocupación, pesar,*
> *tristeza, miedo y más.*
> *Por favor, ofrezcan una bendición para la sanación de alma, según*
> *sea apropiada.*
> *Gracias.*

Poder de la Mente. Visualiza luz morada irradiando en el hígado, corazón, bazo, pulmones y riñones.

Poder del Sonido. Recita o canta en silencio o en voz alta:

> *La Bola Divina de Luz Morada y el Manantial Líquido Divino Morado para el Amor Divino sanan y transforman mi cuerpo emocional. Gracias.*
> *La Bola Divina de Luz Morada y el Manantial Líquido Divino Morado para el Amor Divino sanan y transforman mi cuerpo emocional. Gracias.*
> *La Bola Divina de Luz Morada y el Manantial Líquido Divino Morado para el Amor Divino sanan y transforman mi cuerpo emocional. Gracias.*
> *La Bola Divina de Luz Morada y el Manantial Líquido Divino Morado para el Amor Divino sanan y transforman mi cuerpo emocional. Gracias...*

Ahora deja el libro y recita *La Bola Divina de Luz Morada y el Manantial Líquido Divino Morado para el Amor Divino sanan y transforman mi cuerpo emocional*, durante cinco minutos. En general, recita entre tres y cinco minutos cada vez, de tres a cinco veces al día. Si tienes una dolencia crónica o que pone en riesgo tu vida, recita dos horas o más al día. Cuanto más tiempo y más veces recites, podrías obtener mejores resultados. Suma todo tu tiempo de práctica para que equivalga a dos horas o más al día.

Aplica las Manos Sanadoras Divinas para sanar el cuerpo emocional

Ahora te guiaré para sanar el cuerpo emocional aplicando las Manos Sanadoras Divinas. Nuevamente, el Divino me ha indicado que la primera vez que apliques las Manos Sanadoras Divinas en este libro para sanar el cuerpo emocional no contará como una de las veinte veces que puedes experimentar el poder de las Manos Sanadoras Divinas descargadas en este libro. Sin embargo, la segunda y subsiguientes veces que uses las Manos Sanadoras Divinas de este libro para sanar el cuerpo emocional, *sí* contará como una de las veinte veces que puedes experimentar el poder de las Manos Sanadoras Divinas como obsequio a cada lector.

Aplica las Técnicas de los Cuatro Poderes:

Poder del Cuerpo. Siéntate derecho. Cierra los ojos. Coloca la punta de la lengua suavemente contra el paladar. Coloca una palma sobre la parte inferior del abdomen, debajo del ombligo, y la otra sobre el kundalini.

Poder del Alma. Di *hola*:

> *Queridas Manos Sanadoras Divinas,*
> *Las amo.*
> *Ustedes tienen el poder de sanar mi cuerpo emocional.*
> *Por favor, ofrezcan una bendición para la sanación de alma según sea apropiada.*
> *Estoy sumamente agradecido.*
> *Gracias.*

Poder de la Mente. Visualiza las Manos Sanadoras Divinas irradiando luz dorada en tu área del kundalini y en tu hígado, corazón, bazo, pulmones y riñones.

Poder del Sonido. Recita o canta en silencio o en voz alta:

> *Manos Sanadoras Divinas sanan y transforman mi cuerpo emocional. Gracias.*
> *Manos Sanadoras Divinas sanan y transforman mi cuerpo emocional. Gracias.*
> *Manos Sanadoras Divinas sanan y transforman mi cuerpo emocional. Gracias.*
> *Manos Sanadoras Divinas sanan y transforman mi cuerpo emocional. Gracias…*

Recita tanto como puedas; cuanto más tiempo y más veces recites, más beneficios recibirás de las Manos Sanadoras Divinas.

Lee cómo una Sanadora del Alma con Manos Sanadoras Divinas sanó sus emociones desequilibradas.

En mi familia han ocurrido conflictos continuos desde que era una joven adolescente. Ahora tengo treinta. Estos conflictos pueden incluir abuso verbal y psicológico, amenazas y en ocasiones hasta violencia física. Mi hermano tiene problemas de salud mental significativos, incluyendo emociones desequilibradas, problemas con el control de impulsos, ira explosiva y adición a las drogas.

No fue fácil crecer con un hermano que sufre estos problemas. Siempre ha sido una lucha para mí lidiar con esto. A pesar de que ahora vivo a múltiples estados de distancia de mi familia, cada vez que hablo con un miembro familiar y me cuenta el episodio con mi hermano más reciente, me afecta profundamente. Me preocupan las vidas de mis padres y hermano.

Luego de que hablo con mis padres acerca del último altercado que han tenido con mi hermano, usualmente me altero mucho por días, preocupándome por mi familia, sintiendo gran tristeza por su sufrimiento y mucho pesar de que mi hermano continúe viviendo de esta manera.

Luego de la última llamada, decidí pedirle a mis Manos Sanadoras Divinas que sanen mis emociones. Derramé algunas lágrimas al inicio de la sanación y al final sentí como si algo dentro de mí hubiese sanado. Me sentí completa y equilibrada por dentro. Pude disfrutar del resto de la noche y no sufrí durante días, como me sucedía en el pasado. Esto es un milagro. Estoy tan agradecida.

Gracias Maestro Sha. Gracias al Divino. Gracias al Tao.

Shelly Stum
Daytona Beach, Florida

Cuerpo físico

Los Cinco Elementos es una de las prácticas y teorías más importantes en la medicina tradicional china. Utiliza los cinco elementos de la naturaleza—madera, fuego, tierra, metal y agua— para resumir y categorizar los órganos, tejidos corporales, cuerpo emocional y más.

La teoría de los Cinco Elementos ha sido el principio rector de millones de personas para sanar y rejuvenecer el alma, el corazón, la mente y el cuerpo. En la medicina tradicional china, equilibrar los Cinco Elementos es una de las claves para la sanación.

Los Cinco Elementos son:

- Madera, que incluye el hígado, vesícula biliar, tendones y ojos en el cuerpo físico e ira en el cuerpo emocional
- Fuego, que incluye el corazón, intestino delgado, vasos sanguíneos y lengua en el cuerpo físico; depresión y ansiedad en el cuerpo emocional
- Tierra, que incluye el bazo, estómago, músculos, boca, labios, encías y dientes en el cuerpo físico y preocupación en el cuerpo emocional
- Metal, que incluye los pulmones, intestino grueso, piel y nariz en el cuerpo físico; pesar y tristeza en el cuerpo emocional
- Agua, que incluye los riñones, vejiga urinaria, huesos y oídos en el cuerpo físico y miedo en el cuerpo emocional

Existen muchas enfermedades del cuerpo físico, incluyendo dolor, rigidez, entumecimiento, lesiones, inflamación, infecciones; formaciones como quistes, tumores y cáncer; disfunción e insuficiencia de órganos y mucho más.

Existen muchas enfermedades del cuerpo mental, incluyendo confusión mental, pérdida de memoria, desórdenes mentales y mucho más.

Existen muchas enfermedades del cuerpo emocional, incluyendo depresión, ansiedad, miedo, ira, preocupación, tristeza, pesar, culpa, vergüenza y mucho más.

Existen muchas enfermedades del cuerpo espiritual, incluyendo memorias negativas, maldiciones, votos equivocados, todo tipo de mal karma y mucho más.

Estoy compartiendo sabiduría sagrada contigo y la humanidad:

Toda enfermedad es debida a bloqueos de alma, mente y cuerpo en uno o más de los Cinco Elementos.

En este libro, estoy compartiendo sabiduría y prácticas técnicas, profundas y sagradas para sanar todo tipo de enfermedades, incluyendo enfermedades en el cuerpo físico, cuerpo emocional, cuerpo mental y cuerpo espiritual.

El poder de las Manos Sanadoras Divinas no puede ser expresado lo suficiente. He aquí una historia sobre el poder de las Manos Sanadoras Divinas para sanar una hemorragia nasal seria:

Mi esposo y yo recibimos nuestras Manos Sanadoras Divinas en junio de 2011. Fue durante ese taller que tuve una sanación importante de un episodio de fibrilación atrial, una afección potencialmente peligrosa para la vida.

Desde entonces y en más de una ocasión, mi esposo ha sentido que sus Manos Sanadoras Divinas no eran muy poderosas porque había veces en que percibía claramente al Divino pasar a través de su mano mientras ofrecía una bendición con Manos Sanadoras Divinas y había muchas otras en que no sentía nada.

Ahora él se da cuenta que sus Manos Sanadoras Divinas son verdaderamente poderosas.

Tomo medicación anticoagulante y, hace varias noches atrás, mientras preparaba la cena, me incliné sobre el bote de basura para tirar algunos desperdicios. Cuando me enderecé, sentí mi nariz goteando y cuando llevé la mano a la nariz, mi mano estaba llena de sangre. Crucé la cocina hasta el lavadero y tuve claro que la sangre no solo goteaba de mi nariz, sino que era un flujo constante. Me incliné sobre el lavadero y traté de alcanzar una toalla o cualquier cosa a mi alcance en un esfuerzo por evitar que la sangre salpicara sobre los gabinetes y la pared sobre el lavadero. Nada estaba a mi alcance, así que llamé a mi esposo para que viniera a ayudarme.

Cuando entró en la cocina, pensó que tendría que llevarme a la sala de emergencias por el anticoagulante que tomo para prevenir un derrame en caso de que mi corazón sufriera fibrilación atrial. Agarró una toalla y un par de paños limpios, los puso bajo el agua fría y colocó una toalla en la parte posterior de mi cuello y me pidió que elevara la cabeza para ayudar a detener el flujo de sangre. Cuando la enderecé, empecé a ahogarme con la sangre que corría por mi garganta. Mi esposo me alcanzó un trapo frío para poner en la frente y otro en mi nariz para mantenerla cerrada, pero ni siquiera eso desaceleró el flujo constante de sangre.

A continuación, me preguntó si debería invocar sus Manos Sanadoras Divinas. Le dije, "Por favor, hazlo". Tan pronto como las invocó, el flujo de sangre se desaceleró lo suficiente como para pararme derecha y, tan pronto empezó a recitar su Canto del Alma, la sangre se detuvo de inmediato. Continuó cantando y pude sentir formarse un coágulo en mi nariz.

Posteriormente, me envió a sentarme en la sala para descansar mientras que él limpiaba el desastre en la cocina. Cuando terminó, vino y me dijo, "No puedo creer lo que acaba de suceder. No sentí nada en mis manos; sin embargo, fuiste sanada. ¡Supongo que mis Manos Sanadoras Divinas son más poderosas de lo que creía!"

Era tan extraño, ya que nunca había tenido una hemorragia nasal como esa, especialmente sin aviso, como un estornudo o comezón en la nariz. Todo lo que hice fue inclinarme sobre el basurero y la sangre empezó a chorrear.

Si bien esta no es una sanación espectacular, creo que el Divino me dio aquella hemorragia nasal severa para mostrarle a mi esposo que sus Manos Sanadoras Divinas de hecho son verdaderamente poderosas. Ambos estuvimos realmente sorprendidos ante el espectáculo en la cocina, cuando mi nariz dejó de sangrar. Había sangre en la pared, sobre el bote de basura y en el piso, los mostradores junto al lavadero, en la pared y ventana sobre el lavadero. Sé que esto es un poco gráfico, pero nunca antes he sido testigo de una hemorragia nasal tan profusa sin razón aparente como la que tuve aquella noche. La única vez que he visto una nariz sangrar tan gravemente fue cuando un amigo se rompió la nariz en un accidente.

Estoy tan agradecida que esto me haya ocurrido a mí, aunque no sea más que para validar el poder que nos ha sido otorgado— especialmente a mi esposo—como vehículo del Divino con nuestras Manos Sanadoras Divinas.
Gracias. Gracias. Gracias.
Judy Sisk
Charles Sisk
Arvada, Colorado

Ahora te guiaré en la práctica para sanar el cuerpo físico.
Aplica las Técnicas de los Cuatro Poderes:

Poder del Cuerpo. Siéntate derecho. Cierra los ojos. Coloca la punta de la lengua suavemente contra el paladar. Coloca una palma en la parte inferior del abdomen, debajo del ombligo, y la otra sobre la espalda, directamente detrás del ombligo.

Poder del Alma. Di *hola*:

> *Queridos alma, mente y cuerpo de mi cuerpo físico,*
> *Queridos alma, mente y cuerpo de los Cinco Elementos dentro de*
> *mi cuerpo,*
> *Los amo.*
> *Ustedes tienen el poder de sanar y transformar mi cuerpo físico.*
> *Hagan un buen trabajo.*
> *Gracias.*

> *Querido Divino,*
> *Querido Tao,*
> *Los amo.*
> *Por favor, perdonen todos los errores que mis ancestros y yo hemos*
> *cometido en todas las vidas.*
> *A fin de recibir su perdón, serviré a la humanidad, la Madre*
> *Tierra y a todas las almas incondicionalmente.*
> *Estoy muy agradecido.*
> *Gracias.*

Poder de la Mente. Visualiza luz dorada irradiando en tu Zhong (pronunciado *dchong*). Ver figura 9.

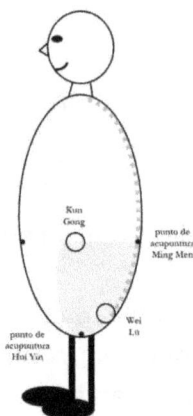

Figura 9. Ubicación del Zhong

El Zhong es un área en la parte inferior del abdomen, que incluye cuatro áreas sagradas importantes. Estas son el Kun Gong, el punto de acupuntura Ming Men, el Wei Lü y el punto de acupuntura Hui Yin. "Zhong" significa *núcleo*.

El Kun Gong (pronunciado *kun gong*) es el lugar donde el Yuan Qi y el Yuan Jing son producidos. "Yuan" significa *origen*. "Yuan Qi" (pronunciado *yuan chi*) significa *energía original*. "Yuan Jing" (pronunciado *yuan dching*) significa *materia original*. El Yuan Qi y el Yuan Jing son la clave para la vida. El Kun Gong incluye el área inmediatamente alrededor del ombligo.

El punto de acupuntura Ming Men se ubica sobre la espalda, directamente detrás del ombligo.

El Wei Lü (pronunciado *wei lu*) es el área del cóccix.

El punto de acupuntura Hui Yin yace en el perineo, entre los genitales y el ano.

Te estoy revelando un importante secreto divino y del Tao ahora mismo.

Debes haber escuchado sobre la acupuntura en la oreja. La oreja de un ser humano tiene muchos puntos de acupuntura que reflejan y que están conectados con cada parte del cuerpo. También debes haber escuchado sobre la reflexología de pies. Los pies de un ser humano reflejan y están conectados con cada parte del cuerpo. Estos reflejos en la *oreja* y los *pies* son reflexiones y conexiones físicas. Las orejas y pies son parte del cuerpo físico. La parte del cuerpo (orejas o pies) refleja una imagen del cuerpo entero.

El Zhong es un *espacio* dentro del cuerpo. La sabiduría sagrada es que **el espacio del Zhong refleja y está conectado con cada parte del cuerpo**. Llamaré a esta reflexión: *reflexión del espacio del Zhong.*

Por lo tanto, visualizar luz dorada irradiando en el Zhong es sanar el cuerpo entero. Esta es la profunda sabiduría, divina y del Tao, que estoy revelando en este momento. En particular, enfocar tu mente en el Zhong podría equilibrar los Cinco Elementos, que incluyen cada sistema, órgano y célula en el cuerpo.

Poder del Sonido. Recita o canta en silencio o en voz alta:

Zhong Zhong Zhong Zhong Zhong Zhong Zhong
Zhong Zhong Zhong Zhong Zhong Zhong Zhong
Zhong Zhong Zhong Zhong Zhong Zhong Zhong
Zhong Zhong Zhong Zhong Zhong Zhong Zhong…

Deja ahora el libro y canta o recita *Zhong* durante cinco minutos. En general, recita entre tres y cinco minutos cada vez, de tres a cinco veces al día. Si tienes una dolencia crónica o que pone en riesgo tu vida, recita dos horas o más al día. Cuanto más tiempo y más veces recites, podrías obtener mejores resultados. Suma todo tu tiempo de práctica para que equivalga a dos horas o más al día.

Aplica las Manos Sanadoras Divinas para sanar el cuerpo físico
Ahora te guiaré para sanar el cuerpo físico, aplicando las Manos Sanadoras Divinas. Sugiero enfáticamente que, cada vez que apliques las Manos Sanadoras Divinas contenidas en este libro, te tomes por lo menos media hora para practicar, porque el Divino me ha indicado claramente que no puedes usar los tesoros de las Manos Sanadoras Divinas contenidas en este libro más de veinte veces. Por lo tanto, aplica las Manos Sanadoras Divinas de este libro veinte veces y practica tanto como puedas cada vez, para obtener los mayores beneficios. Luego, tendrás que contactarte con un Sanador del Alma con Manos Sanadoras Divinas o con uno de mis Representantes Mundiales para recibir bendiciones de Manos Sanadoras Divinas o postular para que se te otorgue Manos Sanadoras Divinas.

Aplica las Técnicas de los Cuatro Poderes junto con las Manos Sanadoras Divinas para sanar el cuerpo físico:

Poder del Cuerpo. Siéntate derecho. Cierra los ojos. Coloca la punta de la lengua suavemente contra el paladar. Si eres un Sanador del Alma con Manos Sanadoras Divinas, coloca tus manos en la Posición para la Oración en la Era de la Luz del Alma y sacude tu mano derecha. Si no eres un Sanador del Alma con Manos

Sanadoras Divinas, simplemente coloca tus manos en la Posición para la Oración en la Era de la Luz del Alma.

Poder del Alma. Di *hola*:

> *Queridas Manos Sanadoras Divinas,*
> *Las amo.*
> *Ustedes tienen el poder de sanar mi cuerpo físico.*
> *Estoy sumamente agradecido.*
> *Por favor, ofrezcan a mi cuerpo físico una bendición para la sanación de alma, según sea lo apropiado.*
> *Gracias.*

Poder de la Mente. Visualiza las Manos Sanadoras Divinas irradiando luz dorada en tu Zhong.

Poder del Sonido. Recita o canta en silencio o en voz alta:

> *Las Manos Sanadoras Divinas sanan y transforman mi cuerpo físico. Gracias.*
> *Las Manos Sanadoras Divinas sanan y transforman mi cuerpo físico. Gracias.*
> *Las Manos Sanadoras Divinas sanan y transforman mi cuerpo físico. Gracias.*
> *Las Manos Sanadoras Divinas sanan y transforman mi cuerpo físico. Gracias…*

Recita tanto como puedas; cuanto más tiempo y más veces recites, más beneficios recibirás de las Manos Sanadoras Divinas.

Has leído acerca del poder de las Manos Sanadoras Divinas. También has experimentado el poder de las Manos Sanadoras Divinas. Son miles las historias de milagrosas sanaciones del alma con las Manos *Sanadoras Divinas. Aquí ofrezco una historia conmovedora sobre la transformación de dos personas que* fueron diagnosticadas con cáncer.

En el otoño de 2010, recibí dos llamadas telefónicas en el lapso de un par de días. La primera era de una querida amiga de enfermería en Canadá para hacerme saber que había sido diagnosticada con cáncer terminal de pulmón. Tenía dos lesiones en sus pulmones. No sé por qué acudió a mí, puesto que no sabía que yo tenía Manos Sanadoras Divinas. No la había visto en tres años.

Dos días después, recibí una llamada de una tía para comunicarme que un tío había sido diagnosticado con cáncer de estómago y que le harían cirugía justo antes de Navidad. Rápidamente, empaqueté para él algunos libros del Maestro Sha y se los envié.

Les dije a mi amiga y mi tío que me iba de vacaciones y que no podría ponerme en contacto con ellos hasta que regresara. Llevé conmigo libros del Maestro Sha a mis vacaciones y fielmente ofrecía bendiciones de Manos Sanadoras Divinas a ambos cada ocho horas. Sin excusas ni trabajo, simplemente lo hacía.

A inicios de 2011, ambos fueron al doctor para sus consultas de seguimiento y se les dijo que, por alguna razón milagrosa, no quedaba restos del cáncer. Se les hizo cirugía, pero ninguno tuvo que hacer seguimiento o ir a la clínica oncológica. Ambos cuestionaron eso porque se les había dicho que tendrían que hacer quimioterapia y radiación, pero a ambos se les dijo que no, que no había nada ahí. Ni siquiera tuvieron que realizar una cita de seguimiento en la clínica oncológica. Estaban sanados.

Solo deseo decir gracias y que las Manos Sanadoras Divinas verdaderamente funcionan.

Brenda Gartner, Enfermera Matriculada, Enfermera de Urgencias Certificada
Waimanalo, Hawái

Las Manos Sanadoras Divinas a menudo traen bendiciones inesperadas. Esta historia es una de ellas:

Esta experiencia ocurrió en mi lugar de trabajo. Una colega me pidió una bendición para la sanación porque tenía un intenso dolor de cabeza. Encontramos un lugar tranquilo donde inmediatamente empecé a ofrecer una bendición de Manos Sanadoras Divinas junto con mi Canto del Alma. Al instante, sentí una luz sanadora dorada muy brillante y fuerte saliendo de mi mano. Mi cuerpo entero estaba vibrando y moviéndose y estábamos en la compañía de muchos ángeles sanadores y arcángeles, de Jesús, María y muchos santos.

Luego de la sanación, le pregunté, "¿Cómo te sientes?" Su respuesta me sorprendió. Me dijo que vio dos sombras oscuras dentro de ella que estaban muy confundidas. No sabían qué hacer o dónde ir. Las sombras desaparecieron cuando la luz entró en ella. También entendió que aquellas sombras oscuras estaban relacionadas con el odio y resentimiento que ella sentía hacia algunos individuos.

Al día siguiente, le pregunté cómo estaba y me dijo que su esposo riñe con ella cada tarde cuando ella llega a casa, pero que en esa noche en particular se dio cuenta que es mejor amar y aceptar a su esposo que reñir. Sintió paz y dejó de pelear.

Le pregunté acerca de su dolor de cabeza y respondió que se había olvidado de ello. No solo había tenido estas revelaciones, sino que su dolor de cabeza se había ido también.

Gracias Manos Sanadoras Divinas. Gracias Canto del Alma. Gracias Equipo del Cielo. Gracias a todas las almas. Los amo a todos.

Carmen C. Ferlan
Sahuarita, Arizona

He aquí otra historia milagrosa acerca de las Manos Sanadoras Divinas sanando válvulas cardiacas que necesitaban ser reemplazadas, evitándose de esta manera una cirugía de corazón.

La suegra de mi hermano tenía un problema cardiaco. Era su válvula coronaria y no creían que sobreviviría. Mi hermana y yo activamos nuestras Manos Sanadoras Divinas cada día. Hicimos una práctica en la que enviábamos nuestras Manos Sanadoras Divinas para que estuvieran con ella por doce horas y luego las llamábamos de vuelta para que descansaran luego de doce horas.

Para abreviar la historia, ella está bien ahora. No solo se recuperó totalmente, sino que el último correo electrónico que recibí decía que su problema cardiaco se había resuelto. Ella necesitaba nuevas válvulas coronarias, pero el doctor dijo que su corazón ahora estaba bien.

David H.
Akron, Ohio

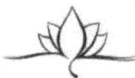

Las Manos Sanadoras Divinas son tesoros invaluables para sanar los cuerpos espiritual, mental, emocional y físico. Las Manos Sanadoras Divinas son tesoros divinos permanentes. Este libro te ofrece la oportunidad de experimentar veinte veces las bendiciones para la sanación de alma con Manos Sanadoras Divinas. Podrías recibir gran sanación y transformación de estas veinte bendiciones con Manos Sanadoras Divinas. Esto es generosidad divina.

Convertirse en Sanador del Alma con Manos Sanadoras Divinas es servir. Aquellos que reciben la descarga permanente de Trasplantes de Alma, Mente y Cuerpo de las Manos Sanadoras Divinas pueden aplicar las Manos Sanadoras Divinas en cualquier momento, en cualquier lugar para servirse a sí mismos, a sus seres queridos, a sus mascotas y más.

En este capítulo te he dado algunos de los más poderosos, profundos y sagrados secretos, sabiduría, conocimiento y prácticas técnicas del alma para sanar los cuerpos espiritual, mental, emocional y físico. Aplícalos una y otra vez para sanarte a ti mismo y a tus seres queridos, familia, amigos, colegas y más.

Al leer este capítulo, has recibido tesoros divinos permanentes de Trasplantes Divinos de Alma, Mente y Cuerpo de la Bola de Luz Morada y del Manantial Líquido Morado para el Perdón Divino, Trasplantes Divinos de Alma, Mente y Cuerpo de la Bola de Luz Morada y del Manantial Líquido Morado para la Claridad Divina de Mente y Trasplantes Divinos de Alma, Mente y Cuerpo de la Bola de Luz Morada y del Manantial Líquido Morado para el Amor Divino. Todos estos son inapreciables tesoros divinos permanentes para traerte asistencia divina a fin de sanar todas las enfermedades y transformar la vida entera. Úsalos tanto como puedas por el resto de tu vida para sanar y transformar cada aspecto de tu vida.

Tú y la humanidad están sumamente bendecidos de que el Divino esté otorgando estos increíbles y poderosos tesoros como regalo para ti y para cualquier lector. No podemos dar suficientes gracias al Divino. No podemos estar lo suficientemente agradecidos con el Divino.

Sana. Sana. Sana.
Transforma. Transforma. Transforma.
Gracias Manos Sanadoras Divinas.
Gracias a todos los tesoros divinos permanentes.

Gracias al Divino.
Gracias al Tao.
Gracias. Gracias. Gracias.

5

Aplica las Manos Sanadoras Divinas para la transformación de vida

as relaciones personales, las finanzas y la inteligencia son tres aspectos muy importantes de la vida humana. Las Manos Sanadoras Divinas tienen el poder y la habilidad de sanar y transformar las relaciones personales, las finanzas y la inteligencia. Las manos sanadoras del alma de Dios portan Poder Divino del Alma que puede sanar y transformar cualquier aspecto de la vida.

Relaciones

Los seres humanos tenemos todo tipo de relaciones. Algunas de nuestras relaciones personales más importantes son aquellas con nuestro cónyuge o pareja, con otros miembros de la familia, con colegas y compañeros de trabajo y con amigos. Existen muchos desafíos en todos los tipos de relación alrededor del mundo. Las relaciones familiares entre esposos, entre la pareja, entre hermanos, entre padres e hijos y más, podrían ser retadoras. Las relaciones personales en el lugar de trabajo entre jefe y empleados o entre compañeros de trabajo podrían ser desafiantes. En la sociedad, podría haber retos entre organizaciones. Cada uno de nosotros está profundamente afectado por las relaciones entre organizaciones y entre países. Están disponibles muchos libros, seminarios, talleres y enseñanzas sobre cómo mejorar las relaciones. Compartiré el cómo transformar relaciones a nivel del alma.

**Transforma el alma de la relación primero,
luego la transformación de la relación le seguirá.**

Todos los seres y todas las cosas tienen un alma, incluyendo una relación entre individuos, organizaciones, ciudades, países y más. Puedes aplicar sanación del alma y, especialmente, Manos Sanadoras Divinas para transformar cada aspecto de la vida, incluyendo las relaciones personales, las finanzas y mucho más.

Compartiré una historia sobre el poder de las Manos Sanadoras Divinas para sanar las relaciones:

Mi querido y amado maestro y padre espiritual, Maestro Sha,

Me gustaría expresar mi profunda gratitud a usted, al Divino y al Tao por la extremada generosidad de otorgar las manos del alma del Divino a la humanidad y a la Madre Tierra.

El ser una Sanadora del Alma con Manos Sanadoras Divinas hizo que se cumpliera el deseo que tenía mi padre para mí. Las recomendaciones que mi papá me dio antes de ir a la universidad fueron dos: Una era ser una doctora y la otra ser una maestra. Puesto que soy una persona muy sensible, me es muy difícil ver personas con dolor y sufriendo, así que no conseguí ir al colegio de medicina.

A medida que pasaba el tiempo, todos los días veía muchas personas a mi alrededor sufriendo todo tipo de enfermedades. El corazón me dolía tanto; me dolía más porque sabía que, aunque me hubiese convertido en doctora, no podría haber ayudado a tantos casos sin esperanzas.

Recibí la descarga de Sanadora del Alma con Manos Sanadoras Divinas en enero de 2012. Han sucedido tantos milagros en mi vida. Ahora mi padre en el Cielo debe estar tan orgulloso y contento conmigo. Como una sanadora del alma, puedo ayudar a las personas y a mí misma mucho más de lo que podría como doctora en medicina.

Como muchos de nosotros sabemos, las Manos Sanadoras Divinas pueden remover bloqueos y transformar todos los aspectos de la vida. Los beneficios más profundos que he recibido de las Manos Sanadoras Divinas son la sanación remota y la transformación de las relaciones.

Como muchos nuevos inmigrantes chinos en Canadá, muchos de los integrantes de nuestra amada familia cercana están todavía en China. Es muy triste cuando alguno de ellos se enferma. Estamos en el otro lado del mundo y no hay nada que podamos hacer para darles nuestro apoyo de una manera práctica.

Mi suegro tiene ochenta y dos años de edad. Su salud es una gran preocupación para mi esposo y para mí. Desde el verano pasado, ha tenido problemas con las piernas y los pies. El caminar se ha convertido en algo cada vez más difícil para él. Desde que recibí las Manos Sanadoras Divinas, he llamado a su alma para que asista cada día a la teleconferencia gratuita de Bendiciones con las Manos Sanadoras Divinas. Luego de un mes, sus piernas y pies mejoraron mucho y no tiene problemas al caminar. Estoy tan agradecida de que puedo dar mi amor y cuidados a mis seres queridos de esta forma.

Mi esposo ha tenido problemas serios con sus relaciones personales en el trabajo durante muchos años. En los últimos veinte años, escasamente ha trabajado en una unidad por más de dos años. En enero de 2011 consiguió un nuevo trabajo que significaba un gran salto en su carrera. Le ofrecí una práctica para la bendición de relaciones personales cuando fue a la entrevista y, cuando empezó a trabajar, todo prosiguió muy bien. Luego, olvidé de seguir ofreciendo las bendiciones. Su situación laboral se tornó cada vez más difícil. No me lo dejó saber hasta que, un día el pasado marzo, fue despedido.

Estaba conmocionada cuando me llamó desde el trabajo para decírmelo. Me di cuenta de inmediato que él necesitaba una bendición de las Manos Sanadoras Divinas para conseguir un nuevo trabajo. Activé mis tesoros de Sanadora del Alma con Manos Sanadoras Divinas y practiqué de dos a tres horas en la noche. Al día siguiente, imprimimos su currículum, anotamos algunas direcciones y empezamos la búsqueda.

Al primer sitio que fuimos le ofrecieron un trabajo de inmediato con un incremento de salario de aproximadamente un tercio. Me impresioné nuevamente por los resultados. Las bendiciones con las Manos Sanadoras Divinas van verdaderamente más allá de las palabras e imaginación.

Desde entonces, llamo a su alma para que asista a la teleconferencia diaria de Bendiciones con las Manos Sanadoras Divinas, a menudo para las relaciones personales con sus colegas, jefe, materiales y herramientas. Ahora todo en su lugar de trabajo se ha convertido en una maravilla. Nunca ha sido tan feliz en el trabajo.

Las historias de sanación se acumulan cada día a través del servicio con mis Manos Sanadoras Divinas. Las Manos Sanadoras Divinas han hecho realidad mis sueños. No les puedo agradecer lo suficiente, Maestro Sha y Divino.

Por favor acepten mi más profunda gratitud y amor en chino: 无限感恩. *Wu xian gan en, que significa "gratitud ilimitada; no puedo agradecerles lo suficiente".*

Zhu Lu
Toronto, Ontario, Canadá

Empecemos a practicar para transformar las relaciones.

Relaciones entre personas
Primero practiquemos para transformar la relación entre
las personas. Aplica las Técnicas de los Cuatro Poderes para
transformar todo tipo de relaciones. También te guiaré para que
apliques tus tesoros divinos. La misma práctica puede ser usada
para relaciones de cualquier tipo.

Poder del Cuerpo. Siéntate derecho. Cierra los ojos. Coloca la
punta de la lengua suavemente contra el paladar. Coloca una palma
sobre el abdomen, bajo el ombligo, y la otra sobre el corazón.

Poder del Alma. Di *hola:*

> *Queridos alma, mente y cuerpo de* _____ (nombra a la
> persona con la que deseas transformar tu relación),
> *Los amo.*
> *Por favor vengan.*
> *Ofrezcámonos una práctica del perdón el uno al otro.*
> *Queridos alma, mente y cuerpo de los Trasplantes Divinos de Alma,*
> *Mente y Cuerpo de la Bola de Luz Morada y del Manantial*
> *Líquido Morado para el Perdón Divino*[10],
> *Los amo.*
> *Ustedes tienen el poder de sanar mi relación con* _____
> (nombre).
> *Por favor, transformen nuestra relación.*
> *Gracias.*

Poder de la Mente. Visualiza el tesoro divino de la Bola Divina
de Luz Morada y del Manantial Líquido Divino Morado para el
Perdón Divino irradiando entre tú y la otra persona.

Poder del Sonido. Recita o canta en silencio o en voz alta:

---

10 Los recibiste en el capítulo 4. Ver página xx.

La Bola Divina de Luz Morada y el Manantial Líquido Divino Morado del Perdón Divino sanan y transforman nuestra relación. Gracias.

La Bola Divina de Luz Morada y el Manantial Líquido Divino Morado del Perdón Divino sanan y transforman nuestra relación. Gracias.

La Bola Divina de Luz Morada y el Manantial Líquido Divino Morado del Perdón Divino sanan y transforman nuestra relación. Gracias.

La Bola Divina de Luz Morada y el Manantial Líquido Divino Morado del Perdón Divino sanan y transforman nuestra relación. Gracias...

Deja de leer ahora. Recita *La Bola Divina de Luz Morada y el Manantial Líquido Divino Morado del Perdón Divino sanan y transforman nuestra relación. Gracias,* durante cinco minutos. En general, recita entre tres y cinco minutos cada vez, de tres a cinco veces al día. Si tienes relaciones personales muy desafiantes, recita de una a dos horas al día. Cuanto más tiempo y más veces recites, podrías obtener mejores resultados. En mis enseñanzas, el perdón trae paz interior y gozo interior. Realizar una práctica regular del perdón es la clave para limpiar el karma de uno mismo y remover bloqueos en cada aspecto de la vida, incluyendo las relaciones personales.

El perdón va en dos sentidos. Si "A" y "B" tienen problemas en una relación, "A" necesita perdonar a "B" y "B" también necesita perdonar a "A". La práctica del perdón es como sigue:

Querido(a) _____ (nombre de la persona con la que deseas transformar la relación),
Te amo.
Por favor, perdona todos los errores que he cometido en contra tuya en esta vida y en todas las vidas.
Sinceramente me disculpo por todo el dolor y sufrimiento que te he causado.

Si has cometido alguna falta contra mí en esta vida y en todas las vidas, te perdono completamente.

Recita o canta repetidamente en silencio o en voz alta:

Yo te perdono.
Tú me perdonas.
Traigamos amor, paz y armonía.
Traigamos amor, paz y armonía…

Este mantra y práctica tienen un poder que va más allá de las palabras. Esto es transformación del alma de las relaciones. Practica cada vez más. Entenderás los beneficios cada vez más.

Ahora deja de leer. Recita *Yo te perdono. Tú me perdonas. Traigamos amor, paz y armonía. Traigamos amor, paz y armonía,* durante cinco minutos. En general, recita entre tres y cinco minutos cada vez, de tres a cinco veces al día. Si tienes relaciones muy desafiantes, debes recitar de una a dos horas al día.

Cuanto más tiempo y más veces recites, podrías obtener mejores resultados. Suma todo tu tiempo de práctica para que equivalga a una hora o más al día.

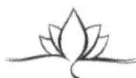

Muchas personas en su lugar de trabajo experimentan desafíos de todo tipo con sus relaciones. Las Manos Sanadoras Divinas pueden transformar estos desafíos—entre gerente y personal, entre compañeros de trabajo y más. He aquí una historia que es un buen ejemplo:

Soy un Sanador del Alma con Manos Sanadoras Divinas que trabaja en un organismo público dentro de una atmósfera política sumamente cargada. Recientemente perdimos tres altos ejecutivos de la agencia en una contienda de voluntades que dejó a muchos indefensos buscando protección.

Se nos designó un Gerente General interino cuyo interés era el de dirigir la agencia como medio para promover su propia agenda: quedarse en el puesto permanentemente. Hubo una gran presión desde arriba para aumentar la producción y resultados del personal.

Esto creó una gran cantidad de estrés para todos los involucrados. Esta es una organización profesional con muchos individuos altamente calificados y motivados.

He estado enviando cada día bendiciones de Manos Sanadoras Divinas al Gerente General interino y a la agencia en las últimas semanas, ya que la energía era bastante pesada y estaba apagada.

He notado un gran cambio en la energía en el lugar de trabajo. Ha habido un notable cambio de actitud y apoyo por parte de todos los trabajadores. Soy consciente de que lo que se desenvolverá en el futuro será exactamente lo que necesita la agencia para seguir adelante.

Agradezco al Maestro Sha, al Divino y a las Manos Sanadoras Divinas por este gran regalo. Es tan maravilloso que se disipe la oscuridad y las nubes y tener la luz nuevamente brillando en mi lugar de trabajo.

Christopher Keehn
Monterrey, California

Relaciones entre organizaciones

Las relaciones entre organizaciones también pueden tener desafíos, conflictos, bloqueos en la comunicación y más.

Ahora practiquemos para transformar una relación entre organizaciones, aplicando los Trasplantes Divinos de Alma, Mente y Cuerpo de la Bola de Luz Morada y del Manantial Líquido Morado para el Perdón Divino que recibiste en el capítulo 4.

Aplica las Técnicas de los Cuatro Poderes:

Poder del Cuerpo. Siéntate derecho. Cierra los ojos. Coloca la punta de la lengua suavemente contra el paladar. Coloca una palma sobre el abdomen, bajo el ombligo, y la otra sobre el corazón.

Poder del Alma. Di *hola:*

> *Queridos alma, mente y cuerpo de* _____ *y* _____
> (menciona los nombres de las organizaciones que necesitan transformación),
> *Los amo.*
> *Hagamos juntos una práctica del perdón.*
> *Queridos alma, mente y cuerpo de los Trasplantes Divinos de Alma, Mente y Cuerpo de la Bola de Luz Morada y del Manantial Líquido Morado para el Perdón Divino,*
> *Los amo.*
> *Ustedes tienen el poder de sanar la relación entre estas dos organizaciones.*
> *Por favor, transformen su relación.*
> *Gracias.*

Poder de la Mente. Visualiza los tesoros divinos de la Bola Divina de Luz Morada y del Manantial Líquido Divino Morado para el Perdón Divino irradiando entre las organizaciones.

Poder del Sonido. Recita o canta en silencio o en voz alta:

> *La Bola Divina de Luz Morada y el Manantial Líquido Divino Morado para el Perdón Divino sanan y transforman la relación entre las organizaciones. Gracias.*
> *La Bola Divina de Luz Morada y el Manantial Líquido Divino Morado para el Perdón Divino sanan y transforman la relación entre las organizaciones. Gracias.*
> *La Bola Divina de Luz Morada y el Manantial Líquido Divino Morado para el Perdón Divino sanan y transforman la relación entre las organizaciones. Gracias.*

*La Bola Divina de Luz Morada y el Manantial Líquido Divino
Morado para el Perdón Divino sanan y transforman la relación
entre las organizaciones. Gracias...*

Para de leer y deja el libro. Recita *La Bola Divina de Luz Morada
y el Manantial Líquido Divino Morado para el Perdón Divino sanan y
transforman la relación entre las organizaciones. Gracias*, durante cinco
minutos. En general, recita entre tres y cinco minutos cada vez, de
tres a cinco veces al día. Si las dos organizaciones tienen fuertes
desafíos entre ellas, recita de una a dos horas al día. Cuanto más
tiempo y más veces recites, mejores resultados podrías obtener.

**Aplica las Manos Sanadoras Divinas para transformar las
relaciones**

Ahora te guiaré para sanar una relación entre dos organizaciones
aplicando Manos Sanadoras Divinas. Sugiero enfáticamente que,
cada vez que apliques las Manos Sanadoras Divinas contenidas
en este libro, te tomes por lo menos media hora en practicar,
porque el Divino me ha señalado claramente que no podrás usar
los tesoros de las Manos Sanadoras Divinas en este libro más de
veinte veces. Por lo tanto, aplica las Manos Sanadoras Divinas de
este libro veinte veces y practica tanto como puedas cada vez, para
obtener los mayores beneficios. Luego, tendrás que contactar con
un Sanador del Alma con Manos Sanadoras Divinas o con uno de
mis Representantes Mundiales para recibir bendiciones de Manos
Sanadoras Divinas o postular para que se te otorguen las Manos
Sanadoras Divinas.

Poder del Cuerpo. Siéntate derecho. Cierra los ojos. Coloca
la punta de la lengua suavemente contra el paladar. Si eres un
Sanador del Alma con Manos Sanadoras Divinas, coloca tus manos
en la Posición para la Oración en la Era de la Luz del Alma y sacude
tu mano derecha. Si no eres un Sanador del Alma con Manos
Sanadoras Divinas, simplemente coloca tus manos en la Posición
para la Oración en la Era de la Luz del Alma.

Poder del Alma. Di *hola:*

> *Queridas Manos Sanadoras Divinas,*
> *Las amo.*
> *Ustedes tienen el poder de sanar y transformar la relación entre las*
> *organizaciones _____ y _____.*
> *Estoy sumamente agradecido.*
> *Por favor, ofrezcan una bendición para la sanación de alma, según*
> *sea apropiada.*
> *Gracias.*

Poder de la Mente. Visualiza las Manos Sanadoras Divinas irradiando luz dorada entre las dos organizaciones.

Poder del Sonido. Recita o canta en silencio o en voz alta:

> *Manos Sanadoras Divinas sanan y transforman la relación entre*
> *_____ y _____. Gracias.*
> *Manos Sanadoras Divinas sanan y transforman la relación entre*
> *_____ y _____. Gracias.*
> *Manos Sanadoras Divinas sanan y transforman la relación entre*
> *_____ y _____. Gracias.*
> *Manos Sanadoras Divinas sanan y transforman la relación entre*
> *_____ y _____. Gracias…*

Recita tanto como puedas; cuanto más tiempo y más veces recites, más beneficios recibirá tu pedido de las Manos Sanadoras Divinas.

A continuación, te guiaré en la aplicación de las Manos Sanadoras Divinas para transformar la relación entre tú y otra persona. Usa las Técnicas de los Cuatro Poderes:

Poder del Cuerpo. Siéntate derecho. Cierra los ojos. Coloca la punta de la lengua suavemente contra el paladar. Si eres un Sanador del Alma con Manos Sanadoras Divinas, coloca tus manos en la Posición para la Oración en la Era de la Luz del Alma y sacude tu mano derecha. Si no, simplemente coloca tus manos en la Posición para la Oración en la Era de la Luz del Alma.

Poder del Alma. Di *hola:*

> *Queridas Manos Sanadoras Divinas,*
> *Las amo.*
> *Ustedes tienen el poder de sanar y transformar la relación entre*
> _____ (nombre de la persona con quien deseas transformar la relación) *y yo.*
> *Estoy sumamente agradecido.*
> *Por favor, ofrezcan una bendición para la sanación de alma, según sea apropiada.*
> *Gracias.*

Poder de la Mente. Visualiza las Manos Sanadoras Divinas irradiando luz dorada entre tú y la otra persona.

Poder del Sonido. Recita o canta en silencio o en voz alta:

> *Manos Sanadoras Divinas sanan y transforman la relación entre*
> _____ *y yo. Gracias.*
> *Manos Sanadoras Divinas sanan y transforman la relación entre*
> _____ *y yo. Gracias.*
> *Manos Sanadoras Divinas sanan y transforman la relación entre*
> _____ *y yo. Gracias.*
> *Manos Sanadoras Divinas sanan y transforman la relación entre*
> _____ *y yo. Gracias...*

Recita tanto como puedas; cuanto más tiempo y más veces recites, más beneficios recibirán tus relaciones de las Manos Sanadoras Divinas.

Finanzas

La mayoría de las personas piensa acerca de sus finanzas cada día. Muchas personas tienen desafíos financieros que desean transformar. Los últimos ocho años han traído a la Madre Tierra cada vez más desafíos financieros y de otro tipo. Esto es parte del período de transición de la Madre Tierra. Para millones de personas transformar las finanzas es vital.

Ahora ofreceré invaluables tesoros divinos permanentes que pueden ser aplicados para transformar las finanzas.

¡Prepárate!

Orden Divina: Trasplantes Divinos de Alma, Mente y Cuerpo de la Bola de Luz Morada y del Manantial Líquido Morado para la Luz Divina ¡Transmisión!

¡Felicitaciones! Estás bendecido. La humanidad está bendecida.

La Luz Divina sana, previene las enfermedades, purifica y rejuvenece el alma, el corazón, la mente y el cuerpo y transforma las relaciones personales, las finanzas, la inteligencia y cada aspecto de la vida.

Te guiaré en una práctica para transformar las finanzas, aplicando las Técnicas de los Cuatro Poderes y los Trasplantes Divinos de Alma, Mente y Cuerpo de la Bola de Luz Morada y del Manantial Líquido Morado para la Luz Divina:

Poder del Cuerpo. Siéntate derecho. Cierra los ojos. Coloca la punta de la lengua suavemente contra el paladar. Coloca una palma sobre el abdomen, bajo el ombligo, y la otra palma sobre el Centro de Mensajes.

Poder del Alma. Di *hola:*

> *Queridos alma, mente y cuerpo de mis finanzas,*
> *Los amo.*

Queridos alma, mente y cuerpo de los Trasplantes Divinos de Alma,
Mente y Cuerpo de la Bola de Luz Morada y del Manantial
Líquido Morado para la Luz Divina,
Los amo.
Ustedes tienen el poder de transformar mis finanzas.
Estoy sumamente agradecido.
Por favor, ofrezcan a mis finanzas una bendición para la sanación
de alma, según sea lo apropiado.
Gracias.

Poder de la Mente. Visualiza el tesoro divino de la Bola Divina de Luz Morada y del Manantial Líquido Divino Morado para la Luz Divina transformando tu situación financiera.

Poder del Sonido. Recita o canta en silencio o en voz alta:

La Bola Divina de Luz Morada y el Manantial Líquido Divino
Morado para la Luz Divina transforman mis finanzas. Gracias.
La Bola Divina de Luz Morada y el Manantial Líquido Divino
Morado para la Luz Divina transforman mis finanzas.
Gracias.
La Bola Divina de Luz Morada y el Manantial Líquido Divino
Morado para la Luz Divina transforman mis finanzas.
Gracias.
La Bola Divina de Luz Morada y el Manantial Líquido Divino
Morado para la Luz Divina transforman mis finanzas.
Gracias…

Deja de leer ahora. Recita *La Bola Divina de Luz Morada y el Manantial Líquido Divino Morado para la Luz Divina transforman mis finanzas. Gracias*, durante cinco minutos. En general, recita entre tres y cinco minutos cada vez, de tres a cinco veces al día. Si tienes desafíos densos con tus finanzas, recita de una a dos horas al día. Cuanto más tiempo y más veces recites, podrías obtener mejores resultados.

Aplica las Manos Sanadoras Divinas para transformar las finanzas

Ahora te guiaré para transformar tus finanzas aplicando Manos Sanadoras Divinas. El Divino me ha indicado claramente que no podrás continuar usando las Manos Sanadoras Divinas contenidas en este libro más de veinte veces. Por lo tanto, practica tanto como puedas cada vez que apliques las Manos Sanadoras Divinas descargadas en este libro, con el fin de obtener los mayores beneficios de las veinte sesiones. Luego, tendrás que contactar con un Sanador del Alma con Manos Sanadoras Divinas o con uno de mis Representantes Mundiales para recibir bendiciones de Manos Sanadoras Divinas o postular para que se te otorguen Manos Sanadoras Divinas.

Poder del Cuerpo. Siéntate derecho. Cierra los ojos. Coloca la punta de la lengua suavemente contra el paladar. Si eres un Sanador del Alma con Manos Sanadoras Divinas, coloca tus manos en la Posición para la Oración en la Era de la Luz del Alma y sacude tu mano derecha. Si no eres un Sanador del Alma con Manos Sanadoras Divinas, simplemente coloca tus manos en la Posición para la Oración en la Era de la Luz del Alma.

Poder del Alma. Di *hola*:

> *Queridas Manos Sanadoras Divinas,*
> *Las amo.*
> *Ustedes tienen el poder de transformar mis finanzas.*
> *Estoy sumamente agradecido.*
> *Por favor, ofrezcan una bendición para la sanación de alma, según*
> *sea lo apropiado.*
> *Gracias.*

Poder de la Mente. Visualiza las Manos Sanadoras Divinas irradiando luz dorada y transformando tus finanzas.

Poder del Sonido. Recita o canta en silencio o en voz alta:

Manos Sanadoras Divinas transforman mis finanzas. Gracias.
Manos Sanadoras Divinas transforman mis finanzas. Gracias.
Manos Sanadoras Divinas transforman mis finanzas. Gracias.
Manos Sanadoras Divinas transforman mis finanzas. Gracias…

Recita tanto como puedas; cuanto más tiempo y más veces recites, recibirás más beneficios de las Manos Sanadoras Divinas.

Aumento de la inteligencia

Muchas personas hablan acerca de aumentar y desarrollar la inteligencia. La mayoría cree que la inteligencia viene de la mente. Quiero compartir con la humanidad que la inteligencia sí viene de la mente, pero las fuentes más importantes de inteligencia son el corazón y el alma.

Existen tres tipos de inteligencia:

- inteligencia de la mente
- inteligencia del corazón
- inteligencia del alma

La medicina tradicional china enseña que el corazón aloja a la mente y al alma. Si uno tiene problemas de corazón, su cerebro e inteligencia podrían estar seriamente afectados. La memoria, entendimiento, comprensión y más podrían estar afectados.

El alma es el jefe de un ser humano. Nuestra querida alma tiene experiencias y memorias de muchas vidas pasadas. Nuestra querida alma se comunica y aprende de nuestros padres y madres espirituales en el Cielo. Nuestra querida alma tiene gran sabiduría y conocimiento. La inteligencia del alma va más allá de las palabras. En general, la inteligencia del alma está escondida. Desarrollar la inteligencia del alma es la clave para desarrollar de manera importante la inteligencia de uno mismo.

Primero permíteme guiarte en una práctica para desarrollar la inteligencia de la mente.

Inteligencia de la mente

Mi padre y mentor espiritual, el Dr. y Maestro Zhi Chen Guo, descubrió un código sagrado de números para desarrollar el poder de la mente. Este es:

01777—908—01777—92244

Puedes recitar este código en español, un dígito a la vez. Puedes recitar este código en cualquier idioma porque el mensaje es el mismo. Recomiendo lo recites en chino porque además tiene una vibración especial:

01777 Ling Yao Chi Chi Chi (pronunciado *ling yao chi chi chi*)
908 Jiu Ling Ba (pronunciado *dchio ling ba*)
01777 Ling Yao Chi Chi Chi
92244 Jiu Er Si (pronunciado *dchio ar ar sz sz*)

¿Cuál es el significado de estos números? Son tres subcódigos separados:

01777 estimula el cuerpo calloso, que es el tejido que conecta el hemisferio derecho e izquierdo del cerebro. Las células en esta área transportan mensajes de un lado del cerebro al otro.

908 estimula el hemisferio izquierdo del cerebro.

92244 estimula el hemisferio derecho del cerebro. Ver figura 10.

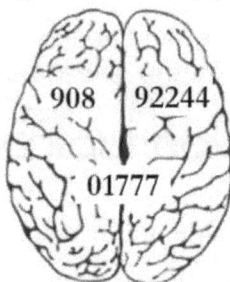

Hemisferio   Hemisferio
izquierdo   derecho

Figura 10. Código sagrado de números para desarrollar todo el cerebro

Para desarrollar todo el cerebro—hemisferio izquierdo, hemisferio derecho y cuerpo calloso—la práctica es muy simple. Solo aprende los subcódigos y recítalos rápidamente en esta secuencia especial. Puedes hacer esta práctica en casi cualquier lugar y en cualquier momento. Mientras recitas este código, estás estimulando las células del cerebro central (el cuerpo calloso) entre los hemisferios derecho e izquierdo del cerebro, luego estimulas el hemisferio izquierdo, de ahí de vuelta al centro del cerebro y luego estimulas el hemisferio derecho. Repite esta secuencia de números rápidamente para estimular todas las células en el cerebro y para desarrollar las conexiones entre ellas. Este es un gran secreto para desarrollar la inteligencia de la mente.

Aplica las Técnicas de los Cuatro Poderes con este código sagrado de números para desarrollar la inteligencia de la mente:

Poder del Cuerpo. Siéntate derecho. Cierra los ojos. Coloca la punta de la lengua suavemente contra el paladar. Coloca una palma sobre el kundalini. Recuerda, la energía del kundalini alimenta el cerebro. Coloca la otra palma encima de tu cabeza.

Poder del Alma. Di *hola*:

> *Queridos alma, mente y cuerpo de mi cerebro y mi mente,*
> *Los amo.*
> *Ustedes tienen el poder de potenciar su inteligencia.*
> *Hagan un buen trabajo.*
> *Gracias.*
> *Queridos 01777—908—01777—92244,*
> *Los amo.*
> *Ustedes tienen el poder de aumentar la inteligencia de mi mente.*
> *Estoy muy agradecido.*
> *Gracias.*

Poder de la Mente. Visualiza luz dorada irradiando en todo tu cerebro.

Poder del Sonido. Recita o canta en silencio o en voz alta:

*01777 (ling yao chi chi chi)—908 (dchio ling ba)—01777 (ling yao
chi chi chi)—92244 (dchio ar ar sz sz)
01777—908—01777—92244
01777—908—01777—92244
01777—908—01777—92244...*

O simplemente recita en español (o en tu idioma nativo):

*01777 (cero uno siete siete siete)–908 (nueve cero ocho)–01777(cero
uno siete siete siete)–92244 (nuevo dos dos cuatro cuatro)
01777—908—01777—92244
01777—908—01777—92244
01777—908—01777—92244...*

Para de leer y deja el libro. Recita *01777 (ling yao chi chi chi)—908
(dchio ling ba)—01777 (ling yao chi chi chi)—92244 (dchio ar ar sz sz)* o
recita en español, *01777– 908–01777–92244*, durante cinco minutos.

En general, recita entre tres y cinco minutos cada vez, de tres
a cinco veces al día. Si tienes desafíos grandes con la inteligencia
de la mente, tales como comprensión deficiente, aturdimiento o
niebla cerebral, dislexia, lesión u otros bloqueos del cerebro, recita
de una a dos horas al día. Cuanto más tiempo y más veces recites,
mejores resultados podrías obtener.

Aplica las Manos Sanadoras Divinas para aumentar la inteligencia de la mente

Ahora te guiaré para aumentar la inteligencia de la mente aplicando
Manos Sanadoras Divinas. Sugiero enfáticamente que, cada vez que
apliques las Manos Sanadoras Divinas contenidas en este libro, te
tomes por lo menos media hora para practicar, porque el Divino me
ha indicado claramente que no podrás usar los tesoros de las Manos
Sanadoras Divinas contenidas en este libro más de veinte veces. Por
lo tanto, aplica las Manos Sanadoras Divinas de este libro veinte veces

y practica tanto como puedas cada vez, para obtener los mayores beneficios. Luego, tendrás que contactar con un Sanador del Alma con Manos Sanadoras Divinas o con uno de mis Representantes Mundiales para recibir bendiciones de Manos Sanadoras Divinas o postular para que se te otorguen Manos Sanadoras Divinas.

Poder del Cuerpo. Siéntate derecho. Cierra los ojos. Coloca la punta de la lengua suavemente contra el paladar. Si eres un Sanador del Alma con Manos Sanadoras Divinas, coloca tus manos en la Posición para la Oración en la Era de la Luz del Alma y sacude tu mano derecha. Si no eres un Sanador del Alma con Manos Sanadoras Divinas, simplemente coloca tus manos en la Posición para la Oración en la Era de la Luz del Alma.

Poder del Alma. Di *hola*:

> *Queridas Manos Sanadoras Divinas,*
> *Las amo.*
> *Ustedes tienen el poder de aumentar la inteligencia de mi mente.*
> *Estoy sumamente agradecido.*
> *Por favor, ofrezcan a mi mente una bendición de la sanación de*
>   *alma para inteligencia, según sea lo apropiado.*
> *Gracias.*

Poder de la Mente. Visualiza las Manos Sanadoras Divinas irradiando luz dorada dentro de tu cerebro.

Poder del Sonido. Recita o canta en silencio o en voz alta:

> *Manos Sanadoras Divinas aumentan mi inteligencia de la mente.*
>   *Gracias.*
> *Manos Sanadoras Divinas aumentan mi inteligencia de la mente.*
>   *Gracias.*
> *Manos Sanadoras Divinas aumentan mi inteligencia de la mente.*
>   *Gracias.*

Manos Sanadoras Divinas aumentan mi inteligencia de la mente.
  Gracias…

Recita tanto como puedas; cuanto más tiempo y más veces recites, más beneficios recibirás de las Manos Sanadoras Divinas.

Inteligencia del corazón

La naturaleza del corazón es el amor. Una de las mejores maneras de desarrollar la inteligencia del corazón es aplicar los Trasplantes Divinos de Alma, Mente y Cuerpo de la Bola de Luz Morada y del Manantial Líquido Morado para el Amor Divino, que recibiste cuando leíste el capítulo 4.

Ahora, permíteme guiarte para desarrollar la inteligencia del corazón aplicando las Técnicas de los Cuatro Poderes y los Trasplantes de Alma, Mente y Cuerpo de Amor Divino:

Poder del Cuerpo. Siéntate derecho. Cierra los ojos. Coloca la punta de la lengua suavemente contra el paladar. Si eres un Sanador del Alma con Manos Sanadoras Divinas, coloca tus manos en la Posición para la Oración en la Era de la Luz del Alma y sacude tu mano derecha. Si no eres un Sanador del Alma con Manos Sanadoras Divinas, simplemente coloca tus manos en la Posición para la Oración en la Era de la Luz del Alma.

Poder del Alma. Di *hola*:

> *Queridos alma, mente y cuerpo de mi corazón,*
> *Los amo.*
> *Tienen el poder de aumentar su inteligencia.*
> *Hagan un buen trabajo.*
> *Gracias.*
> *Queridos alma, mente y cuerpo de los Trasplantes Divinos de Alma,*
>   *Mente y Cuerpo de la Bola de Luz Morada y del Manantial*
>   *Líquido Morado para el Amor Divino,*
> *Los amo.*

Ustedes tienen el poder de aumentar la inteligencia de mi corazón.
Estoy sumamente agradecido.
Gracias.

Poder de la Mente. Visualiza luz morada irradiando en tu corazón.

Poder del Sonido. Recita o canta en silencio o en voz alta:

> *La Bola Divina de Luz Morada y el Manantial Líquido Divino Morado para el Amor Divino aumentan la inteligencia de mi corazón. Gracias.*
> *La Bola Divina de Luz Morada y el Manantial Líquido Divino Morado para el Amor Divino aumentan la inteligencia de mi corazón. Gracias.*
> *La Bola Divina de Luz Morada y el Manantial Líquido Divino Morado para el Amor Divino aumentan la inteligencia de mi corazón. Gracias.*
> *La Bola Divina de Luz Morada y el Manantial Líquido Divino Morado para el Amor Divino aumentan la inteligencia de mi corazón. Gracias…*

Deja ahora el libro y repite *La Bola Divina de Luz Morada y el Manantial Líquido Divino Morado para Amor Divino aumentan la inteligencia de mi corazón. Gracias,* durante diez minutos. En general, recita entre tres y cinco minutos cada vez, de tres a cinco veces al día. Si tienes fuertes desafíos con la inteligencia del corazón, recita dos horas o más al día. Cuanto más tiempo y más veces recites, podrías obtener mejores resultados. Suma todo tu tiempo de práctica para que equivalga a dos horas o más al día.

Aplica las Manos Sanadoras Divinas para aumentar la inteligencia del corazón

Ahora te guiaré para aumentar la inteligencia del corazón aplicando las Manos Sanadoras Divinas. Como recordatorio, el Divino me ha indicado claramente que no podrás usar las Manos Sanadoras

Divinas descargadas en este libro más de veinte veces. Sugiero enfáticamente que practiques tanto como puedas cada vez que apliques las Manos Sanadoras Divinas contenidas en este libro, con el fin de obtener los mayores beneficios. Luego de aplicarlas veinte veces, tendrás que contactar con un Sanador del Alma con Manos Sanadoras Divinas o con uno de mis Representantes Mundiales para recibir bendiciones de Manos Sanadoras Divinas o postular para recibir las Manos Sanadoras Divinas.

Poder del Cuerpo. Siéntate derecho. Cierra los ojos. Coloca la punta de la lengua suavemente contra el paladar. Si eres un Sanador del Alma con Manos Sanadoras Divinas, coloca tus manos en la Posición para la Oración en la Era de la Luz del Alma y sacude tu mano derecha. Si no eres un Sanador del Alma con Manos Sanadoras Divinas, simplemente coloca tus manos en la Posición para la Oración en la Era de la Luz del Alma.

Poder del Alma. Di *hola*:

> *Queridas Manos Sanadoras Divinas,*
> *Las amo.*
> *Ustedes tienen el poder de aumentar la inteligencia de mi corazón.*
> *Estoy sumamente agradecido.*
> *Por favor, ofrezcan a mi corazón una bendición de sanación de alma para la inteligencia, según sea lo apropiado.*
> *Gracias.*

Poder de la Mente. Visualiza las Manos Sanadoras Divinas irradiando luz dorada dentro de tu corazón.

Poder del Sonido. Recita o canta en silencio o en voz alta:

> *Manos Sanadoras Divinas aumentan la inteligencia de mi corazón. Gracias.*

Manos Sanadoras Divinas aumentan la inteligencia de mi corazón. Gracias.

Manos Sanadoras Divinas aumentan la inteligencia de mi corazón. Gracias.

Manos Sanadoras Divinas aumentan la inteligencia de mi corazón. Gracias…

Recita tanto como puedas; cuanto más tiempo y más veces recites, más beneficios recibirás de las Manos Sanadoras Divinas.

Inteligencia del alma

El alma de tu cuerpo se ha reencarnado en cientos o miles de vidas. Tu amada alma ha tenido muchas experiencias y ha adquirido gran sabiduría a través de todas estas vidas. Para la mayoría de las personas, solo muy poca de la sabiduría del alma ha sido trasmitida a la mente y corazón. La sabiduría y conocimiento de nuestra alma permanecen ocultos en gran medida. Desarrollar la inteligencia de tu alma puede hacerte extremadamente inteligente.

Ahora permíteme guiarlos a todos para desarrollar la inteligencia del alma aplicando las Técnicas de los Cuatro Poderes y el código sagrado divino *3396815*.

El código sagrado divino 3396815 fue dado por el Divino a mi padre y mentor espiritual, el Dr. y Maestro Zhi Chen Guo, hace casi cuarenta años. Este código sagrado une el mundo espiritual y el mundo físico. Tiene tremendo poder espiritual.

Cuando se verbaliza en chino, el sonido de cada número en 3396815 estimula la vibración celular en un área específica del cuerpo. Recitar sostenidamente 3396815 hace que la energía fluya continuamente a través de los principales órganos y sistemas del cuerpo. La secuencia de este flujo promueve la energía y sanación de una manera poderosa. Ver figura 11.

- 33 (pronunciado *san san*) estimula el pecho y los pulmones
- 9 (pronunciado *dchio*) estimula la parte inferior del abdomen

- 6 (pronunciado *liu*) estimula las partes laterales del cuerpo y las costillas
- 8 (pronunciado *ba*) estimula el área del ombligo
- 1 (pronunciado *yao*) estimula la cabeza y el cuello
- 5 (pronunciado *wu*) estimula el área del estómago

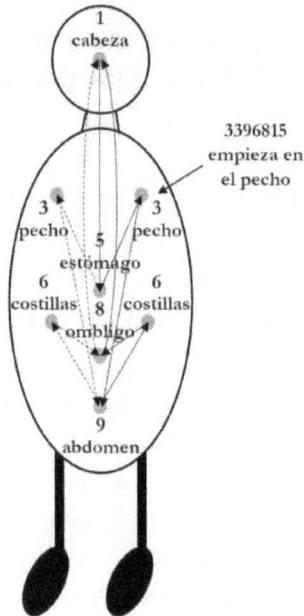

Figura 11. El código sagrado divino 3396815

Por lo tanto, 3396815 promueve el flujo de energía en la siguiente secuencia:

- empieza en el área del pecho (33)
- fluye hacia abajo a la parte inferior del abdomen (9)
- fluye al área de las costillas en ambos lados (6)
- fluye al área del ombligo (8)
- fluye hacia arriba al cuello y a la cabeza (1)
- fluye hacia abajo al área del estómago (5)

La importancia y poder de 3396815 radican en que este es un código sagrado divino para:

- remover bloqueos de alma, mente y cuerpo para la sanación y la transformación de toda la vida, incluyendo la salud, las relaciones personales, las finanzas, la inteligencia, los hijos y cada aspecto de la vida
- desarrollar los cuatro grandes canales espirituales, que son el Canal del Lenguaje del Alma, el Canal de la Comunicación Directa del Alma, el Canal del Tercer Ojo y el Canal del Conocimiento Directo
- desarrollar la inteligencia del alma, del corazón y de la mente
- purificar y rejuvenecer alma, corazón, mente y cuerpo
- prolongar la vida

Ahora permíteme que te guíe para desarrollar la inteligencia del alma, aplicando las Técnicas de los Cuatro Poderes y el código sagrado divino 3396815:

Poder del Cuerpo. Siéntate derecho. Cierra los ojos. Coloca la punta de la lengua suavemente contra el paladar. Coloca tus manos en la Posición para la Oración en la Era de la Luz del Alma.

Poder del Alma. Di *hola*:

> *Queridos alma, mente y cuerpo de mi alma,*
> *Los amo.*
> *Tienen el poder de aumentar la inteligencia de mi alma.*
> *Hagan un buen trabajo.*
> *Gracias.*
> *Queridos alma, mente y cuerpo de 3396815 (san san dchio liu ba yao wu),*
> *Los amo.*
> *Tienen el poder de aumentar la inteligencia de mi alma.*
> *Estoy muy agradecido.*
> *Gracias.*

Poder de la Mente. Visualiza luz de arcoíris irradiando en tu alma.

Poder del Sonido. Recita *3396815—San San Jiu Liu Ba Yao Wu (san san dchio liu ba yao wu) en voz alta y tan rápido como puedas.*

San San Jiu Liu Ba Yao Wu
San San Jiu Liu Ba Yao Wu
San San Jiu Liu Ba Yao Wu
San San Jiu Liu Ba Yao Wu…

Ahora deja el libro y recita ahora este código sagrado durante varios minutos. Recita tan rápido como puedas. Relájate y deja que las palabras fluyan naturalmente. Deja ir el deseo de pronunciar el código correctamente. ¡Recita muy rápido! Repentinamente, podría brotarte una voz o sonido especial. Esta voz podría sonar muy extraña; quizás no la hayas escuchado antes. No te sorprendas, este es tu Lenguaje del Alma.

¿Cómo sabes que estás hablando tu Lenguaje del Alma? Cuando te surja una voz o sonido especial, deja de recitar. A continuación, empieza nuevamente a recitar *3396815 (san san dchio liu ba yao wu)* tan rápido como puedas. La voz o sonido especial surgirá de nuevo. Entonces, sabrás que la voz o sonido especial es tu Lenguaje del Alma. ¡Felicitaciones!

El Lenguaje del Alma lleva consigo frecuencia y vibración del alma con amor del alma, perdón del alma, compasión del alma y luz del alma.

La frecuencia y vibración del alma pueden transformar la frecuencia y vibración de la mente y del cuerpo.

El amor del alma puede disolver todos los bloqueos y transformar toda la vida, incluyendo la salud, las relaciones personales, las finanzas, la inteligencia y cada aspecto de la vida entera.

El perdón del alma puede traer gozo y paz interior a toda la vida.

La compasión del alma puede potenciar la energía, la resistencia, la vitalidad y la inmunidad de toda la vida.

La luz del alma puede sanar, prevenir enfermedades, purificar y rejuvenecer alma, corazón, mente y cuerpo y transformar toda la vida.

Ahora deja de leer. Recita *3396815* (*san san dchio liu ba yao wu*) durante diez minutos. Si tu Lenguaje del Alma surge, ¡maravilloso! Si no surge, continúa recitando *3396815*. Practica. Repentinamente, el Lenguaje del Alma podría brotarte.[11]

En general, recita entre tres y cinco minutos cada vez, de tres a cinco veces al día. Si tienes retos fuertes con la inteligencia del alma o si quieres abrir más tus canales espirituales, recita de una a dos horas al día. Cuanto más tiempo y más veces recites, podrías obtener mejores resultados. Suma todo tu tiempo de práctica para que equivalga de una a dos horas o más al día.

Aplica las Manos Sanadoras Divinas para aumentar la inteligencia del alma

Ahora te guiaré para aumentar la inteligencia del alma aplicando las Manos Sanadoras Divinas. El Divino me ha señalado que aplicar las Manos Sanadoras Divinas descargadas en este libro es muy poderoso. Así que te sugiero enfáticamente que, cada vez que apliques las Manos Sanadoras Divinas contenidas en este libro, te tomes por lo menos media hora para practicar, porque no podrás usar los tesoros de las Manos Sanadoras Divinas dentro en este libro más de veinte veces. Por lo tanto, aplica las Manos Sanadoras Divinas de este libro veinte veces y practica tanto como puedas cada vez, para obtener los mayores beneficios. Luego, tendrás que contactar con un Sanador del Alma con Manos Sanadoras Divinas o con uno de mis Representantes Mundiales para recibir bendiciones

---

11 Para aprender más acerca del Lenguaje del Alma, véase *Soul Wisdom: Practical Soul Treasures to Transform Your Life* (La sabiduría del alma: tesoros prácticos para el alma que transformarán tu vida) (Toronto/Nueva York: Heaven's Library/Atria Books, 2008) y *Soul Communication: Opening Your Spiritual Channels for Success and Fulfillment* (Toronto/Nueva York: Heaven's Library/Atria Books, 2008).

de Manos Sanadoras Divinas o postular para que se te otorguen Manos Sanadoras Divinas.

Poder del Cuerpo. Siéntate derecho. Cierra los ojos. Coloca la punta de la lengua suavemente contra el paladar. Si eres un Sanador del Alma con Manos Sanadoras Divinas, coloca tus manos en la Posición para la Oración en la Era de la Luz del Alma y sacude tu mano derecha. Si no eres un Sanador del Alma con Manos Sanadoras Divinas, sólo coloca tus manos en la Posición para la Oración en la Era de la Luz del Alma.

Poder del Alma. Di *hola*:

> *Queridas Manos Sanadoras Divinas,*
> *Las amo.*
> *Ustedes tienen el poder de aumentar la inteligencia de mi alma.*
> *Estoy sumamente agradecido.*
> *Por favor, ofrezcan a mi alma una bendición de sanación de alma*
> *para inteligencia, según sea lo apropiado.*
> *Gracias.*

Poder de la Mente. Visualiza las Manos Sanadoras Divinas irradiando luz dorada dentro de tu alma.

Poder del Sonido. Recita en silencio o en voz alta:

> *Manos Sanadoras Divinas aumentan la inteligencia de mi alma.*
> *Gracias.*
> *Manos Sanadoras Divinas aumentan la inteligencia de mi alma.*
> *Gracias.*
> *Manos Sanadoras Divinas aumentan la inteligencia de mi alma.*
> *Gracias.*
> *Manos Sanadoras Divinas aumentan la inteligencia de mi alma.*
> *Gracias...*

Recita tanto como puedas; cuanto más tiempo y más veces recites, más beneficios recibirás de las Manos Sanadoras Divinas.

He explicado y guiado a cada lector en realizar prácticas para desarrollar inteligencia de la mente, inteligencia del corazón e inteligencia del alma. Si la humanidad aprende cómo desarrollar estas tres inteligencias, la inteligencia de la humanidad aumentará más allá de las palabras, comprensión e imaginación.

Las prácticas en esta sección son muy importantes. Para aumentar tu inteligencia de la mente, inteligencia del corazón e inteligencia del alma practica cada vez más. Aplica el código sagrado divino 3396815. Aplica las Manos Sanadoras Divinas. Practica. Practica. Practica. Aumentar tu inteligencia trae beneficios ilimitados para transformar tu vida.

Aplica las Manos Sanadoras Divinas para aumentar la inteligencia en los niños

La inteligencia es vital para el éxito de los niños. Saber cómo desarrollar y aumentar la inteligencia en los niños es muy importante. Todos los padres desean que sus hijos sean sanos, felices e inteligentes.

Las Manos Sanadoras Divinas portan poder divino. No solo ofrecen sanación, sino que pueden transformar cada aspecto de la vida, incluyendo la inteligencia y mucho más.

Permíteme guiarte en la aplicación de Manos Sanadoras Divinas para aumentar la inteligencia en los niños. Si se aumenta la inteligencia en los niños, se transformará la calidad de la humanidad. La importancia de desarrollar la inteligencia de los niños no puede ser resaltada lo suficiente.

Ahora practiquemos aplicando las Técnicas de los Cuatro Poderes y las Manos Sanadoras Divinas para aumentar la inteligencia en los niños:

Poder del Cuerpo. Siéntate derecho. Cierra los ojos. Coloca la punta de la lengua suavemente contra el paladar. Si eres un

Sanador del Alma con Manos Sanadoras Divinas, coloca tus manos en la Posición para la Oración en la Era de la Luz del Alma y sacude tu mano derecha. Si no eres un Sanador del Alma con Manos Sanadoras Divinas, simplemente coloca tus manos en la Posición para la Oración en la Era de la Luz del Alma.

Poder del Alma. Di *hola*:

> *Queridas Manos Sanadoras Divinas,*
> *Las amo.*
> *Ustedes tienen el poder de aumentar la inteligencia de mente, corazón y alma de mi niño/niña (o niños).*
> *Estoy sumamente agradecido.*
> *Por favor, ofrezcan una bendición para la sanación de alma para las tres inteligencias, según sea apropiada.*
> *Gracias.*

Poder de la Mente. Visualiza las Manos Sanadoras Divinas irradiando luz dorada a la mente, corazón y alma de tu niño/niña (o niños).

Poder del Sonido. Recita en silencio o en voz alta:

> *Las Manos Sanadoras Divinas aumentan la inteligencia de mente, corazón y alma de mi niño/niña (o niños). Gracias.*
> *Las Manos Sanadoras Divinas aumentan la inteligencia de mente, corazón y alma de mi niño/niña (o niños). Gracias.*
> *Las Manos Sanadoras Divinas aumentan la inteligencia de mente, corazón y alma de mi niño/niña (o niños). Gracias.*
> *Las Manos Sanadoras Divinas aumentan la inteligencia de mente, corazón y alma de mi niño/niña (o niños). Gracias…*

Recita tanto como puedas; cuanto más tiempo y más veces recites, más beneficios recibirá tu niño o niños de las Manos Sanadoras Divinas.

Aplica las Manos Sanadoras Divinas para aumentar la inteligencia en los estudiantes

Existen cientos de millones de estudiantes en todo el mundo. Los hay en escuela primaria, secundaria, preparatoria y en la universidad. Muchas personas regresan a la escuela como adultos con el fin de completar o ampliar su educación. Hay estudiantes de licenciatura, de postgrado, doctorandos y más.

Las Manos Sanadoras Divinas tienen el poder de aumentar la inteligencia de la mente, corazón y alma para todo nivel de estudiantes. Si los estudiantes de todos los niveles aumentaran su inteligencia, el mundo sería distinto. Los padres hacen grandes esfuerzos para ayudar a sus hijos a aumentar su inteligencia con tutores, programas de software, ayudas escolares, grupos de estudio, clases y más. Las Manos Sanadoras Divinas puede aumentar la inteligencia del estudiante. Cuán bendecida está la humanidad por tener la oportunidad de recibir Manos Sanadoras Divinas para sanar, transformar y bendecir cada aspecto de la vida.

Ahora practiquemos aplicando las Técnicas de los Cuatro Poderes y las Manos Sanadoras Divinas para incrementar la inteligencia de uno o más estudiantes:

Poder del Cuerpo. Siéntate derecho. Cierra los ojos. Coloca la punta de la lengua suavemente contra el paladar. Si eres un Sanador del Alma con Manos Sanadoras Divinas, coloca tus manos en la Posición para la Oración en la Era de la Luz del Alma y sacude tu mano derecha. Si no, simplemente coloca tus manos en la Posición para la Oración en la Era de la Luz del Alma.

Poder del Alma. Di *hola*:

Queridas Manos Sanadoras Divinas,
Las amo.
Ustedes tienen el poder de aumentar la inteligencia de _____
(menciona el nombre del estudiante o estudiantes).
Estoy sumamente agradecido.

Por favor, ofrezcan una bendición de la sanación de alma para aumentar la inteligencia, según sea apropiada.
Gracias.

Poder de la Mente. Visualiza Manos Sanadoras Divinas irradiando luz dorada a la mente, corazón y alma del estudiante o estudiantes.

Poder del Sonido. Recita en silencio o en voz alta:
> *Las Manos Sanadoras Divinas aumentan la inteligencia de mente, corazón y alma del estudiante (o estudiantes). Gracias.*
> *Las Manos Sanadoras Divinas aumentan la inteligencia de mente, corazón y alma del estudiante (o estudiantes). Gracias.*
> *Las Manos Sanadoras Divinas aumentan la inteligencia de mente, corazón y alma del estudiante (o estudiantes). Gracias.*
> *Las Manos Sanadoras Divinas aumentan la inteligencia de mente, corazón y alma del estudiante (o estudiantes). Gracias…*

Recita tanto como puedas; cuanto más tiempo y más veces recites, más beneficios recibirá el estudiante o estudiantes de las Manos Sanadoras Divinas.

Aplica las Manos Sanadoras Divinas para aumentar la inteligencia en los adultos y en las personas mayores

Todos pueden beneficiarse de mayor inteligencia. Los adultos y las personas mayores necesitan inteligencia. A medida que envejecen, a muchos adultos les preocupa la enfermedad de Alzheimer u otros tipos de demencia y la pérdida de las habilidades cognitivas y de otro tipo.

Ofreceré importantes tesoros divinos permanentes para ayudar a los adultos y a las personas mayores a aumentar su función cerebral.

¡Prepárate!

Orden Divina: Trasplantes Divinos de Alma, Mente y Cuerpo de la Bola de Luz Morada y del Manantial Líquido Morado de la Compasión Divina para el Cerebro, el Corazón y el Alma ¡Transmisión!

¡Felicitaciones! Estás bendecido. La humanidad está bendecida.

La Compasión Divina potencia la energía, la resistencia, la vitalidad y la inmunidad y puede transformar toda la vida.

Ahora practiquemos aplicando las Técnicas de los Cuatro Poderes, las Manos Sanadoras Divinas y los Trasplantes Divinos de Alma, Mente y Cuerpo de la Bola de Luz Morada y del Manantial Líquido Morado de la Compasión Divina para el Cerebro, el Corazón y el Alma, para aumentar la función cerebral y la inteligencia en adultos y en personas mayores.

Poder del Cuerpo. Siéntate derecho. Cierra los ojos. Coloca la punta de la lengua suavemente contra el paladar. Si eres un Sanador del Alma con Manos Sanadoras Divinas, coloca tus manos en la Posición para la Oración en la Era de la Luz del Alma y sacude tu mano derecha. Si no eres un Sanador del Alma con Manos Sanadoras Divinas, simplemente coloca tus manos en la Posición para la Oración en la Era de la Luz del Alma.

Poder del Alma. Di *hola*:

> *Queridos alma, mente y cuerpo de mi mente, corazón y alma,*
> *Los amo.*
> *Ustedes tienen el poder de aumentar su inteligencia.*
> *Hagan un buen trabajo.*
> *Gracias.*
> *Queridos alma, mente y cuerpo de los Trasplantes Divinos de Alma,*
> *Mente y Cuerpo de la Bola de Luz Morada y del Manantial*
> *Líquido Morado de la Compasión Divina para el Cerebro, el*
> *Corazón y el Alma,*

Los amo.
Queridas Manos Sanadoras Divinas,
Las amo.
Ustedes tienen el poder de aumentar mi función cerebral y la inteligencia de mi mente, corazón y alma (o de, nombra a la persona).
Estoy sumamente agradecido.
Por favor, ofrezcan una bendición para la sanación de alma, según sea apropiada.
Gracias.

Poder de la Mente. Visualiza las Manos Sanadoras Divinas irradiando luz dorada en tu mente, corazón y alma.

Poder del Sonido. Recita en silencio o en voz alta:

Las Manos Sanadoras Divinas aumentan la función cerebral e inteligencia de mi mente, corazón y alma (o de, nombra a la persona). *Gracias.*
Las Manos Sanadoras Divinas aumentan la función cerebral e inteligencia de mi mente, corazón y alma (o de, nombra a la persona). *Gracias.*
Las Manos Sanadoras Divinas aumentan la función cerebral e inteligencia de mi mente, corazón y alma (o de, nombra a la persona). *Gracias.*
Las Manos Sanadoras Divinas aumentan la función cerebral e inteligencia de mi mente, corazón y alma (o de, nombra a la persona). *Gracias...*

Recita tanto como puedas; cuanto más tiempo y más veces recites, más beneficios recibirás de las Manos Sanadoras Divinas y de otros tesoros divinos.

Como ya lo he descrito muchas veces a lo largo de este libro, las Manos Sanadoras Divinas portan frecuencia y vibración divinas que pueden transformar cualquier aspecto de la vida. La siguiente historia es una de gran transformación para los padres de una de mis estudiantes.

Mi madre y mi padre solían sufrir tremendamente de muchas afecciones. Ambos tenían dificultades pulmonares; se les diagnosticó enfisema y mi madre tenía bastante dificultad para respirar, a la vez que fatiga extrema. Perdía el equilibrio y usaba un bastón para moverse. Yo siempre estaba bastante preocupada de que se cayera, lo que había sucedido bastante en los últimos años y ocasionado la rotura de algunos huesos grandes.

Uno de los peores problemas para mi madre era su miedo a que le estuviera fallando su memoria. Tenía una constante inquietud de estar contrayendo Alzheimer como su madre. Se preocupaba constantemente sobre esto.

Mis padres estaban envejeciendo rápidamente. Era triste ver cada día cómo mi padre luchaba por sostener a mi madre mientras ella renqueaba a su lado, ambos esforzándose por respirar y moverse.

Hace un par de meses, empecé a llamar a sus almas para la teleconferencia gratuita diaria de Bendiciones con las Manos Sanadoras Divinas para que recibieran bendiciones para la sanación del alma con las Manos Sanadoras Divinas. No les dije que estaban recibiendo diariamente estas bendiciones para su sanación.

Luego de dos meses, ¡ninguno de los dos tiene dificultades respiratorias! Acompañé a mi madre en la visita a su médico y ella y su doctor recalcaban la increíble mejoría de sus problemas respiratorios ya que parece estar completamente libre de toda molestia.

Su equilibrio ha tomado un giro casi completo ya que no usa más el bastón, aunque no puede entender su significado. De hecho,

¡mis padres ahora salen dos veces a la semana a bailar! No los he visto así de felices en veinte años. Ambos están más que felices y disfrutando de la vida como dos jóvenes nuevamente enamorados.

Y el mejor resultado de todo es que mi madre me dijo, "No sé por qué alguna vez estuve temerosa de tener Alzheimer. Hace algunas semanas atrás, decidí un día dejarlo pasar y olvidarlo. Estoy perfectamente bien. Fue tan tonto".

Gracias al Divino. Gracias Maestro Sha.

G. G.
Florida

Millones de personas desean transformar sus vidas. La humanidad encara tantos desafíos con las relaciones personales, las finanzas, la inteligencia y con todo aspecto de la vida. Los tesoros divinos y las prácticas en este capítulo son vitales para transformar cada aspecto de la vida. Las Manos Sanadoras Divinas tienen el poder de transformar toda la vida. No podemos honrar lo suficiente al Divino por otorgar las manos de su alma para transformar cada aspecto de la vida de la humanidad.

Después de recibir las Manos Sanadoras Divinas, tienes una conexión directa con el Divino. Cuando ofreces sanación, bendición y transformación de vida con las Manos Sanadoras Divinas, el Divino está allí para ti. No existen palabras para expresar nuestra más profunda gratitud y honor de que podamos recibir las Manos Sanadoras Divinas.

Gracias. Gracias. Gracias.

6

APLICA LAS MANOS SANADORAS DIVINAS PARA SANAR A LOS ANIMALES Y LA NATURALEZA

Muchas familias tienen mascotas. Cuando vine de China a Norteamérica me di cada vez más cuenta de que muchas personas tratan a sus mascotas como un miembro de familia. Muy a menudo les escucho llamar a su perro o gato hijo, hija o bebé. Se consideran a sí mismos como su padre o madre.

Sanando a los animales

Cuando sus animales están enfermos, las personas se ocupan muy bien de ellos. La gente ama a los animales. Los animales traen a la familia felicidad, armonía, compañía y salud.

Vi en un programa de noticias en la televisión china que una estrella cinematográfica de renombre tenía un coágulo en una de sus piernas. Se operó y dos años después otra arteria se le bloqueó en la misma pierna. Tenía dificultad para caminar y muchas otras enfermedades. Un amigo suyo le dio un perro. Todos los días, la estrella del cine tenía que sacar al perro a caminar. Cuando lo hacía, se dio cuenta de que su habilidad para caminar iba mejorando cada vez más. Muchos de sus problemas de salud mejoraron. Él dijo que llevar a su perro a caminar transformó su salud y su vida. Esta historia muestra claramente uno de los beneficios de tener una mascota.

Ahora permítanme guiarlos a todos para ofrecer una sanación del alma para sanar a los animales.

Primero, ofreceré importantes tesoros divinos permanentes para sanarse a uno mismo, a los seres queridos y a las amadas mascotas.

¡Prepárate!

Orden Divina: Trasplantes Divinos de Alma, Mente y Cuerpo de la Bola de Luz Morada y del Manantial Líquido Morado para el Equilibrio Divino de Alma, Corazón, Mente y Cuerpo ¡Transmisión!

¡Felicitaciones! Estás bendecido. La humanidad está bendecida. Tus mascotas están bendecidas.

Permíteme guiarte en la práctica para aplicar los tesoros divinos que acabas de recibir para bendecir a tus mascotas. Aplica las Técnicas de los Cuatro Poderes:

Poder del Cuerpo. Siéntate derecho. Cierra los ojos. Coloca la punta de la lengua suavemente contra el paladar. Coloca tus manos en la Posición para la Oración en la Era de la Luz del Alma.

Poder del Alma. Di *hola*:

> *Queridos alma, mente y cuerpo de* _____ (menciona el nombre de la mascota),
> *Queridos alma, mente y cuerpo de* _____ (menciona el nombre del sistema, órgano o dolencia que necesita sanación en la mascota),
> *Los amo.*
> *Queridos alma, mente y cuerpo de los Trasplantes Divinos de Alma, Mente y Cuerpo de la Bola de Luz Morada y del Manantial Líquido Morado para el Equilibrio Divino de Alma, Corazón, Mente y Cuerpo,*
> *Los amo.*

Ustedes tienen el poder de sanar _____ (menciona el nombre del sistema, órgano o dolencia para la que estás solicitando una bendición para la sanación de alma) de _____ (nombre de la mascota).
Estoy muy agradecido.
Gracias.

Poder de la Mente. Visualiza luz morada irradiando en tu mascota.

Poder del Sonido. Recita en silencio o en voz alta:

Trasplantes Divinos de Alma, Mente y Cuerpo de la Bola de Luz Morada y del Manantial Líquido Morado para el Equilibrio Divino de Alma, Corazón, Mente y Cuerpo sanan y rejuvenecen a mi mascota. Gracias.

Trasplantes Divinos de Alma, Mente y Cuerpo de la Bola de Luz Morada y del Manantial Líquido Morado para el Equilibrio Divino de Alma, Corazón, Mente y Cuerpo sanan y rejuvenecen a mi mascota. Gracias.

Trasplantes Divinos de Alma, Mente y Cuerpo de la Bola de Luz Morada y del Manantial Líquido Morado para el Equilibrio Divino de Alma, Corazón, Mente y Cuerpo sanan y rejuvenecen a mi mascota. Gracias.

Trasplantes Divinos de Alma, Mente y Cuerpo de la Bola de Luz Morada y del Manantial Líquido Morado para el Equilibrio Divino de Alma, Corazón, Mente y Cuerpo sanan y rejuvenecen a mi mascota. Gracias...

Ahora deja de leer y recita *Trasplantes Divinos de Alma, Mente y Cuerpo de la Bola de Luz Morada y del Manantial Líquido Morado para el Equilibrio Divino de Alma, Corazón, Mente y Cuerpo sanan y rejuvenecen a mi mascota. Gracias*, durante diez minutos. En general, recita entre tres y cinco minutos cada vez, de tres a cinco veces al día. Si tu mascota tiene problemas serios, afecciones crónicas o que ponen en riesgo su vida, recita de una a dos horas al día. Cuanto más tiempo y más veces recites, tu mascota podría experimentar mejores resultados.

Ahora te guiaré para ofrecerle una bendición de sanación de tu mascota aplicando las Manos Sanadoras Divinas. Sugiero enfáticamente que, cada vez que apliques las Manos Sanadoras Divinas contenidas en este libro, tomes por lo menos media hora en practicar, porque el Divino me ha indicado claramente que no podrás continuar usando los tesoros de las Manos Sanadoras Divinas contenidas en este libro más de veinte veces. Por lo tanto, aplica las Manos Sanadoras Divinas de este libro veinte veces y practica tanto como puedas cada vez, para obtener los mayores beneficios. Después, tendrás que contactar con un Sanador del Alma con Manos Sanadoras Divinas o con uno de mis Representantes Mundiales para recibir bendiciones de Manos Sanadoras Divinas o postular para que se te otorguen Manos Sanadoras Divinas.

Aplica las Manos Sanadoras Divinas para sanar a los animales
Nuestras amadas mascotas y otros animales pueden lastimarse o enfermar. Aplica las Técnicas de los Cuatro Poderes y las Manos Sanadoras Divinas para ofrecer bendiciones para la sanación de alma:

Poder del Cuerpo. Siéntate derecho. Cierra los ojos. Coloca la punta de la lengua suavemente contra el paladar. Si eres un Sanador del Alma con Manos Sanadoras Divinas, coloca tus manos en la Posición para la Oración en la Era de la Luz del Alma y sacude tu mano derecha. Si no eres un Sanador del Alma con Manos Sanadoras Divinas, simplemente coloca tus manos en la Posición para la Oración en la Era de la Luz del Alma.

Poder del Alma. Di *hola*:

> *Queridas Manos Sanadoras Divinas,*
> *Las amo.*
> *Ustedes tienen el poder de sanar* _____ (menciona la dolencia y el nombre de la mascota).

Estoy sumamente agradecido.
Por favor, ofrezcan una bendición para la sanación de alma, según
  sea apropiada.
Gracias.

Poder de la Mente. Visualiza las Manos Sanadoras Divinas irradiando luz dorada dentro de la mascota.

Poder del Sonido. Recita en silencio o en voz alta:

Manos Sanadoras Divinas sanan _____ (menciona la dolencia y el nombre de la mascota). *Gracias.*
Manos Sanadoras Divinas sanan _____ (menciona la dolencia y el nombre de la mascota). *Gracias.*
Manos Sanadoras Divinas sanan _____ (menciona la dolencia y el nombre de la mascota). *Gracias.*
Manos Sanadoras Divinas sanan _____ (menciona la dolencia y el nombre de la mascota). *Gracias…*

Recita tanto como puedas; cuanto más tiempo y más veces recites, más beneficios recibirá tu mascota de las Manos Sanadoras Divinas.

Me gustaría enfatizar que no es apropiado pedirle a las Manos Sanadoras Divinas o a cualquier tesoro divino permanente que sanen a todos los animales en la Madre Tierra, en el Cielo o en innumerables planetas, estrellas, galaxias y universos.

La Dra. Rulin Xiu, una física de Pahoa, Hawái, comparte sus historias personales sobre la sanación de su amado perro y de personas.

Mi amado perro, Buga, llevaba cerca de una semana sin comer. Se fue debilitando cada vez más. Tenía estreñimiento severo, que pensé que podría superar por sí mismo. Le di aceite mineral y hierbas, pero no mejoró y continuó empeorándose. Una mañana, lo vi en el bosque; su espíritu estaba muy abatido y pensé que se estaba muriendo. Sabía que tenía que hacer algo.

Le ofrecí a Buga una bendición con las Manos Sanadoras Divinas. Caminé hacia él y lo sostuve en mis brazos. Mientras le ofrecía la bendición, me miró y vi al espíritu regresar en él. Empezó a levantarse en tanto que yo continuaba ofreciendo la bendición. Mientras proseguía la bendición, empezó a correr tras algunos animales. Me preguntaba si necesitaba llevarlo al doctor, pero decidí no hacerlo. Luego de un par de días, se había sanado por completo y volvió a comer normalmente.

Compartiré otra historia acerca de una bendición con Manos Sanadoras Divinas que le di a una amiga mía. Le ofrecí una bendición porque su cuello y hombro llevaban fuera de sitio durante más de doce años; sentía constante dolor. Empecé a ofrecerle Manos Sanadoras Divinas junto con mi Canto del Alma mientras estaba en la playa. Después de la bendición mencionó que su cuello y hombro estaban mucho mejor.

Mientras ofrecía la bendición con las Manos Sanadoras Divinas y el Canto del Alma, varios delfines vinieron. Empezamos a danzar junto al mar porque ella se sentía mucho mejor. Bailamos la más bella y asombrosa danza que hayamos realizado. Ella dijo, "No había dolor alguno luego de la bendición con las Manos Sanadoras Divinas". Continuaré ofreciéndole algunas bendiciones más a fin de que se sane completamente.

Una historia más que quisiera compartir es acerca de mi fontanero, Mark. Hace unos seis meses atrás, le llamé para que hiciera un trabajo en casa y dijo que no podía porque estaba con tanto dolor que estaba incapacitado. Pocos meses después le volví a llamar para un trabajo y me dijo que su estado no había cambiado y que no podía trabajar. Dijo que me instruiría por teléfono en cómo hacer la plomería. Entonces pensé en las Manos Sanadoras Divinas y le ofrecí una bendición por teléfono. Increíblemente, no experimentó más dolor después de la sanación con Manos Sanadoras Divinas. Estaba tan agradecido. Empezó a realizar el trabajo de plomería para mí de inmediato.

Las personas siempre me agradecen por la sanación asombrosa que les ofrezco. Es un regalo increíble que el Divino y Master Sha nos han otorgado. Yo no estoy haciendo la sanación. Me siento muy bien mientras hago el trabajo; es como si yo estuviera siendo sanada. Estoy siempre agradecida a las personas y al Divino cuando ofrezco la bendición para la sanación. Me siento mejor después de ofrecer las bendiciones para la sanación con las Manos Sanadoras Divinas. No puedo agradecerle lo suficiente al Divino por este obsequio y por ser capaz de servir a otros.

Descubro el poder de las Manos Sanadoras Divinas cada vez más hondamente en mi corazón. Aprecio profundamente que el Maestro Sha me otorgara las Manos Sanadoras Divinas para poder servir a mis amados perros y a mis amigos.

Sanando la naturaleza

Millones de personas disfrutan de la jardinería y de la naturaleza. Las personas cultivan árboles frutales y vegetales. Algunas cultivan flores y tienen plantas de interior. Los granjeros cultivan acres de tierra con diversos cultivos. Muchas personas sienten una conexión profunda con la naturaleza y disfrutan pasar el tiempo al aire libre haciendo caminatas, disfrutando del panorama, respirando aire puro, acampando, nadando, navegando, corriendo, escalando, observando a las aves y más. La naturaleza está llena de árboles, flores y otras plantas, jardines, ríos, lagos, montañas, rocas y mucho más.

La mayoría de las personas entiende que un ser humano tiene cuerpo, mente y espíritu. Espíritu es alma. Todo tiene un alma, mente y cuerpo. Las mascotas y los animales tienen almas. Todo en la naturaleza tiene alma. Muchas personas no entienden que las cosas inanimadas como las montañas, ríos y océanos también tienen un alma. Innumerables peces, plantas, insectos y otros seres vivos hacen de la tierra o el agua su hogar. Cada uno de ellos tiene un alma. La sanación del alma puede ser aplicada a cualquiera y a cualquier cosa porque todos los seres y todas las cosas tienen un alma.

En la antigua enseñanza espiritual *wan wu jie you ling*, "Wan" significa *diez mil*. "Wu" significa *cosas*. "Jie" significa *todo*. "You" significa *tener*. "Ling" significa *alma*. "Wan wu jie you ling" (pronunciado *wan wu dchie you ling*) significa *todo tiene un alma*. El alma es un ser de luz dorada. Todos los seres y todas las cosas en la Madre Tierra, el Cielo y en innumerables planetas, estrellas, galaxias y universos tienen alma. Una montaña podría tener miles de árboles. Cada árbol tiene un alma. Cada hoja de cada árbol tiene un alma. Nuestro cuerpo lleva consigo innumerables almas.

La mente es consciencia. Todos los seres y todas las cosas tienen consciencia.

El cuerpo consiste de energía y de materia diminuta. Todos los seres y todas las cosas tienen un cuerpo.

Todo tiene un alma, mente y cuerpo.

Ahora te ofreceré otro conjunto de inapreciables tesoros divinos permanentes. A continuación, te guiaré en la aplicación de estos tesoros para sanarte a ti mismo, a tus seres queridos y a la naturaleza.

¡Prepárate!

Orden Divina: Trasplantes Divinos de Alma, Mente y Cuerpo de la Bola de Luz Morada y del Manantial Líquido Morado para la Nutrición y el Equilibrio Divinos ¡Transmisión!

¡Felicitaciones! Estás bendecido. La humanidad está bendecida. La naturaleza está bendecida.

Ahora, ofrezcamos bendiciones para la sanación del alma a la naturaleza, aplicando conjuntamente las Técnicas de los Cuatro Poderes y los Trasplantes Divinos de Alma, Mente y Cuerpo de la Bola de Luz Morada y del Manantial Líquido Morado para la Nutrición y el Equilibrio Divinos:

Poder del Cuerpo. Siéntate derecho. Cierra los ojos. Coloca la punta de la lengua suavemente contra el paladar. Coloca tus manos en la Posición para la Oración en la Era de la Luz del Alma.

Poder del Alma. Di *hola:*

> *Queridos alma, mente y cuerpo de* _____ (nombra la
> parte de la naturaleza para la cual estás solicitando una
> bendición para la sanación),
> *Los amo.*
> *Queridos alma, mente y cuerpo de los Trasplantes Divinos de Alma,*
> *Mente y Cuerpo de la Bola de Luz Morada y del Manantial*
> *Líquido Morado para la Nutrición y el Equilibrio Divinos,*
> *Los amo.*
> *Ustedes tienen el poder de nutrir y equilibrar* _____ (nombra
> la parte de la naturaleza para la cual estás solicitando
> una bendición para la sanación).
> *Por favor, sanen y bendigan según sea lo apropiado.*
> *Estoy muy agradecido.*
> *Gracias.*

Poder de la Mente. Visualiza luz morada irradiando en la parte de
la naturaleza para la cual estás solicitando una bendición para la
sanación.

Poder del Sonido. Recita en silencio o en voz alta:

> *Trasplantes Divinos de Alma, Mente y Cuerpo de la Bola de Luz*
> *Morada y del Manantial Líquido Morado para la Nutrición y el*
> *Equilibrio Divinos nutren y equilibran* _____ (nombra la
> parte de la naturaleza para la cual estás solicitando una
> bendición para la sanación). *Gracias.*
> *Trasplantes Divinos de Alma, Mente y Cuerpo de la Bola de Luz*
> *Morada y del Manantial Líquido Morado para la Nutrición y*
> *el Equilibrio Divinos nutren y equilibran* _____. *Gracias.*
> *Trasplantes Divinos de Alma, Mente y Cuerpo de la Bola de Luz*
> *Morada y del Manantial Líquido Morado para la Nutrición y*
> *el Equilibrio Divinos nutren y equilibran* _____. *Gracias.*

*Trasplantes Divinos de Alma, Mente y Cuerpo de la Bola de Luz
Morada y del Manantial Líquido Morado para la Nutrición y
el Equilibrio Divinos nutren y equilibran _____. Gracias…*

Ahora deja el libro y para de leer. Recita *Trasplantes Divinos de
Alma, Mente y Cuerpo de la Bola de Luz Morada y del Manantial Líquido
Morado para la Nutrición y el Equilibrio Divinos nutren y equilibran
_____. Gracias*, durante diez minutos. En general, recita entre tres
y cinco minutos cada vez, de tres a cinco veces al día. Si se trata
de retos serios con la naturaleza, recita de una a dos horas al día.
Cuanto más tiempo y más veces recites por tu pedido (o pedidos),
estos podrían experimentar mejores resultados.

Es muy importante entender que no es apropiado pedirle a los
Trasplantes Divinos de Alma, Mente y Cuerpo de la Bola de Luz
Morada y del Manantial Líquido Morado para la Nutrición y el
Equilibrio Divinos, ni a ningún tesoro divino, que bendigan toda la
naturaleza en la Madre Tierra, el Cielo o en innumerables planetas,
estrellas, galaxias y universos, ni en ninguna área afectada por
desastres naturales u ocasionados por el hombre.

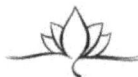

La siguiente historia muestra el poder de una bendición para la
sanación de alma con Manos Sanadoras Divinas para transformar
flores.

*Mi experiencia desde que se me honró con la transmisión de
Sanadora del Alma con Manos Sanadoras Divinas en 2010 ha
sido extensa; desde pústulas por picadura de araña que se despejan
sin dejar cicatriz; un nudo en la espina dorsal que se disuelve;
dolor insoportable reducido a poco o nada; equilibrio de emociones;
e impresionante vibración celular.*

*Siento gran humildad en ser capaz de ofrecer esta bendición del
Divino. Mi mano vibra como una onda de luz y emana vibración,*

que en ocasiones parece ser más grande que el tamaño de la habitación. No deja de asombrarme que el Divino me permita ser un vehículo de sanación, de rejuvenecimiento y de transformación. La multitud de almas que vienen a servir durante la bendición con Manos Sanadoras Divinas es fenomenal como reportan aquellos que lo sienten y aquellos que lo ven.

Uno de los momentos destacados de mi día es participar en la teleconferencia diaria de Manos Sanadoras Divinas y ser capaz de servir globalmente con mi familia de Manos Sanadoras Divinas, inspirada y dirigida por mi padre espiritual, el Dr. y Maestro Zhi Gang Sha. Gracias. Gracias. Gracias.

Entre las tantas historias que puedo contar, existe una que destaca y que deseo compartir.

Tuve el honor de participar con la Maestra Elaine Ward y Rick Riecker, en las Montañas Catskill en Nueva York, y servir en su equipo durante la primera Capacitación de Certificación de Manos Sanadoras Divinas. Esta capacitación fue ofrecida a nivel mundial en veinte ciudades simultáneamente, del 30 de marzo al 1 de abril de 2012.

La Maestra Elaine y Rick habían preparado bellamente el lugar para la capacitación. El altar era simple y elegante y un jarrón con flores recién cortadas había sido ubicado en servicio y honor a nuestro maestro en el evento.

La capacitación se llevó a cabo en una vivienda en forma de tienda de campaña, ubicada en cinco acres de área boscosa. Aunque era bastante confortable y ofrecía un escenario espiritual asombroso para el evento, siendo principios de primavera en Nueva York, la temperatura dentro de la vivienda bajaba durante la noche mientras dormíamos cómodamente en otro edificio. Las flores sufrieron y a la mañana siguiente parecían sin vida, encorvadas y sin posibilidad de recuperación. No había tiempo para reemplazarlas. Escuché, "Esta es una gran enseñanza. Ofrece bendiciones con las Manos Sanadoras Divinas". Agradecí a las flores por su servicio, pedí que se nos perdonara por nuestro malentendido sobre los peligros que podrían enfrentar durante el frescor de la vivienda en la noche. Ofrecí la bendición según fuese apropiado y lamentablemente me olvidé acerca de esta enseñanza cuando comenzamos a ocuparnos de las actividades del día.

En un momento determinado fui consciente de que las flores ya no estaban encorvadas, habían recuperado su belleza anterior y brillaron con veneración a lo largo de la capacitación. Cuando el día llegaba a su fin, nos llevamos las flores a la estancia de huéspedes, donde podrían continuar sirviendo y disfrutando cada noche de nuestra comunidad de Manos Sanadoras Divinas recientemente en desarrollo. Al cierre de nuestra capacitación al tercer día, nos las llevamos y las dejamos en el gran pabellón de huéspedes en Miriam's Well para que todos los recién llegados se sirvieran de la elevada vibración sanatoria de las flores. Estas flores se habían transformado; estaban bien abiertas, completamente radiantes después de nuestro servicio y de habérseles dado una segunda oportunidad de vida, contra todo pronóstico.

Para mí, esta es una metáfora del poder de la sanación de alma de las Manos Sanadoras Divinas, para ofrecer sanación, rejuvenecimiento y transformación contra toda limitación de pensamiento y entendimiento humanos, permitiendo al Divino realizar milagros.

Gracias Maestro Sha, por permitirme ser una humilde servidora y Sanadora del Alma Certificada con Manos Sanadoras Divinas.

Frances Anne Brown
Suffolk, Virginia

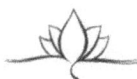

Aplica las Manos Sanadoras Divinas para sanar la naturaleza

Ahora te guiaré en el ofrecimiento de bendiciones de sanación para la naturaleza, aplicando las Manos Sanadoras Divinas. Sugiero enfáticamente que, cada vez que apliques las Manos Sanadoras Divinas contenidas en este libro, te tomes por lo menos media hora en practicar, porque el Divino me ha indicado claramente que no puedes continuar usando los tesoros de las Manos Sanadoras Divinas contenidas en este libro más de veinte veces. Por lo tanto, practica tanto como puedas cada vez que apliques las Manos Sanadoras Divinas descargadas en este libro, con el fin de obtener los mejores beneficios. Después, tendrás que contactar con un Sanador del Alma con Manos Sanadoras Divinas o con uno de mis Representantes Mundiales, para recibir bendiciones de Manos Sanadoras Divinas o postular para que recibas las Manos Sanadoras Divinas.

Aplica las Técnicas de los Cuatro Poderes:

Poder del Cuerpo. Siéntate derecho. Cierra los ojos. Coloca la punta de la lengua suavemente contra el paladar. Si eres un Sanador del Alma con Manos Sanadoras Divinas, coloca tus manos en la Posición para la Oración en la Era de la Luz del Alma y sacude tu mano derecha. Si no eres un Sanador del Alma con Manos Sanadoras Divinas, simplemente coloca tus manos en la Posición para la Oración en la Era de la Luz del Alma.

Poder del Alma. Di *hola*:

> *Queridas Manos Sanadoras Divinas,*
> *Las amo.*
> *Ustedes tienen el poder para sanar* _____ (nombra la parte de la naturaleza para la cual estás solicitando una bendición para la sanación).

Estoy sumamente agradecido.
Por favor, ofrezcan una bendición para la sanación de alma según sea apropiada.
Gracias.

Poder de la Mente. Visualiza las Manos Sanadoras Divinas irradiando luz dorada dentro de la parte de la naturaleza para la cual has solicitado una bendición para la sanación.

Poder del Sonido. Recita en silencio o en voz alta:

> *Manos Sanadoras Divinas sanan* _____ (nombra la parte de la naturaleza para la cual estás solicitando una bendición para la sanación). *Gracias.*
>
> *Manos Sanadoras Divinas sanan* _____ (nombra la parte de la naturaleza para la cual estás solicitando una bendición para la sanación). *Gracias.*
>
> *Manos Sanadoras Divinas sanan* _____ (nombra la parte de la naturaleza para la cual estás solicitando una bendición para la sanación). *Gracias.*
>
> *Manos Sanadoras Divinas sanan* _____ (nombra la parte de la naturaleza para la cual estás solicitando una bendición para la sanación). *Gracias...*

Recita tanto como puedas para tu pedido (o pedidos); cuanto más tiempo y más veces recites, más beneficios recibirá tu pedido (o pedidos) por aplicar Manos Sanadoras Divinas.

Tal como antes, es muy importante entender que no es apropiado pedir a ningún tesoro divino, incluyendo las Manos Sanadoras Divinas, que bendigan toda la naturaleza en la Madre Tierra, el Cielo o en innumerables planetas, estrellas, galaxias y universos, ni en ningún área afectada por desastres naturales u ocasionados por el hombre.

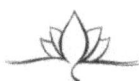

Las mascotas y animales juegan un papel importante en las vidas de muchas personas y los seres humanos no podemos sobrevivir sin la naturaleza, incluyendo plantas y agua. Los animales y la naturaleza podrían ser profundamente afectados en la transición de la Madre Tierra. Por lo tanto, es vital aprender cómo ofrecer una sanación de alma para los animales y la naturaleza. Aprender cómo aplicar las Manos Sanadoras Divinas para ofrecer bendiciones de sanación de alma para los animales y la naturaleza es también extremadamente importante.

Cuanto más pienses acerca de las Manos Sanadoras Divinas, más profundamente puedes sentir el honor en tu corazón y alma. En el capítulo 4 aprendimos, practicamos y experimentamos cómo aplicar las Manos Sanadoras Divinas para sanar los cuerpos espiritual, mental, emocional y físico de un ser humano. También aprendimos, practicamos y experimentamos cómo aplicar las Manos Sanadoras Divinas para transformar las relaciones, las finanzas, la inteligencia y todos los aspectos de la vida en el capítulo 5. En el capítulo 6 hemos aprendido, practicado y experimentado cómo aplicar las Manos Sanadoras Divinas para sanar a los animales y la naturaleza.

Las aplicaciones de la sanación de alma, incluyendo las Manos Sanadoras Divinas son extensas. Todos los seres y todas las cosas tienen alma. Todos los seres y todas las cosas pueden recibir sanación y transformación a través de la sanación de alma y de las Manos Sanadoras Divinas.

Quiero expresar nuevamente mi honda gratitud desde lo más hondo de mi corazón al Divino. Gracias Divino, por la generosidad de ofrecer a los elegidos tus manos para la sanación de alma. A cualquiera que reciba los Trasplantes de Alma, Mente y Cuerpo de las Manos Sanadoras Divinas se le confiere por siempre el honor y privilegio de aplicar las Manos Sanadoras Divinas en cualquier momento, en cualquier lugar, y ofrecer bendiciones para la sanación de alma a la humanidad, los animales y la naturaleza, para la sanación, el rejuvenecimiento y la transformación de toda la vida.

Repito:

Las palabras no bastan.
Los pensamientos no bastan.
La imaginación no basta.
El entendimiento no basta.
El aprecio no basta.
La gratitud no basta.
El honrar a las Manos Sanadoras Divinas no basta.
Estamos sumamente bendecidos.
Gracias. Gracias. Gracias.

7

APLICA LAS MANOS SANADORAS DIVINAS PARA ABRIR TUS CANALES ESPIRITUALES

Millones de personas en el sendero espiritual desean abrir sus canales espirituales. Quieren conectar más profundamente con el Divino, con sus guías, ángeles, santos, budas y otros seres espirituales elevados. Desean comunicarse con estos seres con el fin de adquirir entendimiento y sabiduría que los beneficiará en su jornada espiritual.

En la historia, ha habido muchas enseñanzas acerca de cómo abrir los canales espirituales. En mi enseñanza existen cuatro canales espirituales. Estos son:

- El Canal del Lenguaje del Alma
- El Canal de la Comunicación Directa del Alma
- El Canal del Tercer Ojo
- El Canal del Conocimiento Directo

He enseñado a miles de personas alrededor del mundo a abrir sus canales espirituales. Tengo cientos de alumnos que han abierto sus canales espirituales avanzados.

¿Por qué necesita una persona abrir sus canales espirituales?

Abrir los canales espirituales sirve en tu sendero espiritual de manera profunda. Abrir los canales espirituales te empodera para comunicarte con el Mundo de las Almas, incluyendo tus padres y madres espirituales en el Cielo, el Divino y el Tao, para recibir la guía y sabiduría que necesitas y colmar tu jornada espiritual. El Divino es el padre y madre espiritual para todas las almas. El Tao es la Fuente que crea el Cielo, la Madre Tierra e innumerables planetas, estrellas, galaxias y universos.

Abrir los canales espirituales también sirve a tu vida física. Las etapas normales en la vida de un ser humano son: nacimiento, bebé, infante, niño, adolescente, adulto, persona mayor y transición al Mundo de las Almas. Cuanto antes se abran tus canales espirituales, mejor será. La guía de tus padres y madres espirituales, del Divino y del Tao puede beneficiar cada aspecto de tu vida física. Puede guiarte al programa correcto en tus estudios. Te puede guiar a elegir la ocupación apropiada. Puede orientarte para que florezca tu negocio. Te puede orientar a encontrar el amor verdadero y la pareja adecuada. Puede guiarte para educar a tus hijos y nietos en la dirección correcta. Puedes recibir orientación para cada aspecto de la vida.

En una oración:

Abrir tus canales espirituales es ayudarte a realizar tu jornada espiritual y jornada física, con el fin de beneficiar tu salud, relaciones personales, finanzas, inteligencia y más, para tener éxito en cada aspecto de la vida.

Permíteme compartir los secretos, sabiduría, conocimiento y prácticas técnicas para abrir los cuatro canales espirituales aplicando las Manos Sanadoras Divinas.

Abre tu Canal del Lenguaje del Alma

¿Qué es el Canal del Lenguaje del Alma?

A estas alturas, a muchos de ustedes ya les ha surgido el Lenguaje del Alma. Si no, siempre podrán releer el capítulo 5 y repetir la práctica allí contenida para hacer brotar su Lenguaje del Alma. El Canal del Lenguaje del Alma es el camino por donde fluye el Lenguaje del Alma. Abrir este canal es vital para abrir los otros tres canales espirituales.

El camino del Canal del Lenguaje del Alma es como sigue:

El Canal del Lenguaje del Alma empieza desde el punto de acupuntura Hui Yin, que se encuentra en el perineo, entre los genitales y el ano. Fluye derecho hacia arriba a través de las siete Casas del Alma en el centro del cuerpo hasta el tope de la cabeza y el punto de acupuntura Bai Hui[12] (pronunciado *bai juei*). Desde allí fluye hacia abajo frente al centro de la columna vertebral, de vuelta al punto de acupuntura Hui Yin. Ver figura 12.

¿Por qué necesita una persona abrir el Canal del Lenguaje del Alma?

Abrir el Canal del Lenguaje del Alma es hacer surgir tu Lenguaje del Alma. Hacer brotar tu Lenguaje del Alma tiene muchos beneficios.

El Lenguaje del Alma lleva consigo tu propio poder sagrado para la sanación del alma, porque:

- el Lenguaje del Alma lleva consigo frecuencia y vibración del alma que puede transformar la frecuencia y vibración de la mente y cuerpo.
- el Lenguaje del Alma lleva consigo amor del alma que disuelve todos los bloqueos y transforma toda la vida, incluyendo la salud, las relaciones personales, las finanzas y la inteligencia y conduce al éxito en todos los aspectos de la vida.
- el Lenguaje del Alma lleva consigo perdón del alma que trae gozo y paz interior a la vida entera.
- el Lenguaje del Alma lleva consigo compasión del alma que potencia la energía, la resistencia, la vitalidad y la inmunidad para toda la vida.
- el Lenguaje del Alma lleva consigo luz del alma que sana, previene enfermedades, purifica y rejuvenece el alma, el

---

12 Para ubicar el punto de acupuntura Bai Hui, imagina una línea desde la punta de una oreja pasando por encima de la cabeza hasta la punta de la otra oreja. Imagina otra línea desde la punta de la nariz yendo hacia arriba por encima de la cabeza a la nuca. El punto de acupuntura Bai Hui está ubicado donde estas dos líneas se cruzan.

corazón, la mente y el cuerpo y transforma las relaciones personales, las finanzas y todo aspecto de la vida.

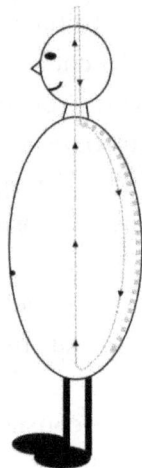

Figura 12. Canal del Lenguaje del Alma

El Lenguaje del Alma tiene increíble poder de sanación. Aplicar el Lenguaje del Alma ha creado miles de milagros de sanación del alma. Compartiré una historia de sanación con Lenguaje del Alma que ocurrió en Toronto, Ontario, Canadá, durante uno de mis Retiros de Sanación e Iluminación del Alma.

Cientos de personas asistieron a este retiro. Guie a los participantes a hablar o hacer brotar su Lenguaje del Alma. Llamé al estrado a un acupunturista a quien acababa de surgirle su Lenguaje del Alma por primera vez. Pedí un voluntario para que recibiera una bendición para la sanación del Lenguaje del Alma del acupunturista. Muchos alzaron la mano. Elegí a una mujer que había sufrido de hernias discales y dolor de espalda durante años; también tenía dificultad para doblar las piernas. El acupunturista ofreció una bendición para la sanación de alma a la mujer usando su Lenguaje del Alma. Como Poder del Cuerpo, él extendió su brazo derecho y apuntó sus dedos a la espalda de la mujer. Como Poder del Alma, le enseñé a decir lo siguiente:

Mi querido Lenguaje del Alma,
Te amo.
Por favor, sana el dolor de espalda y otros problemas causados por
las hernias discales de esta mujer.
Gracias.

Esa fue una manera extremadamente simple y directa de ofrecer sanación de alma a través del Lenguaje del Alma. A continuación, él recitó su Lenguaje del Alma por aproximadamente cinco minutos. Después de la sanación, la mujer se inclinó completamente, tocando el piso con sus manos. El dolor había desaparecido completamente. Ella dijo, "¡Wow! ¡Esto es asombroso!"

El Lenguaje del Alma es el lenguaje de tu alma. El Lenguaje del Alma es un tesoro sagrado del alma, propio de todo ser humano para sanarse a sí mismo y a otros. Recomiendo enfáticamente a cada lector y a toda la humanidad que hagan brotar su propio Lenguaje del Alma y que practiquen el Lenguaje del Alma regularmente. Pídele a tu Lenguaje del Alma que sane tus cuerpos espiritual, mental, emocional y físico. He practicado el Lenguaje del Alma durante dieciocho años. He enseñado el Lenguaje del Alma a miles y miles de personas en todo el mundo. Existen miles de milagros de sanación del alma a consecuencia de usar Lenguaje del Alma. Me gustaría que tú, cada lector y la humanidad pongan gran atención al Lenguaje del Alma. El poder de sanación de alma del Lenguaje del Alma va más allá de las palabras.

¿Cómo desarrollas tu Lenguaje del Alma?

Compartí algo de esta práctica en el capítulo 5. Ahora resumiré la esencia de cómo desarrollar tu Lenguaje del Alma.

Aplica las Técnicas de los Cuatro Poderes para desarrollar tu Canal del Lenguaje del Alma:

Poder del Cuerpo. Siéntate derecho. Cierra los ojos. Coloca la punta de la lengua suavemente contra el paladar. Coloca las manos en la Posición para la Oración en la Era de la Luz del Alma.

Poder del Alma. Di *hola*:

> *Mi querido Centro de Mensajes,*
> *Te amo.*
> *Mi querido Lenguaje del Alma,*
> *Te amo.*
> *Querido 3396815* (pronunciado *san san dchio liu ba yao wu*),
> *Te amo.*
> *Ustedes tienen el poder de desarrollar mi Lenguaje del Alma.*
> *Por favor, remuevan los bloqueos de alma, mente y cuerpo en mi*
> *Canal del Lenguaje del Alma a fin de hacer surgir mi Lenguaje*
> *del Alma.*
> *Estoy sumamente agradecido.*
> *Gracias.*

El Centro de Mensajes es un centro de energía del tamaño de un puño, ubicado en el centro del pecho, detrás del esternón. También se le conoce como el chakra del corazón.

El Centro de Mensajes tiene gran poder e importancia. Este es:

- el centro clave para abrir y desarrollar los cuatro canales espirituales, que son el Canal del Lenguaje del Alma, el Canal de la Comunicación Directa del Alma, el Canal del Tercer Ojo y el Canal del Conocimiento Directo;
- el centro del amor, perdón, compasión y luz;
- el centro de la transformación de vida;
- el centro de la iluminación del alma (Cuando un alma alcanza el nivel del Centro de Mensajes, ésta es un alma iluminada);
- el centro clave para desarrollar la inteligencia de la mente, la inteligencia del corazón y la inteligencia del alma;
- el centro de sanación;
- el centro del karma.

El Lenguaje del Alma es una herramienta poderosa que uno puede aplicar para:

- sanación
- rejuvenecimiento
- purificación del alma, del corazón, de la mente y del cuerpo
- prolongar la vida
- alcanzar la inmortalidad

3396815 (San San Jiu Liu Ba Yao Wu) es un código divino sagrado con el siguiente poder e importancia:

- 3396815 remueve bloqueos de alma, mente y cuerpo para desarrollar el Canal del Lenguaje del Alma.
- 3396815 remueve los bloqueos de alma, mente y cuerpo para desarrollar el Canal de la Comunicación Directa del Alma.
- 3396815 remueve los bloqueos de alma, mente y cuerpo para desarrollar el Canal del Tercer Ojo.
- 3396815 remueve los bloqueos de alma, mente y cuerpo para desarrollar el Canal del Conocimiento Directo.
- 3396815 es un tesoro sagrado para la sanación del alma de los cuerpos espiritual, mental, emocional y físico.
- 3396815 es un tesoro sagrado de sanación del alma para transformar el cuerpo físico a un cuerpo de luz.
- 3396815 es un tesoro sagrado de sanación de alma para rejuvenecer el alma, el corazón, la mente y el cuerpo.
- 3396815 es un tesoro sagrado de sanación de alma para la longevidad.
- 3396815 es un tesoro sagrado de sanación de alma para la inmortalidad.

Continuemos con la práctica para desarrollar tu Canal del Lenguaje del Alma. Incluso aunque hayas hecho surgir tu Lenguaje del Alma, siempre podrás abrir este canal más y recibir los beneficios. Recuerda la enseñanza: no omitas las prácticas.

Poder de la Mente. Visualiza luz dorada irradiando en tu Centro de Mensajes y en tu Canal del Lenguaje del Alma. Visualiza tu

Centro de Mensajes y tu Canal del Lenguaje del Alma abriéndose para hacer brotar el Lenguaje del Alma.

Poder del Sonido. Recita *3396815* (*san san dchio liu ba yao wu*) tan rápido como puedas.

> *San San Jiu Liu Ba Yao Wu*
> *San San Jiu Liu Ba Yao Wu*
> *San San Jiu Liu Ba Yao Wu*
> *San San Jiu Liu Ba Yao Wu…*

Para de leer y deja el libro. Recita *San San Jiu Liu Ba Yao Wu* tan rápido como puedas durante cinco minutos. Súbitamente, una voz o sonido especial podría brotar de tu boca. Este es tu Lenguaje del Alma.

¿Cómo sabes si realmente estás hablando el Lenguaje del Alma? Primero, debes tener confianza y evitar el tratar de analizar tu Lenguaje del Alma. Segundo, no debes tener ninguna expectativa ni vergüenza. El Lenguaje del Alma de todos suena distinto. Deja que surja, como sea que suene. Tercero, puedes aplicar esta técnica:

Cuando el sonido o voz especial brote, detente y recita *San San Jiu Liu Ba Yao Wu* nuevamente, tan rápido como puedas. Tu sonido o voz especial podría surgir de nuevo. ¡Felicitaciones! Si el sonido especial surge cada vez que tratas de recitar *San San Jiu Liu Ba Yao Wu*, has confirmado que ese sonido o voz especial es tu Lenguaje del Alma.

Tu Lenguaje del Alma podría sonar igual durante semanas o meses. Tu Lenguaje del Alma podría sonar distinto cada vez que lo hables. Nuevamente, no tengas expectativas. Pase lo que pase, no te sorprendas o decepciones.

Aplica el Lenguaje del Alma para la sanación y el rejuvenecimiento

Ofreceré ahora otro conjunto de invaluables tesoros divinos permanentes a cada lector.

¡Prepárate!

Orden Divina: Trasplantes Divinos de Alma, Mente y Cuerpo de la Bola de Luz Morada y del Manantial Líquido Morado para el Lenguaje del Alma Divino ¡Transmisión!

¡Felicitaciones! Estás bendecido. La humanidad está bendecida.

Ahora te guiaré para que apliques las Técnicas de los Cuatro Poderes, el Lenguaje del Alma y los Trasplantes Divinos de Alma, Mente y Cuerpo de la Bola de Luz Morada y del Manantial Líquido Morado para el Lenguaje del Alma Divino todos juntos, para ofrecer sanación a los cuerpos espiritual, mental, emocional y físico:

Poder del Cuerpo. Siéntate derecho. Cierra los ojos. Coloca la punta de la lengua suavemente contra el paladar. Coloca una palma sobre tu ombligo y la otra sobre el área del kundalini.

Poder del Alma. Di *hola*:

> *Mi querido Lenguaje del Alma,*
> *Te amo.*
> *Tú tienes el poder de sanar mis cuerpos espiritual, mental, emocional y físico.*
> *Haz un buen trabajo.*
> *Gracias.*
> *Queridos Trasplantes Divinos de Alma, Mente y Cuerpo de la Bola de Luz Morada y del Manantial Líquido Morado para el Lenguaje del Alma Divino,*
> *Los amo.*
> *Por favor, actívense para sanar mis cuerpos espiritual, mental, emocional y físico.*
> *Gracias.*

Poder de la Mente. Visualiza luz morada irradiando en tus cuerpos espiritual, mental, emocional y físico.

Poder del Sonido. Recita en silencio o en voz alta:

*Trasplantes Divinos de Alma, Mente y Cuerpo de la Bola de Luz
Morada y del Manantial Líquido Morado para el Lenguaje del
Alma Divino sanan mis cuerpos espiritual, mental, emocional
y físico. Gracias.*

*Trasplantes Divinos de Alma, Mente y Cuerpo de la Bola de Luz
Morada y del Manantial Líquido Morado para el Lenguaje del
Alma Divino sanan mis cuerpos espiritual, mental, emocional
y físico. Gracias.*

*Trasplantes Divinos de Alma, Mente y Cuerpo de la Bola de Luz
Morada y del Manantial Líquido Morado para el Lenguaje del
Alma Divino sanan mis cuerpos espiritual, mental, emocional
y físico. Gracias.*

*Trasplantes Divinos de Alma, Mente y Cuerpo de la Bola de Luz
Morada y del Manantial Líquido Morado para el Lenguaje del
Alma Divino sanan mis cuerpos espiritual, mental, emocional
y físico. Gracias…*

Para de leer y deja el libro ahora. Recita *Trasplantes Divinos de Alma, Mente y Cuerpo de la Bola de Luz Morada y del Manantial Líquido Morado para el Lenguaje del Alma Divino sanan mis cuerpos espiritual, mental, emocional y físico. Gracias*, durante cinco minutos.

A continuación, recita Lenguaje del Alma durante cinco minutos más. Empieza recitando *3396815 (san san dchio liu ba yao wu)* y que brote tu Lenguaje del Ama.

En general, recita entre tres y cinco minutos cada vez, de tres a cinco veces al día. Si tienes retos serios en tus cuerpos espiritual, mental, emocional o físico, recita de una a dos horas al día. Cuanto más tiempo y más veces recites, mejores resultados podrías experimentar.

Aplica el Lenguaje del Alma con la Práctica del Perdón para limpiar tu mal karma

El mal karma es el registro de los servicios desagradables de un alma en todas sus vidas, presente y pasadas. Acumulamos mal karma al herir, dañar, aprovecharnos de los demás, robar, engañar y más. *El karma es la causa principal del éxito y fracaso en todo aspecto de la vida.* Esto incluye bloqueos en la salud, las relaciones personales, las finanzas, los negocios y más.

El perdón es la clave para limpiar el mal karma propio. El verdadero perdón trae gozo y paz interior. Si tienes desafíos con un miembro de la familia o colega, probablemente tengan mal karma entre ustedes. Una clave para el perdón es que verifiques en ti cualquier error que hayas cometido que contribuya a los retos en tu relación. Si tú y la otra persona son conscientes de sus propios errores y sinceramente piden perdón, el amor, paz y armonía podría fácilmente suceder.

Es importante que ambas partes se perdonen una a la otra. *Yo te perdono. Tú me perdonas. Traigamos amor, paz y armonía.* Si ambos lados aplican perdón incondicional, podría darse el amor, paz y armonía muy rápidamente. Esta sería una gran forma de limpiar el karma de uno mismo.

Pide perdón sinceramente por cualquier error que hayas cometido y ofrece perdón incondicional a aquellos que te han herido o dañado en cualquier forma en ésta o en vidas pasadas. Algunas almas a las que hemos herido perdonarán de inmediato; a otras les tomará tiempo. Haz una práctica del perdón diaria si te es posible, especialmente si tienes bloqueos grandes en cualquier aspecto de la vida. *Sana y transforma el alma primero; después la sanación y transformación de cada aspecto de la vida le seguirán.* Este es el poder del perdón.

Permíteme guiarte en una práctica del perdón con Lenguaje del Alma para limpiar el mal karma propio.

Aplica las Técnicas de los Cuatro Poderes:

Poder del Cuerpo. Siéntate derecho. Cierra los ojos. Coloca la punta de la lengua suavemente contra el paladar. Coloca tus manos en la Posición para la Oración en la Era de la Luz del Alma.

Poder del Alma. Di *hola:*

Queridos alma, mente y cuerpo de _____ (nombra los sistemas, órganos o partes del cuerpo que necesitan sanación),

Los amo.

Queridos alma, mente y cuerpo de mi Lenguaje del Alma,

Los amo.

Tienen el poder de sanar _____ (repite tu pedido de sanación).

Hagan un buen trabajo.

Gracias.

Queridos Trasplantes Divinos de Alma, Mente y Cuerpo de la Bola de Luz Morada y del Manantial Líquido Morado para el Perdón Divino y Trasplantes Divinos de Alma, Mente y Cuerpo para el Lenguaje del Alma Divino,

Los amo.

Por favor, actívense para limpiar los bloqueos de alma, mente y cuerpo a fin de sanar mi _____ (repite tu pedido).

Gracias.

Poder de la Mente. Visualiza luz morada irradiando en el área de tu pedido.

Poder del Sonido. Recita en silencio o en voz alta:

Trasplantes Divinos de Alma, Mente y Cuerpo de la Bola de Luz Morada y del Manantial Líquido Morado para el Perdón Divino y Trasplantes de Alma, Mente y Cuerpo para el Lenguaje del Alma Divino limpian los bloqueos de alma, mente y cuerpo para sanar _____ (repite tu pedido). *Gracias.*

Trasplantes Divinos de Alma, Mente y Cuerpo de la Bola de Luz Morada y del Manantial Líquido Morado para el Perdón Divino y Trasplantes de Alma, Mente y Cuerpo para el Lenguaje del Alma Divino limpian los bloqueos de alma, mente y cuerpo para sanar _____. *Gracias.*

Trasplantes Divinos de Alma, Mente y Cuerpo de la Bola de Luz Morada y del Manantial Líquido Morado para el Perdón Divino

*y Trasplantes de Alma, Mente y Cuerpo para el Lenguaje del
Alma Divino limpian los bloqueos de alma, mente y cuerpo para
sanar _____. Gracias.*

*Trasplantes Divinos de Alma, Mente y Cuerpo de la Bola de Luz
  Morada y del Manantial Líquido Morado para el Perdón Divino
  y Trasplantes de Alma, Mente y Cuerpo para el Lenguaje del
  Alma Divino limpian los bloqueos de alma, mente y cuerpo para
  sanar _____. Gracias…*

Hora deja de leer. Recita *Trasplantes Divinos de Alma, Mente y
Cuerpo de la Bola de Luz Morada y del Manantial Líquido Morado para
el Perdón Divino y Trasplantes de Alma, Mente y Cuerpo para el Lenguaje
del Alma Divino limpian los bloqueos de alma, mente y cuerpo para sanar
_____. Gracias,* durante cinco minutos.

A continuación, recita tu Lenguaje del Alma durante cinco
minutos más. Empieza por recitar *3396815* (*san san dchio liu ba yao
wu*) y que luego fluya tu Lenguaje del Alma.

En general, recita entre tres y cinco minutos cada vez, de tres
a cinco veces al día. Si tienes serios retos con tu salud, como una
dolencia crónica o que pone en riesgo tu vida, recita una o dos
horas al día. Cuanto más tiempo y más veces recites, podrías obtener
mejores resultados. Puedes sumar todo tu tiempo de práctica para
que sea un total de dos horas al día.

Aplica el Lenguaje del Alma para purificar tu alma, corazón, mente y cuerpo con el fin de elevar la posición de tu alma en el Cielo

Miles de millones de personas están en el sendero espiritual. Cada
alma humana ha estado en esta jornada por cientos, miles o hasta más
vidas. Hoy muchas personas están buscando de manera consciente
los secretos del alma, sabiduría del alma, conocimiento del alma y
prácticas técnicas del alma para colmar su jornada del alma.

Estoy honrado de compartir con ustedes mi percepción acerca
de la jornada del alma. No necesitas cambiar tu sistema de creencias
en absoluto. Respeto tu sistema de creencias. Es un privilegio

compartir lo que he aprendido del Divino, del Tao y de mis padres y madres espirituales.

¿Cuál es el propósito de la jornada del alma? El propósito de la jornada del alma es la de elevar la posición de tu alma en el Cielo. Todos los seres y todas las cosas tienen un alma. Toda alma tiene su posición en el Cielo. El Cielo tiene niveles. ¿Por qué un ser espiritual desea elevar la posición de su alma? Cuanto más alta la posición del alma, más grande es su poder. Cuanto más grande es el poder del alma, más es el poder de sanación, de bendición y de las habilidades para servir. Cuanto más alta la posición del alma de uno, más cercano está uno del reino divino.

La humanidad y el Divino no ocupan el mismo reino en el Cielo. Los seres humanos, los animales e innumerables almas viven en el reino de Jiu Tian (pronunciado *dchiu tien*). "Jiu" significa *nueve*. "Tian" significa *Cielo*. "Jiu Tian" significa *nueve niveles del Cielo*. Cada alma en Jiu Tian reside en uno de las nueve capas o niveles principales. El nivel más bajo es el noveno; el nivel 9.

Ver la figura 13 para entender cuáles almas se encuentran en cada nivel.

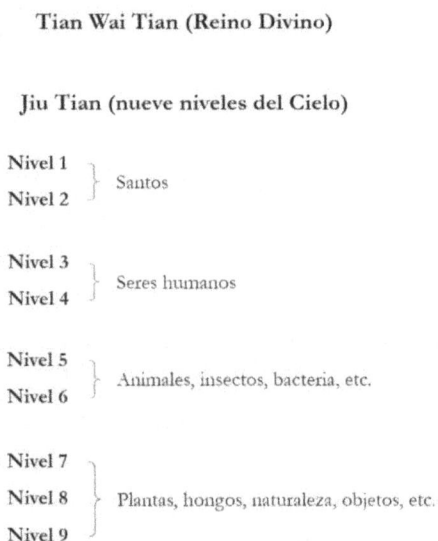

Tian Wai Tian (Reino Divino)

Jiu Tian (nueve niveles del Cielo)

Nivel 1
Nivel 2 } Santos

Nivel 3
Nivel 4 } Seres humanos

Nivel 5
Nivel 6 } Animales, insectos, bacteria, etc.

Nivel 7
Nivel 8 } Plantas, hongos, naturaleza, objetos, etc.
Nivel 9

Figura 13. Nueve niveles del Cielo (Jiu Tian)

En general, las almas de lo inanimado residen en el nivel 9. Las almas de las plantas y naturaleza, incluyendo las montañas, océanos, ríos, árboles y más residen en los niveles 7, 8 y 9. Las almas de los animales residen en los niveles 5 y 6. La mayoría de las almas de los seres humanos residen en los niveles 3 y 4. Los niveles 1 y 2 en Jiu Tian son los niveles de los santos.

Las almas que residen en Jiu Tian deben continuar reencarnándose. Un ser humano se sigue reencarnando en tanto su alma esté en Jiu Tian. Un ser humano tiene dos vidas: la vida física y la vida del alma. El propósito de la vida física es servir a la vida del alma. La vida física es limitada; la vida del alma es eterna. Las almas se reencarnan una y otra vez.

La sabiduría importante es que el propósito de tu vida física es la de purificar más tu alma, corazón, mente y cuerpo, con el fin de satisfacer tu camino del alma. Los humanos en la Madre Tierra tienen la más grande oportunidad de purificar sus almas. La Madre Tierra está llena de mucha contaminación de todo tipo, incluyendo matanzas, daño, aprovechamiento de otros, engaño, robo, lucha por el poder, ego, control y mucho más.

En la enseñanza espiritual antigua, la Madre Tierra es el "mar amargo" o el lugar de "polvo rojo". Esto explica que la Madre Tierra es un mundo contaminado. En este mundo contaminado es muy importante purificar nuestra alma, corazón, mente y cuerpo. La Madre Tierra es un lugar especial en donde venimos a purificar nuestra alma, corazón, mente y cuerpo.

Si tu Tercer Ojo está abierto, podrías ver muchos santos en el Cielo que están sentados o parados en una flor de loto. La flor de loto representa la pureza; crece en el barro y, sin embargo, irradia tal pureza y belleza. De manera similar, nuestro propósito es surgir y elevarnos del barro e irradiar pureza, amor, cuidado, compasión, perdón y más.

Un ser espiritual debe entender profundamente la importancia de purificar el alma, el corazón, la mente y el cuerpo. El propósito de la jornada espiritual puede resumirse en una oración:

El propósito de la jornada espiritual es purificar tu alma, corazón, mente y cuerpo, con el fin de elevar la posición de tu alma en el Cielo.

Los santos tienen un nivel más alto de pureza que la de los seres humanos normales. Por lo tanto, ellos han alcanzado los niveles 1 y 2 en Jiu Tian. Hasta los santos cuyas almas residen en Jiu Tian deben continuar reencarnándose. La purificación del alma, del corazón, de la mente y del cuerpo continúa en cada vida. Cuanto más puro es un ser humano, más alta es su posición el en Cielo. La aspiración final en la jornada del alma es ser elevado a Tian Wai Tian (literalmente el "Cielo más allá del Cielo", pronunciado *tien wai tien*), que es el reino divino. Un alma que es elevada a Tian Wai Tian deja de reencarnarse.

Un alma que es tan pura que es elevada a Tian Wai Tian se quedará en el Cielo en forma de alma. Esta alma ya no tiene que regresar a la forma física. Esta alma continuará sirviendo de una forma especial. Sabemos que el Divino sirve continuamente. Cuando un ser humano necesita ayuda del Divino o de otra alma en el reino divino, estos ofrecerán servicio al instante.

¿Cómo purificas el alma, el corazón, la mente y el cuerpo para elevar la posición de tu alma? La mejor manera de purificarse es ofrecer servicio universal incondicional. El servicio universal incondicional es servicio sin pedir nada a cambio; es servicio desinteresado. Muchos de ustedes hacen trabajo voluntario; pueden servir a niños, pobres, desamparados, grupos espirituales, hospitales, áreas de desastre y más, sin pedir nada a cambio; pueden donar dinero a estos grupos y causas; pueden ofrecer servicio incondicional de otras maneras.

En el mundo físico, si trabajas para una compañía recibes un salario. Esta compensación es el pago físico en el mundo físico. Cuando ofreces servicio universal incondicional, el Cielo te otorga pago espiritual con virtud. La virtud es la moneda espiritual. En lugar de monedas, la virtud son flores bellas del Cielo que fluyen a tu libro de los Registros Akáshicos.[13] Las flores del Cielo son de todos los colores: rojo, dorado, arcoíris, morado, cristalino y más allá del cristalino, cada uno representando una frecuencia diferente.

Recuerda la Ley Universal sobre el Servicio Universal:

Ofrece un poco de buen servicio; recibe una pequeña bendición. Ofrece más buen servicio; recibe más bendición. Ofrece servicio incondicional; recibe inmensas bendiciones.

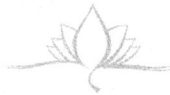

¿Por qué millones de seres espirituales meditan y recitan mantras? Meditar y recitar mantras son buenos para la sanación, purificación, rejuvenecimiento, prolongación de la vida, transformación de las relaciones personales, las finanzas y la inteligencia y para tener éxito a cada aspecto de la vida. En efecto, meditar y recitar son servicios importantes. Las investigaciones demuestran los beneficios de meditar y recitar para la salud, para la reducción del crimen, para traer amor, paz y armonía a la sociedad y mucho más.

¿Por qué es buen servicio meditar y recitar mantras? Meditar y recitar mantras trae amor, perdón, compasión y luz del Cielo, la Madre Tierra y de innumerables planetas, estrellas, galaxias y universos; así como a innumerables ángeles sanadores, arcángeles, maestros ascendidos, lamas, gurúes, kajunas, santos, budas, bodhisattvas, a todo tipo de padres y madres espirituales, al Divino, al Tao y al Da Tao hacia ti mismo, a tu familia, la sociedad, las ciudades, países y a la Madre Tierra. La meditación y el recitar mantras elevarán la frecuencia y vibración de todos para beneficiar a la humanidad, a la Madre Tierra y a todas las almas. Por lo tanto, la meditación y el recitar son un gran servicio.

---

13 Toda alma tiene un libro en los Registros Akáshicos. Toda acción, comportamiento, palabra y pensamiento, bueno y malo, de todas las vidas de uno es registrado en este libro.

El Lenguaje del Alma lleva consigo frecuencia y vibración del alma conteniendo amor, perdón, compasión y luz del alma. Hablar el Lenguaje del Alma es atraer estos a la humanidad, a la Madre Tierra y a todos los universos. Por consiguiente, recitar el Lenguaje del Alma en silencio o en voz alta sin parar es un servicio que va más allá de la comprensión.

Enseño a mis miles y miles de estudiantes en todo el mundo a que reciten el Lenguaje del Alma sin parar, 24 horas al día, 7 días a la semana, porque es uno de los más grandes servicios que uno puede ofrecer a la humanidad, a la Madre Tierra y a todas las almas. Cada momento que recitas el Lenguaje del Alma estás trayendo a la humanidad, a la Madre Tierra y a todos los universos frecuencia y vibración del alma, que contiene amor, perdón, compasión y luz. Esto es servicio incondicional.

Servir es hacer a otros más felices y saludables.

Cuanto más recitas el Lenguaje del Alma, más servicio ofreces.

Cuanto más sirves, más purificas tu alma, corazón, mente y cuerpo.

Cuanto más purificas tu alma, corazón, mente y cuerpo, más alto te será elevado el alma en el Cielo.

Por lo tanto, recitar el Lenguaje del Alma tiene beneficios ilimitados.

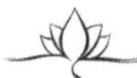

En este momento, agosto de 2012, más de dos millones de personas en la Madre Tierra cantan y escuchan el Canto Divino del Alma *Amor, paz y armonía*. El Canto Divino del Alma es el canto del Lenguaje del Alma del Divino. Recibí del Divino *Amor, paz y armonía* el 10 de septiembre de 2005. Su letra es:

Lu La Lu La Li
Lu La Lu La La Li
Lu La Lu La Li Lu La

Lu La Li Lu La
Lu La Li Lu La

Amo mi corazón y mi alma
Amo a toda la humanidad
Unamos corazones y almas
Amor, paz y armonía
Amor, paz y armonía

Los Cantos Divinos del Alma portan frecuencia y vibración divinas con:

- amor divino, que disuelve todos los bloqueos y transforma toda la vida
- perdón divino, que trae gozo y paz interior
- compasión divina, que potencia la energía, la resistencia, la vitalidad y la inmunidad
- luz divina, que sana y previene enfermedades, prolonga la vida, purifica y rejuvenece el alma, el corazón, la mente y el cuerpo y transforma toda la vida

Puedes descargar *Amor, paz y armonía* en www. LovePeaceHarmonyMovement.com. Existen miles de historias conmovedoras y que llegan al corazón cuando se recita este Canto Divino del Alma. Cantar este Canto Divino del Alma es ofrecer un servicio poderoso a todas las almas. Cantar este Canto Divino del Alma es limpiar el mal karma propio. Canta este Canto Divino del Alma tanto como te sea posible y recibe los beneficios.

Ahora permíteme ofrecer a cada lector otro conjunto de inapreciables tesoros divinos.

¡Prepárate!

Orden Divina: Trasplantes Divinos de Alma, Mente y Cuerpo de la Bola de Luz Morada y del Manantial Líquido Morado para la Purificación Divina

¡Transmisión!

¡Felicitaciones! Estás bendecido. La humanidad está bendecida.

Ahora permíteme mostrarte cómo aplicar estos invaluables tesoros divinos junto con el Lenguaje del Alma para purificar tu alma, corazón, mente y cuerpo, con el fin de elevar la posición de tu alma en el Cielo.

Aplica las Técnicas de los Cuatro Poderes:

Poder del Cuerpo. Siéntate derecho. Cierra los ojos. Coloca la punta de la lengua suavemente contra el paladar. Coloca una palma sobre la parte inferior del abdomen, debajo del ombligo, y la otra sobre el corazón.

Poder del Alma. Di *hola*:

> *Mis queridos alma, corazón, mente y cuerpo,*
> *Los amo.*
> *Queridos alma, mente y cuerpo de mi Lenguaje del Alma,*
> *Los amo.*
> *Ustedes tienen el poder de purificar mi alma, corazón, mente y*
>   *cuerpo.*
> *Hagan un buen trabajo.*
> *Gracias.*
> *Queridos Trasplantes Divinos de Alma, Mente y Cuerpo de la*
>   *Bola de Luz Morada y del Manantial Líquido Morado para la*
>   *Purificación Divina y Trasplantes de Alma, Mente y Cuerpo del*
>   *Lenguaje del Alma Divino,*
> *Los amo.*
> *Por favor, actívense para purificar mi alma, corazón, mente y*
>   *cuerpo.*
> *Gracias.*

Poder de la Mente. Visualiza luz morada irradiando en tu cuerpo entero, de pies a cabeza.

Poder del Sonido. Recita en silencio o en voz alta:

> *Trasplantes Divinos de Alma, Mente y Cuerpo de la Bola de Luz Morada y del Manantial Líquido Morado para la Purificación Divina y del Lenguaje del Alma Divino purifican mi alma, corazón, mente y cuerpo. Gracias.*
>
> *Trasplantes Divinos de Alma, Mente y Cuerpo de la Bola de Luz Morada y del Manantial Líquido Morado para la Purificación Divina y del Lenguaje del Alma Divino purifican mi alma, corazón, mente y cuerpo. Gracias.*
>
> *Trasplantes Divinos de Alma, Mente y Cuerpo de la Bola de Luz Morada y del Manantial Líquido Morado para la Purificación Divina y del Lenguaje del Alma Divino purifican mi alma, corazón, mente y cuerpo. Gracias.*
>
> *Trasplantes Divinos de Alma, Mente y Cuerpo de la Bola de Luz Morada y del Manantial Líquido Morado para la Purificación Divina y del Lenguaje del Alma Divino purifican mi alma, corazón, mente y cuerpo. Gracias...*

Deja de leer ahora mismo. Recita *Trasplantes Divinos de Alma, Mente y Cuerpo de la Bola de Luz Morada y del Manantial Líquido Morado para la Purificación Divina y del Lenguaje del Alma Divino purifican mi alma, corazón, mente y cuerpo. Gracias*, durante cinco minutos.

A continuación, recita el Lenguaje del Alma tanto como puedas. Recuerda mi enseñanza sobre recitar el Lenguaje del Alma ininterrumpidamente, en silencio o en voz alta. Este es uno de los secretos más significativos que estoy revelando en este momento a ti y a la humanidad.

Si recitas el Lenguaje del Alma en silencio de forma ininterrumpida:

- estás trayendo frecuencia y vibración del alma con amor, perdón, compasión y luz del alma hacia ti mismo, a la humanidad, la Madre Tierra y todos los universos.
- estás sirviendo incondicionalmente.

- estás recibiendo sanación, rejuvenecimiento, purificación y prolongando tu vida.
- la posición de tu alma será elevada gradualmente.

Cuanto más recites, recibirán más beneficios tú mismo, la humanidad, la Madre Tierra y todos los universos.

Recita el Lenguaje del Alma. Recita el Lenguaje del Alma. Recita el Lenguaje del Alma.

Sirve. Sirve. Sirve.

Benefíciate. Benefíciate. Benefíciate.

Eleva la posición de tu alma en el Cielo. Eleva la posición de tu alma en el Cielo. Eleva la posición de tu alma en el Cielo.

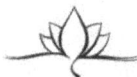

El poder de las bendiciones con las Manos Sanadoras Divinas no puede expresarse lo suficiente. Lee esta conmovedora historia de una mujer que despertó del coma después de una bendición de veinte minutos con las Manos Sanadoras Divinas.

Una mujer con la que había estado trabajando me llamó y dijo que su anciana madre estaba en coma por una enfermedad hepática y los doctores indicaban que ella no volvería a despertar. La mujer dijo, "Por favor, por favor, por favor, ¿existe algo que tú puedas hacer? Le dije, "Sí, activaré mis Manos Sanadoras Divinas y le ofreceré una sanación". Me parece que la bendición de sanación duró solo veinte minutos o algo así. Recibí una llamada al día siguiente diciendo que la madre había despertado y que era un milagro.

Agradezco a Dios. Agradezco al Maestro Sha. Agradezco a toda alma que me haya conducido a este momento en el que cada día puedo servir y ser parte de estos milagros. Quiero expresar desde mi corazón que, si no estás experimentando milagros cada día, algo está mal. Chequea con tu corazón. Encuentra esta sanación.

Encuentra estas herramientas. Encuentra al Maestro Sha. Los milagros son normales; son naturales; están aquí para todos. No hay separación entre tú y el amor y Dios y lo Divino.

Y, por favor, por favor, por favor, abre tu corazón y recibe el regalo de las Manos Sanadoras Divinas. Te urjo. Es tan profundo. Estamos tan bendecidos.

Marina Hubbard
Vancouver, Columbia Británica, Canadá

Aplica el Lenguaje del Alma para transformar las relaciones

¿Por qué los seres humanos tienen desafíos con las relaciones personales? La raíz es el mal karma. Piensa acerca de tu vida. Cuando conoces a alguien podrías sentir una conexión profunda con él o ella. Podrías tener la sensación de que se han conocido el uno al otro con anterioridad, incluso aunque se estén tratando por primera vez. Podrían haber tenido una relación en una vida pasada. Conectar más con esta persona podría tener un buen resultado o podría traer desafíos a la relación.

Permíteme que te explique con más detalle. Cuando conoces a alguien y te enamoras podrías sentir que la persona es tu compañero de vida o alma gemela. La relación podría progresar y podrías comprometerte. Finalmente, te podrías casar. Más adelante, podrías sentir que ésta no es la pareja correcta para ti.

Podrías sentir esto cada vez con más frecuencia. Esto podría crear más conflictos entre ustedes y terminar en separación o divorcio.

Hay una razón espiritual para todo. Quiero compartir contigo que la verdadera razón espiritual de los problemas en las relaciones personales está relacionada con las experiencias en vidas pasadas. En general, si tu relación está llena de amor y cuidado, tú y esta persona experimentaron buenas relaciones personales en vidas pasadas. Si su relación tiene grandes desafíos, pueden haber experimentado relaciones personales desagradables en vidas pasadas. Las relaciones personales son una cuestión de karma. Karma es causa y efecto.

Las relaciones son así. En general, si tu pareja te trata bien, tú trataste bien a tu pareja en una vida o vidas pasadas. Si tu pareja no te trata bien, puedes haberle tratado mal en una vida o vidas pasadas. Esto no es cierto en todos los casos, pero es una situación común.

Compartiré una historia real con la finalidad de explicar con más detalle el karma en las relaciones. En septiembre de 2007, fui a Japón y tuve una consulta privada con una mujer. El Maestro Peter Hudoba, uno de mis Representantes Mundiales, estaba conmigo. La mujer estaba muy alterada. Ella me dijo, "Mi esposo tiene seis novias. Lo sorprendí con algunas de ellas. Estoy tan enojada".

Le dije, "Cierre los ojos y deme un momento para hacer una lectura espiritual acerca de la razón para que esto suceda". Ella cerró los ojos. Conecté con el líder de los Registros Akáshicos, Yan Wang Ye. Los Registros Akáshicos es el lugar en el Cielo que registra la vida cada ser humano, cada animal y cada alma en innumerables planetas, estrellas, galaxias y universos. Le pregunté a Yan Wang Ye, "¿Podría saber el motivo espiritual del problema que tiene esta mujer con su esposo?

Me mostró y dijo, "Maestro Sha, en su última vida juntos, esta mujer fue el esposo. Vea cuántas novias tenía". Me mostro las novias, una detrás de otra. Ellas aparecieron una por una en mi Tercer Ojo. Conté una, dos, tres, cuatro, cinco, seis, siete, ocho, nueve, diez, once y luego doce. Le pregunté a Yan Wang Ye, "¿Estos doce seres luminosos demuestran que él tuvo doce novias?" Yan Wang Ye respondió, "Sí".

Esta mujer tenía desafíos en la relación con su esposo en esta vida. La razón espiritual para esto era que en una vida pasada ella era el esposo y su esposo era la esposa. Ella (en ese entonces el esposo) tenía doce novias en aquella vida. Esta es una cuestión kármica entre ella y su esposo.

Esta historia nos indica que los problemas de relación están estrechamente relacionados con el karma. En efecto, cada aspecto de la vida está estrechamente relacionado con el karma. Karma es el registro de servicios. El karma está dividido en dos tipos: bueno y malo. Buen karma significa que uno ha ofrecido gran servicio para hacer a otros más felices y saludables en vidas pasadas y en esta vida; esto incluye ofrecer amor, perdón, cuidados, compasión, sinceridad, honestidad, generosidad, bondad, pureza, gracia y más. Mal karma significa que uno ha cometido errores en vidas pasadas y en esta vida; esto incluye, dañar, matar, herir, aprovecharse de otros, engañar, robar, mentir y más.

La clave para transformar las relaciones es limpiar el mal karma propio.

Permíteme guiarte en una práctica aplicando tus Trasplantes Divinos de Alma, Mente y Cuerpo de la Bola de Luz Morada y del Manantial Líquido Morado para el Perdón Divino junto con tu Lenguaje del Alma para limpiar tu mal karma, con el fin de transformar tus relaciones.

Aplica las Técnicas de los Cuatro Poderes:

Poder del Cuerpo. Siéntate derecho. Cierra los ojos. Coloca la punta de la lengua suavemente contra el paladar. Coloca las palmas una sobre la otra, sobre la parte inferior del abdomen, debajo del ombligo.

Poder del Alma. Di *hola:*

> *Queridos alma, mente y cuerpo de* _____ (nombra a la persona [o personas] con la que necesitas sanar tu relación),
> *Los amo.*
> *Queridos alma, mente y cuerpo de mi Lenguaje del Alma,*
> *Los amo.*
> *Queridos Trasplantes Divinos de Alma, Mente y Cuerpo de la Bola de Luz Morada y del Manantial Líquido Morado para el Perdón Divino,*
> *Los amo.*
> *Por favor, actívense para limpiar el mal karma entre* _____ (nombre de la persona o personas) *y yo.*
> *Gracias.*

Poder de la Mente. Visualiza luz morada irradiando entre ustedes.

Poder del Sonido. Recita en silencio o en voz alta:

> *Trasplantes Divinos de Alma, Mente y Cuerpo de la Bola de Luz Morada y del Manantial Líquido Morado para el Perdón Divino limpien el mal karma entre* _____ (nombre de la persona o personas) *y yo. Gracias.*
>
> *Trasplantes Divinos de Alma, Mente y Cuerpo de la Bola de Luz Morada y del Manantial Líquido Morado para el Perdón Divino limpien el mal karma entre* _____ (nombre de la persona o personas) *y yo. Gracias.*
>
> *Trasplantes Divinos de Alma, Mente y Cuerpo de la Bola de Luz Morada y del Manantial Líquido Morado para el Perdón Divino limpien el mal karma entre* _____ (nombre de la persona o personas) *y yo. Gracias.*
>
> *Trasplantes Divinos de Alma, Mente y Cuerpo de la Bola de Luz Morada y del Manantial Líquido Morado para el Perdón Divino limpien el mal karma entre* _____ (nombre de la persona o personas) *y yo. Gracias...*

Ahora deja de leer. Recita *Trasplantes Divinos de Alma, Mente y Cuerpo de la Bola de Luz Morada y del Manantial Líquido Morado para el Perdón Divino limpien el mal karma entre* _____ *y yo. Gracias,* durante cinco minutos.

A continuación, recita tu Lenguaje del Alma tanto como puedas. No existe tiempo límite para recitar el Lenguaje del Alma. Cuanto más tiempo y más veces recites, pueden ser mejores los resultados que obtengas. Tus relaciones podrían transformarse profundamente.

Recitar el Lenguaje del Alma es uno de los servicios más poderosos en la Madre Tierra, el Cielo y en innumerables planetas, estrellas, galaxias y universos.

Aplica el Lenguaje del Alma para transformar las finanzas

Compartiré una historia. Una pareja que es propietaria de un hotel en Honolulu, Hawái, tocó el Canto Divino del Alma *Amor, paz y armonía* ininterrumpidamente desde los altavoces en más de veinte ambientes de su hotel. Un día un hombre de negocios vino al hotel y sintió una energía increíble. Dijo, "Este hotel es sumamente especial". Procedió a reservar más de cien habitaciones para usar en el largo plazo. El depósito inicial que efectuó fue de más de $42,000.

El Canto Divino del Alma *Amor, paz y armonía* es el canto del Lenguaje del Alma del Divino. Me gustaría compartirlo de nuevo; cuanto más compartimos, más bendiciones recibimos. Yo enseño que todo consiste de alma, mente y cuerpo. Cada palabra tiene un alma, mente y cuerpo. Nuevamente enfatizo que los Cantos Divinos del Alma portan frecuencia y vibración divinas, con amor, perdón, compasión y luz divinos que pueden transformar toda la vida.

Canta este Canto Divino del Alma tanto como puedas. Tenlo tocando en tu hogar o negocio las veinticuatro horas, siete días a la semana, para crear feng shui divino.

Lu La Lu La Li
Lu La Lu La La Li
Lu La Lu La Li Lu La
Lu La Li Lu La
Lu La Li Lu La

Amo mi corazón y mi alma
Amo a toda la humanidad
Unamos corazones y almas
Amor, paz y armonía
Amor, paz y armonía

Permíteme compartir otra historia acerca del poder de este Canto Divino del Alma.

Una noche del 2009, en los Países Bajos, terminé de enseñar alrededor de las 9:15 de la noche. Dos estudiantes y yo fuimos a un pequeño restaurante chino. Un letrero en la puerta del restaurante indicaba que cerraban a las 9:30 de la noche. Entramos al local y la dueña nos dijo "Lo siento, es muy tarde. Estamos cerrando".

Le contesté, "Acabamos de terminar un taller. No hay otros restaurantes abiertos en los alrededores. El letrero afuera dice que el restaurante cierra a las 9:30. Solo son las 9:20 en este momento. ¿Podría ser tan amable de cocinarnos algo?"

La dueña dijo, "¿Es usted chino?"

Le contesté, "Sí, lo soy".

Ella dijo, "Cocinaremos para usted".

Estuvimos todos profundamente agradecidos. La comida estuvo deliciosa.

El segundo día regresé al mismo restaurante. Le dije a la mujer, "Gracias por cocinar para nosotros anoche. Tengo un CD con un Canto del Alma para usted; podría bendecir su negocio. ¿Tiene un reproductor de CD? ¿Estaría dispuesta a tocar esto?"

Ella dijo, "Sí, tenemos un reproductor de CD. ¿Tiene el CD? Lo tocaré ahora".

Le di el CD del Canto Divino del Alma *Amor, paz y armonía*. Ella lo tocó de inmediato. Le dije que, si tocaba el CD ininterrumpidamente, éste bendeciría su negocio. Ella indicó que así lo haría.

Cada día después del retiro, regresábamos al mismo restaurante para comer. El último día nos dijo, "Dr. Sha, a mi esposo y a mí nos gustaría regalarles a todos sus voluntarios y a usted una cena".

Le pregunté "¿Por qué?"

Ella dijo, "Esto es en agradecimiento hacia usted. Desde que hemos estado tocando el CD del Canto Divino del Alma *Amor, paz y armonía*, nuestro pequeño restaurante ha estado repleto. El restaurante acomoda de treinta a cuarenta personas durante cada comida; por lo general, tenemos alrededor de diez personas. Hemos estado repletos desde el segundo día que tocamos el CD. Estamos muy agradecidos; por eso, nos gustaría atenderlos a todos sus voluntarios y a usted como señal de nuestro aprecio".

Prepararon una mesa llena de alimentos para más de diez voluntarios y para mí. La comida estuvo de maravilla y todos tuvimos una experiencia inolvidable.

Esta es una de las tantas historias acerca del poder del Canto Divino del Alma *Amor, paz y armonía* para transformar las finanzas.

Permíteme guiarte para que apliques el Canto Divino del Alma *Amor, paz y armonía* junto con los Trasplantes Divinos de Alma, Mente y Cuerpo de la Bola de Luz Morada y del Manantial Líquido Morado del Lenguaje del Alma Divino para transformar tus finanzas.

Aplica las Técnicas de los Cuatro Poderes:

Poder del Cuerpo. Siéntate derecho. Cierra los ojos. Coloca la punta de la lengua suavemente contra el paladar. Coloca tus manos en la Posición para la Oración en la Era de la Luz del Alma.

Poder del Alma. Di *hola:*

> *Queridos alma, mente y cuerpo de mis finanzas y negocios,*
> *Los amo.*
> *Ustedes tienen el poder de transformarse a sí mismos.*
> *Hagan un buen trabajo.*
> *Queridos alma, mente y cuerpo del Canto Divino del Alma* Amor,
> paz y armonía,
> *Los amo.*
> *Queridos alma, mente y cuerpo de los Trasplantes Divinos de Alma,*
> *Mente y Cuerpo de la Bola de Luz Morada y del Manantial*
> *Líquido Morado para el Lenguaje del Alma Divino,*
> *Los amo,*
> *Por favor, actívense para transformar mis finanzas y negocios.*
> *Gracias.*

Poder de la Mente. Visualiza luz morada irradiando en tus finanzas y negocios.

Poder del Sonido. Recita en silencio o en voz alta:

> *Trasplantes Divinos de Alma, Mente y Cuerpo de la Bola de Luz*
> *Morada y del Manantial Líquido Morado para el Lenguaje del*
> *Alma Divino transforman mis finanzas y negocios. Gracias.*

*Trasplantes Divinos de Alma, Mente y Cuerpo de la Bola de Luz
Morada y del Manantial Líquido Morado para el Lenguaje del
Alma Divino transforman mis finanzas y negocios. Gracias.*
*Trasplantes Divinos de Alma, Mente y Cuerpo de la Bola de Luz
Morada y del Manantial Líquido Morado para el Lenguaje del
Alma Divino transforman mis finanzas y negocios. Gracias.*
*Trasplantes Divinos de Alma, Mente y Cuerpo de la Bola de Luz
Morada y del Manantial Líquido Morado para el Lenguaje del
Alma Divino transforman mis finanzas y negocios. Gracias...*

Ahora deja de leer. Recita *Trasplantes Divinos de Alma, Mente y
Cuerpo de la Bola de Luz Morada y del Manantial Líquido Morado para el
Lenguaje del Alma Divino transforman mis finanzas y negocios. Gracias,*
durante cinco minutos.

A continuación, canta o recita el Canto Divino del Alma *Amor,
paz y armonía* tanto como puedas.

Lu La Lu La Li
Lu La Lu La La Li
Lu La Lu La Li Lu La
Lu La Li Lu La
Lu La Li Lu La

Amo mi corazón y mi alma
Amo a toda la humanidad
Unamos corazones y almas
Amor, paz y armonía
Amor, paz y armonía...

No hay tiempo límite para cantar o recitar este Canto Divino
del Alma. Cuanto más tiempo y más veces recites, podrías obtener
mejores resultados. Recitar el Canto Divino del Alma *Amor, paz y
armonía* es una de las prácticas más importantes para transformar
toda la vida.

Traduce tu Lenguaje del Alma

El Lenguaje del Alma es el lenguaje de tu alma. Aprender a traducir tu Lenguaje del Alma es muy importante. Los grandes beneficios de traducir tu Lenguaje del Alma son:

- Puedes recibir orientación de tu alma.
- Puedes recibir orientación y enseñanzas de padres y madres espirituales del Cielo.
- Puedes recibir orientación y enseñanzas del Divino.
- Puedes recibir orientación y enseñanzas del Tao.
- Puedes comunicarte con cualquier alma.

¿Cómo traduces tu Lenguaje del Alma?

Permíteme guiarte en una práctica para abrir o desarrollar tu habilidad para traducir tu Lenguaje del Alma. Aplica las Técnicas de los Cuatro Poderes:

Poder del Cuerpo. Siéntate derecho. Cierra los ojos. Coloca la punta de la lengua suavemente contra el paladar. Coloca tus manos en la Posición para la Oración en la Era de la Luz del Alma.

Poder del Alma. Di *hola:*

Queridos alma, mente y cuerpo de mi Lenguaje del Alma,
Los amo.
Queridos alma, mente y cuerpo de mi Centro de Mensajes,
Los amo.
Mi querida y amada alma,
Te amo.
Cuando hable el Lenguaje del Alma, por favor envíen el mensaje
de mi Centro de Mensajes a mi cerebro y traduzcan mi Lenguaje
del Alma al español (o cualquier idioma que desees).
Estoy muy agradecido.
Gracias.

El Saludo Diciendo Hola es el secreto y la clave para traducir el Lenguaje del Alma.

Poder de la Mente. Visualiza luz morada irradiando en tu Centro de Mensajes y Canal del Lenguaje del Alma.

Poder del Sonido. Recita tu Lenguaje del Alma. Empieza repitiendo el código sagrado *San San Jiu Liu Ba Yao Wu* tan rápido como puedas:

San San Jiu Liu Ba Yao Wu
San San Jiu Liu Ba Yao Wu
San San Jiu Liu Ba Yao Wu
San San Jiu Liu Ba Yao Wu…

Cuando te surja el Lenguaje del Alma y continúes recitándolo, podrías súbitamente entender su significado.

También puedes hacer una pregunta antes de hablar el Lenguaje del Alma. Por ejemplo, si deseas recibir guía del Divino para tu sendero espiritual, dirías:

Querido Divino,
Te amo.
¿Podrías brindarme guía para mi sendero espiritual a través de mi
 Lenguaje del Alma?
Estoy muy agradecido.
Mi querida alma,
Te amo.
Cuando hable el Lenguaje del Alma, por favor envía el mensaje en
 español de mi Centro de Mensajes a mi cerebro (o en el idioma
 que desees).
Entonces entenderé el significado de mi Lenguaje del Alma.
Gracias.

A continuación, recita tu Lenguaje del Alma. De repente de tu boca podría fluir el significado de tu Lenguaje del Alma.

Daré otro ejemplo. Quizás necesites guía sobre cuál universidad es la mejor para tu hijo(a). Di *hola* como sigue:

Mi querido y amado Centro de Mensajes,
Mi querido Lenguaje del Alma,
Me gustaría recibir orientación acerca de las dos o tres universidades
a las que a mi hijo(a) le gustaría asistir.
¿Podrían guiarme para saber cuál es la mejor para él (o ella)?
Gracias.

Relájate. A continuación, recita el Lenguaje del Alma. Súbitamente, podrías escuchar la respuesta.

Puedes aplicar el Lenguaje del Alma para hacer cualquier pregunta que desees. Siempre recuerda hacer preguntas positivas. Nunca preguntes algo que podría, en cualquier forma, causar daño a otros o invadir su privacidad.

Practica más. La sabiduría importante es que muchos principiantes pueden no recibir una traducción de inmediato. Sé paciente. Practica una y otra vez. La traducción del Lenguaje del Alma podría surgirte súbitamente. Podrías escuchar palabras o abrir la boca y brotarte la traducción.

Si no has recibido la traducción del Lenguaje del Alma, no te decepciones. Continúa practicando. Ten confianza; relájate. Traducirás el Lenguaje del Alma algún día.

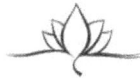

Practica el Lenguaje del Alma que podría transformarse en Canto del Alma, el canto de tu Lenguaje del Alma. Deseo compartir una hermosa historia acerca de la aplicación de las Manos Sanadoras Divinas y el Canto del Alma para la sanación:

La historia relatada a continuación ocurrió como resultado de
una bendición con las Manos Sanadoras Divinas que ofrecí a una

mujer que se encarga del mercadeo de mi práctica legal. Su nombre es Kimberly y vive en Minnesota. Ella había sufrido durante más de un año de colon ulcerado y aún experimentaba malestar profundo y sangrado en su deposición, a pesar de haber recurrido a la ayuda de la medicina convencional y alternativa. Aunque ambas habían mejorado su afección, ella no había experimentado ninguna cura.

La sesión de sanación ocurrió a través de una llamada telefónica. Simplemente seguí las instrucciones del Maestro Sha, realicé la invocación y permití que el Divino viniera a través mío y de mi Canto del Alma. Los resultados fueron sorprendentes, como pueden ver por sus propias palabras:

Gracias por la sanación. Funcionó.

El pasado abril, fui diagnosticada con un molesto caso de colitis ulcerativa (úlceras en el colon) y se me dijo que la mayoría de las personas necesita medicación a largo plazo, quizás de por vida y que, por lo menos, la mitad de ellas necesita que se le remueva el colon completamente para recuperarse de esta seria dolencia. Sin temor, dejé de lado esa opción y procedí a curarme a mí misma cerca de un 85 por ciento, disfrutando de una dieta vegana, trabajo energético y otros remedios de sanación alternativa.

Desde la sanación que me diste con las Manos Sanadoras Divinas, por primera vez en más de un año no tengo sangrado en la deposición y la extraña y dura hinchazón (que parecía un embarazo de 4 o 5 meses) ha desaparecido misteriosamente.

Mi estómago está plano y puedo flexionarme y moverme libremente. Habiendo sido delgada y fuerte siempre, ¡finalmente me siento nuevamente como yo misma!

¡Qué regalo tan hermoso el que compartiste y tu voz...
absolutamente divina!

Me voy ahora a hacer abdominales... :)
Dios te bendiga.
Kimberly

Estoy sumamente bendecido y me llena de humildad el haber sido un conducto a través del cual el Divino ha podido ofrecer una sanación tan profunda y de transformación de vida para una colega, quien es una empresaria independiente y madre de dos niños. Qué diferencia le ha significado esto en su vida.

No puedo agradecerle lo suficiente al Maestro Sha y al Divino.

Humildemente,
Erik J. Cecil, Abogado
Superior, Colorado

Abre tu Canal de la Comunicación Directa del Alma

Abrir tu Canal de la Comunicación Directa del Alma te empodera para comunicarte directamente con el Divino y con todas las almas. Muchas personas le hablan al Divino. Muchas personas no pueden escuchar al Divino. Esto significa que tu Canal de la Comunicación Directa del Alma no está abierto.

¿Dónde está el Canal de la Comunicación Directa del Alma?

El Canal de la Comunicación Directa del Alma empieza en el Zhong,[14] fluye al Centro de Mensajes y termina en el cerebro.

¿Por qué necesitas abrir tu Canal de la Comunicación Directa del Alma?

No bastan las palabras para expresar la importancia y el poder de abrir tu Canal de la Comunicación Directa del Alma.

---

14 Ver página xxx para la descripción del Zhong.

Imagina comunicarte directamente con el Divino. Cuando tu Canal de la Comunicación Directa del Alma está abierto, puedes recibir orientación en cualquier lugar y momento. El Divino te brindará orientación directa para tu vida física y espiritual. En verdad, no existen las palabras para explicar suficientemente los beneficios.

¿Cómo abres tu Canal de la Comunicación Directa del Alma?

El secreto más importante es, primero, aprender cómo traducir el Lenguaje del Alma. Este es el atajo para abrir tu Canal de la Comunicación Directa del Alma. En una oración:

Si puedes traducir tu Lenguaje del Alma, adquirirás de forma natural la capacidad de comunicarte con el Divino.

Abrir tu Centro de Mensajes es la clave para abrir tu Canal de la Comunicación Directa del Alma.

Ahora ofreceré inestimables tesoros divinos permanentes que puedes usar para abrir tu Canal de la Comunicación Directa del Alma.

¡Prepárate!

Orden Divina: Trasplantes Divinos de Alma, Mente y Cuerpo de la Bola de Luz Morada y del Manantial Líquido Morado para el Centro de Mensajes Divino ¡Transmisión!

¡Felicitaciones! Estás bendecido. La humanidad está bendecida.

Permíteme guiarte en este momento a que apliques estos y otros tesoros inapreciables que has recibido de este libro para remover bloqueos de alma, mente y cuerpo en tu Canal de la Comunicación Directa del Alma y puedas comunicarte directamente con el Divino. Si puedes hablar con el Divino, serás capaz de hablar con cualquier alma.

Aplica las Técnicas de los Cuatro Poderes:

Poder del Cuerpo. Siéntate derecho. Cierra los ojos. Coloca la punta de la lengua suavemente contra el paladar. Coloca tus manos en la Posición para la Oración en la Era de la Luz del Alma.

Poder del Alma. Di *hola:*

> *Queridos alma, mente y cuerpo de mi Centro de Mensajes,*
> *Los amo.*
> *Queridos Trasplantes Divinos de Alma, Mente y Cuerpo de las*
> *Bolas de Luz Morada y de los Manantiales Líquidos Morados*
> *para el Centro de Mensajes Divino; para el Amor Divino; para*
> *el Perdón Divino; de la Compasión Divina para el Cerebro, el*
> *Corazón y el Alma; para la Luz Divina y para el Lenguaje del*
> *Alma Divino,*
> *Los amo.*
> *Por favor, actívense para remover los bloqueos de alma, mente y*
> *cuerpo en mi Canal de la Comunicación Directa del Alma.*
> *Gracias.*

Poder de la Mente. Visualiza luz morada irradiando en tu Centro de Mensajes.

Poder del Sonido. Recita en silencio o en voz alta:

> *Trasplantes Divinos de Alma, Mente y Cuerpo de las Bolas de Luz*
> *Morada y de los Manantiales Líquidos Morados para el Centro*
> *de Mensajes Divino; para el Amor Divino; para el Perdón*
> *Divino; de la Compasión Divina para el Cerebro, el Corazón y el*
> *Alma; para la Luz Divina y para el Lenguaje del Alma Divino*
> *remueven los bloqueos de alma, mente y cuerpo en mi Canal de*
> *la Comunicación Directa del Alma. Gracias.*
> *Trasplantes Divinos de Alma, Mente y Cuerpo de las Bolas de Luz*
> *Morada y de los Manantiales Líquidos Morados para el Centro*
> *de Mensajes Divino; para el Amor Divino; para el Perdón*

Divino; de la Compasión Divina para el Cerebro, el Corazón y el Alma; para la Luz Divina y para el Lenguaje del Alma Divino remueven los bloqueos de alma, mente y cuerpo en mi Canal de la Comunicación Directa del Alma. Gracias.

Trasplantes Divinos de Alma, Mente y Cuerpo de las Bolas de Luz Morada y de los Manantiales Líquidos Morados para el Centro de Mensajes Divino; para el Amor Divino; para el Perdón Divino; de la Compasión Divina para el Cerebro, el Corazón y el Alma; para la Luz Divina y para el Lenguaje del Alma Divino remueven los bloqueos de alma, mente y cuerpo en mi Canal de la Comunicación Directa del Alma. Gracias.

Trasplantes Divinos de Alma, Mente y Cuerpo de las Bolas de Luz Morada y de los Manantiales Líquidos Morados para el Centro de Mensajes Divino; para el Amor Divino; para el Perdón Divino; de la Compasión Divina para el Cerebro, el Corazón y el Alma; para la Luz Divina y para el Lenguaje del Alma Divino remueven los bloqueos de alma, mente y cuerpo en mi Canal de la Comunicación Directa del Alma. Gracias...

Deja ahora de leer. Continúa recitando durante cinco minutos. A continuación, recita el Lenguaje del Alma tanto como puedas. Practica traducir tu Lenguaje del Alma haciendo una pregunta al Divino. Podrías repentinamente escuchar la respuesta. Esto podría emocionarte mucho; podría conmoverte hasta las lágrimas.

La sabiduría más importante a compartir contigo y con cada lector es la de confiar en la respuesta que recibas del Divino. No dudes. No digas, "¿Podría escuchar la respuesta otra vez?" Este es un error muy grande y muestra falta de respeto hacia el Divino. Si haces esto, podrías ser bloqueado para escuchar al Divino por un largo tiempo.

Cuando escuches la respuesta, di *Gracias.* Si no puedes escuchar una respuesta clara, cambia la pregunta. Escucharás una respuesta nuevamente. Haz una pregunta clara y directa. Si no escuchas claramente una respuesta, no te alteres, practica y recita más. Tu Canal de la Comunicación Directa del Alma podría abrirse cada vez más.

Abre tu Canal del Tercer Ojo

Millones de seres espirituales en la historia han abierto su Tercer Ojo. Abrir el Tercer Ojo es recibir orientación del Divino y del mundo espiritual en la forma de imágenes espirituales. Abrir cualquier canal espiritual es recibir orientación del Divino y del Mundo de las Almas. Recibir orientación es transformar cada aspecto de la vida de acuerdo con la guía recibida.

Nuestros padres y madres espirituales, el Divino y el Tao nos guiarán para transformar nuestra salud, relaciones, finanzas y todo aspecto de vida, cuando preguntamos y solo si nuestros canales espirituales están abiertos para recibir su guía y enseñanzas. Por lo tanto, abrir el Tercer Ojo y otros canales espirituales es muy importante en el sendero espiritual.

Antes de abrir el Tercer Ojo, uno debe primero desarrollar el kundalini; es entonces cuando uno puede abrir el Tercer Ojo. El kundalini es el centro de energía clave para los riñones. Provee alimento energético para el cerebro y el Tercer Ojo. Si no tienes una base sólida del kundalini, no debes intentar abrir tu Tercer Ojo porque te agotarás. Un Tercer Ojo abierto utiliza una gran cantidad de energía.

He compartido sabiduría y prácticas para desarrollar el kundalini en el capítulo 3. Quizás te interese releer esa sección. Por favor, practica mucho para desarrollar más el poder de tu kundalini antes de intentar abrir tu Canal del Tercer Ojo.

En este momento voy a potenciar el poder de tu kundalini aplicando todos los tesoros divinos descargados en ti a través de este libro.

Aplica las Técnicas de los Cuatro Poderes:

Poder del Cuerpo. Siéntate derecho. Cierra los ojos. Coloca la punta de la lengua suavemente contra el paladar. Coloca una palma sobre tu ombligo y la otra sobre el área del kundalini.

Poder del Alma. Di *hola*:

Queridos alma, mente y cuerpo de mi kundalini,
Los amo.
Tienen el poder de potenciarse a sí mismos.
Hagan un buen trabajo.
Gracias.

Trasplantes Divinos de Alma, Mente y Cuerpo de las Bolas de Luz
  Morada y de los Manantiales Líquidos Morados para el Amor
  Divino; para el Perdón Divino; de la Compasión Divina para
  el Cerebro, el Corazón y el Alma; para la Luz Divina; para el
  Centro de Mensajes Divino; para la Purificación Divina; para
  la Nutrición y el Equilibrio Divinos; para la Claridad Divina
  de Mente; para el Equilibrio Divino de Alma, Corazón, Mente
  y Cuerpo; para el Dan Tian Inferior Divino y para el Lenguaje
  del Alma Divino,
Los amo a todos.
Por favor, actívense para potenciar el poder de mi kundalini.
Estoy muy agradecido.
Gracias.

Poder de la Mente. Visualiza luz morada irradiando en tu kundalini.

Poder del Sonido. Recita en silencio o en voz alta:

Trasplantes Divinos de Alma, Mente y Cuerpo de las Bolas de
  Luz Morada y de los Manantiales Líquidos Morados para el
  Amor Divino; para el Perdón Divino; de la Compasión Divina
  para el Cerebro, el Corazón y el Alma; para la Luz Divina;
  para el Centro de Mensajes Divino; para la Purificación
  Divina; para la Nutrición y el Equilibrio Divinos; para la
  Claridad Divina de Mente; para el Equilibrio Divino de
  Alma, Corazón, Mente y Cuerpo; para el Dan Tian Inferior
  Divino y para el Lenguaje del Alma Divino potencian el poder
  de mi kundalini. Gracias.

Trasplantes Divinos de Alma, Mente y Cuerpo de las Bolas de Luz Morada y de los Manantiales Líquidos Morados para el Amor Divino; para el Perdón Divino; de la Compasión Divina para el Cerebro, el Corazón y el Alma; para la Luz Divina; para el Centro de Mensajes Divino; para la Purificación Divina; para la Nutrición y el Equilibrio Divinos; para la Claridad Divina de Mente; para el Equilibrio Divino de Alma, Corazón, Mente y Cuerpo; para el Dan Tian Inferior Divino y para el Lenguaje del Alma Divino potencian el poder de mi kundalini. Gracias.

Trasplantes Divinos de Alma, Mente y Cuerpo de las Bolas de Luz Morada y de los Manantiales Líquidos Morados para el Amor Divino; para el Perdón Divino; de la Compasión Divina para el Cerebro, el Corazón y el Alma; para la Luz Divina; para el Centro de Mensajes Divino; para la Purificación Divina; para la Nutrición y el Equilibrio Divinos; para la Claridad Divina de Mente; para el Equilibrio Divino de Alma, Corazón, Mente y Cuerpo; para el Dan Tian Inferior Divino y para el Lenguaje del Alma Divino potencian el poder de mi kundalini. Gracias.

Trasplantes Divinos de Alma, Mente y Cuerpo de las Bolas de Luz Morada y de los Manantiales Líquidos Morados para el Amor Divino; para el Perdón Divino; de la Compasión Divina para el Cerebro, el Corazón y el Alma; para la Luz Divina; para el Centro de Mensajes Divino; para la Purificación Divina; para la Nutrición y el Equilibrio Divinos; para la Claridad Divina de Mente; para el Equilibrio Divino de Alma, Corazón, Mente y Cuerpo; para el Dan Tian Inferior Divino y para el Lenguaje del Alma Divino potencian el poder de mi kundalini. Gracias...

Deja de leer ahora. Continúa recitando *Trasplantes Divinos de Alma, Mente y Cuerpo de las Bolas de Luz Morada y de los Manantiales Líquidos Morados para el Amor Divino; para el Perdón Divino; de la Compasión Divina para el Cerebro, el Corazón y el Alma; para la Luz Divina; para el Centro de Mensajes Divino; para la Purificación Divina; para la Nutrición y el Equilibrio Divinos; para la Claridad Divina de Mente; para el Equilibrio Divino de Alma, Corazón, Mente y Cuerpo; para el Dan Tian Inferior Divino y para el Lenguaje del Alma Divino potencian el poder de mi kundalini. Gracias,* durante diez minutos.

A continuación, recita Lenguaje del Alma durante diez minutos. Cuanto más tiempo y más veces recites, obtendrás mejores resultados. No hay límite de tiempo para recitar el Lenguaje del Alma. Ofrecí esta enseñanza anteriormente. Activar todos los tesoros divinos y recitar el Lenguaje del Alma al mismo tiempo es la mejor forma de desarrollar tu kundalini para sanar, rejuvenecer, purificar, transformar e iluminar toda la vida.

He compartido secretos importantes contigo y con cada lector. Esto no significa que ahora ya tienes un kundalini altamente desarrollado. Si deseas desarrollar grandemente tu kundalini y desarrollar habilidades de alto nivel con el Tercer Ojo, debes practicar mucho. No hay otra manera. Tu progreso depende de tu esfuerzo personal.

En las enseñanzas antiguas hay una reconocida declaración:

只管耕耘，不管收获
Zhi Guan Geng Yun, Bu Guan Shou Huo

"Zhi Guan" significa *simplemente hazlo sin importar.* "Geng Yun" significa *plantar y cultivar, regar y fertilizar apropiadamente.* "Bu Guan" significa *no te molestes y esperes.* "Shou Huo" significa *cosechar.*

"Zhi Guan Geng Yun, Bu Guan Shou Huo" (pronunciado *dch guan gng yun, bu guan shou juo*) significa *simplemente haz el trabajo correcto de plantar las semillas, regar y fertilizar apropiadamente y no esperes la cosecha.* Esta frase enseña a cada lector y a la humanidad que, en tanto realices una siembra apropiada, la cosecha ocurrirá naturalmente. Nos enseña a no esperar nada.

Esta frase es la enseñanza perfecta para abrir el Tercer Ojo. Simplemente haz tu práctica de Xiu Lian. "Xiu" significa *purificación.* "Lian" significa *práctica.* "Xiu Lian" (pronunciado *shiu lien*) es *práctica de purificación.* Xiu Lian es el término que se utilizó para la jornada espiritual en tiempos antiguos. Significa la *totalidad del camino espiritual de uno.* Abrir el Tercer Ojo y otros canales espirituales es un aspecto del camino de Xiu Lian.

Estoy revelando otro importante secreto espiritual para ti, para cada lector y para cualquiera que desee abrir su Tercer Ojo. Este puede resumirse en una oración:

Desarrollar el kundalini es desarrollar el Tercer Ojo.

Permíteme explicarlo con más detalle. Existen miles o decenas de miles de métodos para desarrollar el Tercer Ojo. La mayoría de los métodos para abrir el Tercer Ojo involucran concentrarse en el área del Tercer Ojo. Hoy, formalmente comparto contigo y con la humanidad que la manera sagrada y divina para abrir el Tercer Ojo es *concentrarse en el área del kundalini.*

Lo he explicado anteriormente, pero quiero enfatizar nuevamente que el kundalini es el centro de alimento energético para el Tercer Ojo. La energía del kundalini se traslada hacia dos orificios invisibles en el área del cóccix. Desde ahí fluye hacia arriba, a través de la médula espinal, al cerebro para alimentar el cerebro y el Tercer Ojo. La sabiduría sagrada está en que la energía del kundalini estimulará al Tercer Ojo para que se abra.

Estoy haciéndole una pregunta al Divino en este momento. Mi pregunta al Divino es:

Querido Divino, ¿podrías explicar la sabiduría en torno al Tercer Ojo?

El Divino respondió:

Mi querido hijo Zhi Gang,

Me complace ofrecer una breve enseñanza sobre el Tercer Ojo.

El Tercer Ojo es la glándula pineal. Por lo general, el Tercer Ojo está abierto hasta que un niño alcanza la edad de cuatro años. Por lo tanto, un niño puede decirles a sus padres que ve ángeles. Algunas veces un niño puede ver el Lado Oscuro y sentir miedo. Algunos padres no son conscientes de esto y pueden decirle al niño que no existe tal cosa o que es solo su imaginación.

Cuando el niño alcanza la edad de cuatro a seis años, su Tercer Ojo entra en una fase degenerativa y a aproximadamente el noventa y seis por ciento de la humanidad se le cierra el Tercer Ojo entre esas edades. El Tercer Ojo del cuatro por ciento de la humanidad no se cierra. Por lo tanto, hay algunas personas cuyo Tercer Ojo puede ver imágenes espirituales desde su niñez. Siempre han visto imágenes espirituales porque su Tercer Ojo nunca se cerró.

Un ser espiritual puede abrir el Tercer Ojo cuando hace práctica espiritual. El Tercer Ojo puede ser estimulado y abierto nuevamente para ver imágenes espirituales. Hay muchos métodos para abrir el Tercer Ojo.

Mi hijo Zhi Gang Sha se comunica conmigo todo el tiempo. Él fluye sus libros de mí. Él es mi servidor, vehículo y canal. Estoy agradecido por el servicio de Zhi Gang Sha. Estoy agradecido por todos los estudiantes que tiene y por su servicio incondicional. Yo también soy un servidor universal incondicional. Los amo a todos. Amo a la humanidad. Amo a wan ling (todas las almas).

Esta es la breve enseñanza que Zhi Gang me solicitó que impartiera directamente a ustedes.

Su amado Divino.

Gracias al Divino. Estoy honrado de servir.

Ofreceré ahora inapreciables tesoros divinos permanentes a ti y a todos los lectores, para desarrollar su poder del kundalini.

¡Prepárate!

Orden Divina: Trasplantes Divinos de Alma, Mente y Cuerpo de la Bola de Luz Morada y del Manantial Líquido Morado para el Kundalini Divino ¡Transmisión!

¡Felicitaciones! Estás bendecido. La humanidad está bendecida.

Ahora te guiaré en la aplicación de las Técnicas de los Cuatro Poderes y de tus tesoros divinos para desarrollar tu kundalini y tu Canal del Tercer Ojo simultáneamente:

Poder del Cuerpo. Siéntate derecho. Cierra los ojos. Coloca la punta de la lengua suavemente contra el paladar. Coloca una palma sobre tu ombligo y la otra sobre el área del kundalini.

Poder del Alma. Di *hola:*

> *Queridos alma, mente y cuerpo de mi kundalini y mi Canal del Tercer Ojo,*
> *Los amo.*
> *Queridos Trasplantes Divinos de Alma, Mente y Cuerpo de la Bola de Luz Morada y del Manantial Líquido Morado para el Kundalini Divino y todos los Trasplantes Divinos de Alma, Mente y Cuerpo de las Bolas de Luz Morada y de los Manantiales Líquidos Morados descargados en mí desde este libro,*
> *Los amo.*
> *Por favor, actívense para desarrollar mi kundalini y mi Canal del Tercer Ojo simultáneamente.*
> *Estoy muy agradecido.*
> *Gracias.*

Poder de la Mente. Visualiza todos los tesoros de las Bolas Divinas de Luz Morada y Manantiales Líquidos Divinos Morado rotando e irradiando en tu kundalini. El secreto importante a seguir es *no* *pensar en el Canal del Tercer Ojo. Enfoca la mente suavemente en el área del kundalini.*

La sabiduría secreta está en que cuando desarrollas el área del kundalini, el Canal del Tercer Ojo se abre automáticamente. Si uno desarrolla una base sólida, el Tercer Ojo se abrirá por sí mismo. Esto es como una bomba de bicicleta o cualquier bomba. Cuando desarrollas el poder en el área del kundalini, la energía se hace cada vez más densa. Después, fluirá a la médula espinal y se moverá hacia el cerebro, estimulando el Tercer Ojo y abriéndolo. Este es el proceso natural.

Si sigues el proceso de esta manera, desarrollarás una base sólida. Cuando llegue el momento, tu Tercer Ojo se abrirá naturalmente. Cuando se abra, tendrás ya una buena base y no te agotarás. Esta es la esencia clave para abrir el Canal del Tercer Ojo y para seguir los principios sagrados.

Como a menudo enseño:

大道至简

Da Tao zhi jian

"Da" significa *grande*. "Tao" significa *El Camino*. "Zhi" significa *extremadamente*. "Jian" significa *simple*. "Da Tao zhi jian" (pronunciado *da dao dch dchien*) significa *el Gran Camino es extremadamente simple*.

Ahora continuemos con el Poder del Sonido.

Poder del Sonido. Recita en silencio o en voz alta:

> *Queridos Trasplantes Divinos de Alma, Mente y Cuerpo de la Bola de Luz Morada y del Manantial Líquido Morado para el Kundalini Divino y todos los Trasplantes Divinos de Alma, Mente y Cuerpo de las Bolas de Luz Morada y de los Manantiales Líquidos Morados desarrollen mi kundalini y mi Canal del Tercer Ojo simultáneamente. Gracias.*
>
> *Queridos Trasplantes Divinos de Alma, Mente y Cuerpo de la Bola de Luz Morada y del Manantial Líquido Morado para el Kundalini Divino y todos los Trasplantes Divinos de*

Alma, Mente y Cuerpo de las Bolas de Luz Morada y de los Manantiales Líquidos Morados desarrollen mi kundalini y mi Canal del Tercer Ojo simultáneamente. Gracias.

Queridos Trasplantes Divinos de Alma, Mente y Cuerpo de la Bola de Luz Morada y del Manantial Líquido Morado para el Kundalini Divino y todos los Trasplantes Divinos de Alma, Mente y Cuerpo de las Bolas de Luz Morada y de los Manantiales Líquidos Morados desarrollen mi kundalini y mi Canal del Tercer Ojo simultáneamente. Gracias.

Queridos Trasplantes Divinos de Alma, Mente y Cuerpo de la Bola de Luz Morada y del Manantial Líquido Morado para el Kundalini Divino y todos los Trasplantes Divinos de Alma, Mente y Cuerpo de las Bolas de Luz Morada y de los Manantiales Líquidos Morados desarrollen mi kundalini y mi Canal del Tercer Ojo simultáneamente. Gracias...

Ahora para de leer y deja el libro. Continúa recitando *Queridos Trasplantes Divinos de Alma, Mente y Cuerpo de la Bola de Luz Morada y del Manantial Líquido Morado para el Kundalini Divino y todos los Trasplantes Divinos de Alma, Mente y Cuerpo de las Bolas de Luz Morada y de los Manantiales Líquidos Morados desarrollen mi kundalini y mi Canal del Tercer Ojo simultáneamente. Gracias*, durante diez minutos.

A continuación, recita tu Lenguaje del Alma durante treinta minutos.

Estoy revelando uno de los máximos secretos a ti y a la humanidad en este momento.

Cuando recites el Lenguaje del Alma tan rápido como puedas, súbitamente puedes no saber dónde estás o qué hora es. Ese es el mejor estado. Estás entrando en el vacío. Este es el mejor estado que puedes alcanzar. Permanece en este estado tanto como puedas. Los beneficios para tu jornada del alma no pueden expresarse en toda su magnitud. De repente, podrías ver luz e imágenes espirituales. No te emociones; mantente calmado. Esto significa que tu Tercer Ojo está empezando a abrirse. Continúa recitando el Lenguaje del Alma y enfocando la mente en tu kundalini. Tu Tercer Ojo podría abrirse cada vez más.

Recuerda que debes invertir el tiempo suficiente para seguir esta práctica. Sé paciente. Podría tomar días, semanas o meses para abrir tu Tercer Ojo. Todos somos diferentes. Recuerda la enseñanza anterior:

Zhi guan gen yun, bu guan shou hou

Realiza la planificación apropiada; la cosecha vendrá naturalmente. No esperes nada. Cuanto más esperes que se te abra el Tercer Ojo, más podría tomar para abrirse.

Una sabiduría que todos tenemos que comprender es que incluso aunque se te abra el Tercer Ojo, el Cielo podría cerrarlo nuevamente. Compartiré una historia contigo.

La segunda hija de mi amado padre y mentor espiritual, el Dr. y Maestro Zhi Chen Guo, abrió su Tercer Ojo muchos años atrás. Repentinamente, este se cerró. Ella le preguntó a su padre, "¿Podré abrir mi Tercer Ojo nuevamente?"

Él le dijo, "Nunca podrás abrir tu Tercer Ojo de nuevo".

Ella estaba decepcionada, pero en su corazón se dijo, "Abriré nuevamente mi Tercer Ojo. Necesito practicar seriamente".

Guardo mucho respeto hacia ella en mi corazón. Cuando estuve en China, observé que ella medita de 10:00 de la noche a 6:00 de la mañana todos los días. Ella duerme una a dos horas por día, de 6:00 a 8:00 de la mañana. Durante el día trabaja y hace Xiu Lian.

Le tomó unos años desarrollar una base suficiente para arreglarse solo con una o dos horas de sueño al día. Estaba sorprendido ante su habilidad de dormir de una a dos horas para después trabajar todo el día y hacer Xiu Lian.

Luego de que su padre le dijera que su Tercer Ojo nunca se abriría otra vez, ella practicó persistentemente. Le tomó unos años para que se reabriera; ahora tiene un Tercer Ojo muy avanzado. Sus habilidades con el Tercer Ojo son profundas y asombrosas.

Esta historia es para compartir contigo y la humanidad que, aunque tu Tercer Ojo esté abierto, este podría cerrarse nuevamente. Debes continuar practicando. Practicar es un trabajo diario. Hacer

Xiu Lian es un esfuerzo de por vida. Los seres espirituales altamente desarrollados no han practicado solo durante una vida; ellos han practicado durante cientos, miles y muchas más vidas para alcanzar su condición actual y aún continúan practicando.

Practica. Practica. Practica.

Persiste. Persiste. Persiste.

Mejora. Mejora. Mejora.

Las habilidades potenciales del Canal del Tercer Ojo y otros canales espirituales son ilimitadas.

Recibe sabiduría ilimitada del Cielo, el Divino y el Tao.

Tú eres el que decide cuánta práctica harás.

Tú eres quien tiene que desarrollar cada vez más su Canal del Tercer Ojo y otros canales espirituales.

Esta es tu jornada del alma.

Deseo que desarrolles un Canal del Tercer Ojo avanzado y otros canales espirituales.

Deseo que eleves la posición de tu alma en el Cielo.

Deseo que colmes tu jornada espiritual.

La jornada del alma es ilimitada.

Continúa creciendo. Continúa creciendo. Continúa creciendo.

Abre tu Canal del Conocimiento Directo

¿Qué es el Canal del Conocimiento Directo? Abre este canal para tener conocimiento directo a través de comunicación de alma al instante con el Divino y con todas las almas. Si deseas saber cualquier cosa, sabrás directamente y sin preguntar. Este es el canal espiritual de más alto nivel.

Lao Zi, el autor del *Dao De Jing* dijo:

坐在家中知天 下事

Zuo zai jia zhong zhi tian xia shi

"Zuo" significa *sentarse*. "Zai" significa *en*. "Jia zhong" significa *hogar*. "Zhi" significa *saber*. "Tian xia" significa *en el mundo*. "Shi" significa *cosas.*

"Zuo zai jia zhong zhi tian xia shi" (pronunciado *dzuo dzai dchia dchong dch tien shia sh*) significa *siéntate en casa y conoce lo que está sucediendo en el mundo.* Esto explica las facultades de aquellos que tienen habilidades de conocimiento directo. No necesitas dar un paso fuera de tu lugar para conocer los secretos del universo.

¿Dónde se ubica el Canal del Conocimiento Directo?

El Canal del Conocimiento Directo empieza en el corazón y termina en el Zhong. Expliqué lo que es el Zhong en el capítulo 4. El Zhong es el espacio más importante en el cuerpo. El Zhong es el Tao dentro del cuerpo. El Tao es la Fuente del Cielo, la Madre Tierra y de innumerables planetas, estrellas, galaxias y universos. El corazón alberga a la mente y alma. Si el corazón conecta con el Zhong entonces el corazón recibirá los mensajes de todos los seres y de todas las cosas que existen en innumerables universos. Por lo tanto, el Canal del Conocimiento Directo va del corazón hasta el Zhong.

¿Cuál es el poder y la importancia del Canal del Conocimiento Directo?

Tener un Canal del Conocimiento Directo es conectar plenamente con el Divino. Lo que sabe el Divino, tú lo sabrás. Es vital recordar que tener un Canal del Conocimiento Directo abierto no significa que puedes compartir lo que sabes con otros. El Mundo de las Almas tiene una ley espiritual importante. Muchos de los secretos del Cielo no pueden ser revelados.

Piensa sobre esto. ¿Puedes compartir los mayores secretos gubernamentales de un país con otros? No puedes. En muchas empresas, los empleados deben firmar un acuerdo de no divulgación. Un abogado no puede compartir la información de un cliente. Un doctor no puede compartir la información de un paciente. Esto también se aplica al Cielo, solo que las consecuencias de revelar información en forma inapropiada son mucho más graves que en la Madre Tierra.

Recuerda esta enseñanza si desarrollas altamente tu Canal del Conocimiento Directo. Puedes saber muchas cosas, pero no puedes compartirlas. No reveles los secretos del Cielo.

Permíteme explicar con más detalle las habilidades de un Canal del Conocimiento Directo altamente desarrollado.

Si tienes un Canal del Conocimiento Directo altamente desarrollado:

- podrías saber cuánto vivirá una persona. No puedes compartir esta información. La persona podría alterarse mucho.
- podrías leer las vidas pasadas y futuras de una persona. No es apropiado compartir esta información.
- podrías saber acerca de las relaciones de una persona: estado civil, si tiene hijos, el estado de estas relaciones y más. No es apropiado compartir esta información.
- podrías saber sobre el estado de salud de una persona. Podría no ser apropiado compartir esta información.
- podrías saber acerca del éxito o desastre de un negocio. Podría no ser apropiado compartir esta información.
- podrías saber detalles acerca de la transición de la Madre Tierra en los próximos diez años. Podría no ser apropiado para ti compartir esta información.

Existen muchas otras cosas que podrías saber luego de desarrollar tu Canal del Conocimiento Directo. Recuerda que puede no ser apropiado compartir muchas de estas cosas con otros. El Divino te guiará acerca de qué puedes o no compartir.

Ahora te guiaré en una práctica para desarrollar el Canal del Conocimiento Directo.

Aplica las Técnicas de los Cuatro Poderes:

Poder del Cuerpo. Siéntate derecho. Cierra los ojos. Coloca la punta de la lengua suavemente contra el paladar. Coloca una palma sobre el corazón y la otra en la espalda, por debajo del punto de acupuntura Ming Men. El Punto de acupuntura Ming Men se ubica directamente detrás del ombligo, sobre la espalda.

Poder del Alma. Di *hola:*

> *Queridos alma, mente y cuerpo de mi corazón, Zhong y Canal del Conocimiento Directo,*
> *Los amo a todos.*
> *Todos los queridos tesoros divinos permanentes descargados en mí desde este libro,*

Para mis alumnos avanzados que han leído los otros libros de mi Colección Poder del Alma y que han participado en muchos de mis talleres, retiros y teleconferencias, por favor recuerden incluir esta oración:

> *Todos los queridos tesoros permanentes del Divino y del Tao contenidos en todos los otros libros de la Colección Poder del Alma y todos los tesoros del Divino, del Tao y del Da Tao[15] que he recibido en todos los talleres, retiros y teleconferencias,*

El resto continúe desde aquí:

> *Los amo, honro y aprecio a todos.*
> *Por favor, actívense todos juntos para desarrollar mi corazón, Zhong y Canal del Conocimiento Directo.*
> *Por favor, sánenme y bendíganme según sea apropiado.*
> *No puedo agradecer lo suficiente a los tesoros del Divino, del Tao y del Da Tao.*
> *Gracias.*

Poder de la Mente. Visualiza luz dorada, arcoíris, morada, cristalina y más allá de la cristalina, irradiando en tu Zhong.

---

15 El Divino es el padre y madre espiritual de la humanidad y todas las almas. El Tao es la Fuente que creó el Cielo, la Madre Tierra e innumerables planetas, estrellas, galaxias y universos. El Da Tao es la Fuente Última del Tao.

Poder del Sonido. Recita en silencio o en voz alta:

Todos los tesoros del Divino, del Tao y del Da Tao desarrollan mi Canal del Conocimiento Directo. Gracias.
Todos los tesoros del Divino, del Tao y del Da Tao desarrollan mi Canal del Conocimiento Directo. Gracias.
Todos los tesoros del Divino, del Tao y del Da Tao desarrollan mi Canal del Conocimiento Directo. Gracias.
Todos los tesoros del Divino, del Tao y del Da Tao desarrollan mi Canal del Conocimiento Directo. Gracias…

Ahora, deja de leer. Continúa recitando *Todos los tesoros del Divino, del Tao y del Da Tao desarrollan mi Canal del Conocimiento Directo. Gracias*, durante diez minutos.

A continuación, recita el Lenguaje del Alma durante treinta minutos. Si ahora no puedes recitar durante treinta minutos, recuerda recitar más tiempo la próxima vez que practiques. Hasta puedes recitar más de treinta minutos cada vez. Podrías recitar una o dos horas cada vez o incluso más. Cuanto más tiempo y más veces recites, podrías recibir más beneficios.

Toma largo tiempo desarrollar el Canal del Conocimiento Directo. Podría tomarte diez años, veinte años o más. Sé paciente. Cuanto más practiques, más rápidamente podrías desarrollar tu Canal del Conocimiento Directo.

La sabiduría más importante es que uno debe alcanzar un alto nivel de pureza para desarrollar el Canal del Conocimiento Directo. No todo ser humano puede desarrollar el Canal del Conocimiento Directo o los otros canales espirituales. La pureza es vital para abrir los canales espirituales.

¿Cómo purificarte para alcanzar total pureza? Compartiré las dos prácticas más importantes:

- Recita o canta el Canto Divino del Alma *Amor, paz y armonía*
- Canto del Tao y Lenguaje del Alma del Tao

Tu Canto del Alma no es un Canto del Tao. Para cantar el Canto del Tao debes recibir tesoros permanentes del Tao en tu alma, corazón, mente y cuerpo. Estos tesoros transforman tu Canto del Alma en Canto del Tao. Tu Lenguaje del Alma también se trasformará en Lenguaje del Alma del Tao.

Sugiero que leas el noveno libro de mi Colección Poder del Alma, *Tao Song and Tao Dance: Sacred Sound, Movement, and Power from the Source for Healing, Rejuvenation, Longevity, and Transformation of All Life*[16]. Puedes recibir del Tao importantes tesoros permanentes para el Canto del Tao, al leer las secciones apropiadas del libro. Aplica estos tesoros y recibe beneficios enormes para tu jornada del alma.

Si no has recibido las descargas del Canto del Tao, continúa recitando tu Lenguaje del Alma y canta tu Canto del Alma; estos también funcionan. Sin embargo, luego de recibir las descargas del Canto del Tao, aumentará grandemente la frecuencia, vibración y poder de tu Canto del Alma y Lenguaje del Alma.

Ahora deja de leer. Permíteme guiarte durante diez minutos en una práctica.

Poder del Cuerpo. Siéntate derecho. Cierra los ojos. Coloca la punta de la lengua suavemente contra el paladar. Coloca una palma en tu corazón y la otra sobre la parte baja de la espalda, debajo del punto de acupuntura Ming Men.

Poder del Alma. Di *hola*:

Queridos alma, mente y cuerpo de mi Zhong,
Los amo.
Queridos alma, mente y cuerpo de todos mis tesoros del Divino, del Tao y del Da Tao,
Los amo.
Por favor, actívense para desarrollar mi Canal del Conocimiento Directo.

---

16 Toronto/Nueva York: Heaven's Library/Atria Books, 2011.

Estoy muy agradecido.
Gracias.

Poder de la Mente. Visualiza luz dorada, arcoíris, morada, cristalina y más allá de la cristalina, irradiando en el área de tu Zhong.

Poder del Sonido. Recita en silencio o en voz alta:

> *Todos mis tesoros del Divino, del Tao y del Da Tao purifiquen mi*
> *alma, corazón, mente y cuerpo para alcanzar total pureza, con el*
> *fin de desarrollar mi Canal del Conocimiento Directo. Gracias.*
> *Todos mis tesoros del Divino, del Tao y del Da Tao purifiquen mi*
> *alma, corazón, mente y cuerpo para alcanzar total pureza, con el*
> *fin de desarrollar mi Canal del Conocimiento Directo. Gracias.*
> *Todos mis tesoros del Divino, del Tao y del Da Tao purifiquen mi*
> *alma, corazón, mente y cuerpo para alcanzar total pureza, con el*
> *fin de desarrollar mi Canal del Conocimiento Directo. Gracias.*
> *Todos mis tesoros del Divino, del Tao y del Da Tao purifiquen*
> *mi alma, corazón, mente y cuerpo para alcanzar total pureza,*
> *con el fin de desarrollar mi Canal del Conocimiento Directo.*
> *Gracias…*

A continuación, recita el Lenguaje del Alma durante diez minutos. La sabiduría más importante es que pongas tu mente en el Zhong y que recites el Lenguaje del Alma ininterrumpidamente.

Para de leer y deja el libro. Haz diez minutos de práctica en este momento.

Le recuerdo a cada uno de ustedes nuevamente: necesitas gran paciencia y pureza para desarrollar el más alto canal espiritual. Le toma cientos y miles de vidas a un santo desarrollar estas habilidades. Por consiguiente, no esperen adquirir estas habilidades fácilmente.

Pureza total.

GOLD total.

Servicio universal incondicional total.

Recita el Canto Divino del Alma *Amor, paz y armonía.*

Únete al Movimiento Amor, Paz y Armonía para crear amor, paz y armonía para ti mismo, para tu familia, la humanidad, la Madre Tierra y todos los universos.

Recita tu Lenguaje del Alma o canta tu Canto del Alma tanto como puedas.

En la antigua práctica espiritual existe una importante enseñanza sagrada:

咒不离口
Zhou bu li kou

"Zhou" significa *mantra*. "Bu li" significa *no abandona*. "Kou" significa *boca*.

"Zhou bu li kou" (pronunciado *dchou bu li kou*) significa *recita el mantra ininterrumpidamente*.

El Lenguaje del Alma y el Canto del Alma son mantras del alma.

El Canto Divino del Alma *Amor, paz y armonía* es un mantra divino del alma.

El Canto del Tao es un mantra del Tao.

Recita ininterrumpidamente.

Recitar es servir.

Recitar es sanar.

Recitar es rejuvenecer.

Recitar es purificar.

Recitar es transformar toda la vida.

Recitar es abrir tu Canal del Conocimiento Directo.

Recitar es iluminar.

Recitar es alcanzar la inmortalidad.

Recitar es traer amor, paz y armonía a la humanidad, la Madre Tierra y todos los universos.

Aplica las Manos Sanadoras Divinas para abrir todos tus cuatro canales espirituales

He explicado los cuatro canales espirituales; estos son:

- el Canal del Lenguaje del Alma
- el Canal de la Comunicación Directa del Alma
- el Canal del Tercer Ojo
- el Canal del Conocimiento Directo

Volveré a explicar la ubicación de los cuatro canales espirituales:

- **Canal del Lenguaje del Alma**—El Canal del Lenguaje del Alma empieza en el punto de acupuntura Hui Yin. Fluye hacia arriba a través de las siete Casas del Alma en el centro del cuerpo hacia la parte superior de la cabeza y el punto de acupuntura Bai Hui. Desde ahí fluye hacia abajo en frente de la columna vertebral de regreso al punto de acupuntura Hui Yin.
- **Canal de la Comunicación Directa del Alma**—El Canal de la Comunicación Directa del Alma empieza en el Zhong, luego fluye hacia el Centro de Mensajes y termina en el cerebro.
- **Canal del Tercer Ojo**—El Canal del Tercer Ojo empieza en el kundalini. La energía del kundalini fluye al área del cóccix y, a través de dos orificios invisibles en esta área, hacia la médula espinal. Desde allí fluye hacia arriba a través de la médula espinal al cerebro, donde termina en el Tercer Ojo (glándula pineal).
- **Canal del Conocimiento Directo**—El Canal del Conocimiento Directo empieza en el corazón y termina en el área del Zhong.

Ahora, voy a revelar uno de los más importantes secretos para abrir en conjunto los cuatro canales espirituales. Existe un lugar secreto dentro del cuerpo que puede desarrollar en conjunto los cuatro canales espirituales. El lugar secreto es el área del Zhong. El secreto puede ser resumido en una oración:

Desarrollar el área del Zhong es desarrollar los cuatro canales espirituales, porque cada canal espiritual se conecta con el Zhong.

Recuerda la sabiduría de la bomba que expliqué anteriormente (ver página xxx). Si desarrollas altamente tu Zhong, la energía y el poder fluirán a través de los cuatro canales espirituales y los desarrollará. Los cuatro canales espirituales se conectan con el Zhong. El Zhong es el núcleo para desarrollarlos todos.

Ahora, te guiaré en la aplicación de las Manos Sanadoras Divinas y de todos los tesoros del Divino, del Tao y del Da Tao para desarrollar tus cuatro canales espirituales en conjunto a través del área del Zhong.

Aplica las Técnicas de los Cuatro Poderes:

Poder del Cuerpo. Siéntate derecho. Cierra los ojos. Coloca la punta de la lengua suavemente contra el paladar. Coloca una palma sobre el ombligo y la otra sobre la parte baja de la espalda, debajo del punto de acupuntura Ming Men.

Poder del Alma. Di *hola*:

> *Queridos alma, mente y cuerpo de mi área del Zhong,*
> *Los amo, honro y aprecio.*
> *Queridos alma, mente y cuerpo de mi Canal del Lenguaje del*
> *   Alma, de mi Canal de la Comunicación Directa del Alma, de mi*
> *   Canal del Tercer Ojo y de mi Canal del Conocimiento Directo,*
> *Los amo, honro y aprecio.*
> *Todos mis queridos tesoros del Divino, del Tao y del Da Tao,*
> *Los amo, honro y aprecio.*
> *Por favor, actívense para desarrollar mi Zhong y mis cuatro canales*
> *   espirituales.*
> *Queridas Manos Sanadoras Divinas descargadas en este libro,*
> *Las amo, honro y aprecio.*
> *Por favor, actívense para desarrollar mi Zhong y mis cuatro canales*
> *   espirituales.*
> *Estoy muy agradecido.*
> *Gracias.*

Sugiero enfáticamente que, cada vez que apliques las Manos Sanadoras Divinas contenidas en este libro, te tomes por lo menos media hora en practicar, porque el Divino me ha indicado claramente que no podrás continuar usando los tesoros de las Manos Sanadoras Divinas contenidas en este libro más de veinte veces. Por lo tanto, aplica las Manos Sanadoras Divinas de este libro a fin de desarrollar tu Zhong y practica tanto como puedas cada vez, para obtener los mayores beneficios y abrir tus cuatro canales espirituales. Después, tendrás que contactar con un Sanador del Alma con Manos Sanadoras Divinas o con uno de mis Representantes Mundiales para recibir bendiciones de Manos Sanadoras Divinas o postular para recibir las Manos Sanadoras Divinas.

Poder de la Mente. Visualiza luz dorada, arcoíris, morada, cristalina y más allá de la cristalina, irradiando en el área de tu Zhong.

Poder del Sonido. Recita en silencio o en voz alta:

Zhong Zhong Zhong Zhong Zhong Zhong Zhong
Zhong Zhong Zhong Zhong Zhong Zhong Zhong
Zhong Zhong Zhong Zhong Zhong Zhong Zhong
Zhong Zhong Zhong Zhong Zhong Zhong Zhong…

Deja de leer ahora. Continúa recitando *Zhong* durante treinta minutos.

Recitar *Zhong* es uno de los secretos máximos para desarrollar los cuatro canales espirituales. No hay límite de tiempo. Enfoca tu mente en el Zhong. Recuerda, cuando te enfocas no significa que debas pensar mucho. En general, enfocar es poner suavemente tu mente en el área del Zhong.

La sabiduría importante a recordar es que cuando recitas *Zhong* en silencio podrías tener una o más de las siguientes experiencias:

- aumento en la energía, la resistencia, la vitalidad y la inmunidad
- habilidad súbita para traducir el Lenguaje del Alma (apertura del Canal del Lenguaje del Alma)
- habilidad súbita para escuchar y tener una conversación con el Divino y con el Mundo de las Almas (apertura del Canal de la Comunicación Directa del Alma)
- habilidad súbita para ver imágenes espirituales (apertura del Canal del Tercer Ojo)
- habilidad súbita para tener conocimiento directo (apertura del Canal del Conocimiento Directo)

La sabiduría más importante que he compartido contigo—y la enfatizo nuevamente—es que cuando recitas *Zhong*, podrías olvidarte repentinamente de dónde estás y de la hora que es; podrías entrar en el vacío.

El vacío es el Tao.

El Zhong es el Tao.

La nada es el Tao.

Cuando recitas *Zhong*, estás conectando con el Tao. Recita *Zhong* para entrar en el Zhong, que es el estado del Tao; no sabes dónde estás ni qué hora es. Ese es el estado del Zhong, estado del vacío, estado de la nada y estado del Tao.

Este es el estado más importante. Permanece en él tanto como puedas. Cuando nuevamente tengas consciencia del tiempo y espacio, recita *Zhong* otra vez. Podrías entrar en el vacío una vez más. Mantente en este estado. Cuando de nuevo tomes consciencia del tiempo y del espacio, recita *Zhong*. Continúa con este proceso. Cada vez que tomes consciencia de tu entorno, regresa al estado del Tao recitando *Zhong*.

La sabiduría sagrada divina y del Tao está en que cuando te olvidas de dónde estás y de la hora que es, estás en el estado de lo divino y del Tao. Cuando te das cuenta de dónde estás y de la hora que es, estás fuera del estado de lo divino y del Tao.

Permanece en el estado divino y del Tao tanto como te sea posible. Ese es *el* secreto máximo para todo tipo de prácticas espirituales, incluyendo la sanación, el rejuvenecimiento y la apertura de tus cuatro canales espirituales, así como para transformar las relaciones, finanzas, inteligencia y todo aspecto de la vida.

Cuando estás en el estado de lo divino y del Tao, podrías ver imágenes espirituales que nunca antes habías visto. Podrías tener una repentina comprensión de los secretos, sabiduría y conocimiento que nunca antes habías conocido. *En el estado del vacío, la sabiduría y conocimiento son la verdad.*

El Tao es la Fuente que crea el Cielo, la Madre Tierra e innumerables planetas, estrellas, galaxias y universos. El Tao crea todas las cosas. Lo que comprendes y recibes cuando estás en el estado del vacío es la creación del Tao.

Para estudiar más acerca del Tao, véase los tres libros sobre el Tao que he escrito:

- *Tao I: The Way of All Life*
- *Tao II: The Way of Healing, Rejuvenation, Longevity, and Immortality*
- *Tao Song and Tao Dance: Sacred Sound, Movement, and Power From the Source for Healing, Rejuvenation, Longevity, and Transformation of All Life*

En estos tres libros he compartido profundos secretos, sabiduría, conocimiento y técnicas prácticas del Tao, para transformar toda la vida. El Tao me ha indicado que realice una serie de Retiros del Tao durante diez años (Retiros del Tao para la Sanación, el Rejuvenecimiento, la Longevidad y la Inmortalidad—Año 1 al 10). Estoy muy honrado de servirte en tu camino al Tao.

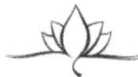

Después de haber leído el libro hasta este punto, puedes sentir de forma profunda el llamado divino para ser un servidor elegido y recibir las Manos Sanadoras Divinas. Puedes aplicar para convertirte en un Sanador del Alma con Manos Sanadoras Divinas en www.DrSha.com o a través de uno de mis Representantes Mundiales. Te doy la bienvenida para que te unas a los miles de Sanadores del Alma con Manos Sanadoras Divinas que ofrecen servicio de sanación divina del alma en todo el mundo.

El siguiente gran paso es estudiar el Tao para la sanación, el rejuvenecimiento, la longevidad y la inmortalidad. Estudiar el Tao es empoderarte para ser un Sanador del Alma con Manos Sanadoras Divinas y servidor más poderoso. Puedes entonces servir mejor a la humanidad y empoderarte para iluminar tu alma, corazón, mente y cuerpo, con el fin de desplazarte en la jornada hacia el Tao para alcanzar longevidad e inmortalidad.

Zhong. Zhong. Zhong.

El vacío. El vacío. El vacío.

La nada. La nada. La nada.

Desarrolla todos tus canales espirituales al mismo tiempo.

Tao. Tao. Tao.

La creación del Tao. La creación del Tao. La creación del Tao.

La manifestación del Tao. La manifestación del Tao. La manifestación del Tao.

Zhong. Zhong. Zhong. Zhong. Zhong. Zhong. Zhong. (Esta es la práctica secreta máxima para abrir todos tus canales espirituales y transformar tu salud, relaciones, finanzas, inteligencia y todo aspecto de tu vida para siempre).

Conclusión

Millones de personas están buscando la sanación y la transformación de su salud, sus relaciones, finanzas y más. Millones de personas desean saber su verdadero propósito. Millones de personas desean abrir sus canales espirituales y comunicarse con el Divino, el Tao y todas las almas. Millones de personas desean colmar su jornada del alma.

Has aprendido la sabiduría de las Manos Sanadoras Divinas. Has practicado aplicando las Manos Sanadoras Divinas descargadas en este libro y los tesoros permanentes divinos que has recibido para sanar, transformar y bendecir todos los aspectos de la vida, incluyendo tu energía, tus cuerpos espiritual, mental, emocional y físico, tus relaciones, finanzas y más. Has experimentado el poder de las Manos Sanadoras Divinas. Has leído muchas historias sobre las Manos Sanadoras Divinas que llegan al corazón.

El propósito de la vida es servir. Esta es la primera vez que el Divino ha otorgado sus Manos Sanadoras Divinas a las masas.

¿Qué son Manos Sanadoras Divinas?

Manos Sanadoras Divinas son las manos sanadoras del alma del Divino descargadas en los elegidos. A mis Representantes Mundiales y a mí se nos ha conferido la autoridad y el honor de descargar las Manos Sanadoras Divinas en los elegidos.

¿Cómo funcionan las Manos Sanadoras Divinas?

- Las Manos Sanadoras Divinas remueven bloqueos del alma, de la mente y del cuerpo. Los bloqueos del alma son el mal karma. Los bloqueos de la mente son bloqueos en la consciencia, lo que incluye mentalidades negativas, actitudes negativas, creencias negativas, ego y apegos. Bloqueos del cuerpo son bloqueos en la energía y la materia.

- Las Manos Sanadoras Divinas tienen el poder de potenciar la energía, la resistencia, la vitalidad y la inmunidad de toda la vida. Toda la vida incluye la salud, las relaciones, las finanzas, la inteligencia y todo aspecto de la vida.
- Las Manos Sanadoras Divinas portan frecuencia y vibración divina que pueden transformar la frecuencia y vibración de toda la vida.
- Las Manos Sanadoras Divinas portan amor divino que disuelve todos los bloqueos y transforma toda la vida.
- Las Manos Sanadoras Divinas portan perdón divino que trae gozo y paz interior a toda la vida.
- Las Manos Sanadoras Divinas portan compasión divina que potencia la energía, la resistencia, la vitalidad y la inmunidad de toda la vida.
- Las Manos Sanadoras Divinas portan luz divina que sana, previene enfermedades, purifica y rejuvenece el alma, el corazón, la mente y el cuerpo y transforma las relaciones y finanzas, así como todo aspecto de la vida.

En este libro has experimentado:

- el poder de las Manos Sanadoras Divinas para sanar los cuerpos espiritual, mental, emocional y físico; para sanar a los animales y la naturaleza
- el poder de las Manos Sanadoras Divinas para el rejuvenecimiento
- el poder de las Manos Sanadoras Divinas para la transformación de vida, incluyendo las relaciones y finanzas
- el poder de las Manos Sanadoras Divinas para purificación
- el poder de las Manos Sanadoras Divinas para aumentar la inteligencia de la mente, corazón y alma
- el poder de las Manos Sanadoras Divinas para la longevidad

- el poder de las Manos Sanadoras Divinas para abrir los canales espirituales

También has leído muchas historias conmovedoras y que llegan al corazón sobre milagros de sanación del alma creados por las Manos Sanadoras Divinas.

¿Por qué están siendo otorgadas las Manos Sanadoras Divinas a las masas?

La Madre Tierra está en un serio período de transición. La humanidad ha experimentado cada vez más desastres naturales y todo tipo de desafíos en los últimos nueve años. La transición de la Madre Tierra podría durar once años más y podría llegar a ser muy intensa.

Recibir las Manos Sanadoras Divinas es responder al llamado del Divino para ayudar a la humanidad a que atraviese este período histórico.

Recibir Manos Sanadoras Divinas es crear amor, paz y armonía para individuos, familias, organizaciones, ciudades, países, la Madre Tierra, el Cielo, innumerables planetas, estrellas, galaxias y todos los universos.

Te aliento con toda mi convicción a que te conviertas en un Sanador del Alma con Manos Sanadoras Divinas.

Deseo de todo corazón que:

Las Manos Sanadoras Divinas te sanen.
Las Manos Sanadoras Divinas sanen a tus seres queridos.
Las Manos Sanadoras Divinas sanen a la humanidad.
Las Manos Sanadoras Divinas sanen a todas las almas.
Las Manos Sanadoras Divinas sanen a la Madre Tierra.
Las Manos Sanadoras Divinas sanen a innumerables planetas, estrellas, galaxias y universos.
Las Manos Sanadoras Divinas traigan amor, paz y armonía a todas las almas en todos los universos.

El Divino me otorgó el honor de descargar las Manos Sanadoras Divinas en los elegidos. Ahora, el Divino otorgó el honor a todos mis Representantes Mundiales de descargar las Manos Sanadoras Divinas en los elegidos.

Desde el 2003, hemos creado 3,500 Sanadores del Alma con Manos Sanadoras Divinas. Nuestra tarea es crear 200,000 Sanadores del Alma con Manos Sanadoras Divinas en la Madre Tierra. No bastan las palabras para expresar nuestro honor. No podemos servir lo suficiente.

Amo mi corazón y mi alma
Amo a toda la humanidad
Unamos corazones y almas
Amor, paz y armonía
Amor, paz y armonía

RECONOCIMIENTOS

Agradezco desde el fondo de mi corazón a los treinta y dos santos amados y a los Comités Divinos, del Tao y del Da Tao que fluyeron este libro a través mío. Todos mis libros son sus libros. Ellos están sobre mi cabeza y fluyo el libro entero desde ellos. Me siento tan honrado de ser un servidor de todos ellos, de la humanidad y de todas las almas. Estoy eternamente agradecido.

Agradezco desde el fondo de mi corazón a mis amados padres y madres espirituales, incluyendo al Dr. y Maestro Zhi Chen Guo. El Dr. y Maestro Zhi Chen Guo es el fundador de la Medicina del Espacio en el Cuerpo y de la Medicina Zhi Neng. Él fue uno de los líderes, maestros y sanadores espirituales más poderosos en el mundo. Él me enseño la sabiduría, el conocimiento y las prácticas técnicas sagradas del alma, de la mente y del cuerpo. No puedo honrar y agradecerle lo suficiente.

Le agradezco desde el fondo de mi corazón al Profesor Liu Dajun, máxima autoridad de *I Ching* y feng shui en China, de la Universidad de Shandong. Él me enseño profundos secretos de *I Ching* y feng shui. No puedo agradecerle lo suficiente.

Le agradezco desde el fondo de mi corazón al Dr. y Profesor Liu Dehua. Él es doctor en medicina y fue profesor universitario en China. Es portador del linaje, en su 372 generación, de la "Estrella de la Larga Vida" china, Peng Zu, que fue el maestro de Lao Zi (el autor de Dao De Jing); él me ha enseñado grandes secretos, sabiduría, conocimiento y prácticas técnicas sobre longevidad. No puedo agradecerle lo suficiente.

Agradezco desde lo profundo de mi corazón a mis amados y sagrados maestros y profesores, quienes desean permanecer anónimos. Me han enseñado sabiduría sagrada sobre Xiu Lian. Ellos son extremadamente humildes y poderosos. Me han instruido sobre los secretos, sabiduría, conocimiento e inapreciables técnicas prácticas, pero no desean ningún reconocimiento. No puedo agradecerles lo suficiente.

Agradezco desde el fondo de mi corazón a mi padre y madre físicos y a todos mis ancestros. No puedo honrarlos lo suficiente. Su amor, cuidados, compasión, pureza, generosidad, bondad, integridad, confianza y mucho más han influido en mí y tocado mi corazón y alma por siempre. No puedo agradecerles lo suficiente.

Agradezco desde el fondo de mi corazón a mi co-editora, Judith Curr de Atria Books. Ella me eligió como uno de los autores de Atria en el 2008. Este es mi décimo libro con Atria. Su increíble apoyo y cuidado ha tocado profundamente mi corazón. No puedo agradecerle lo suficiente.

Agradezco desde el fondo de mi corazón a mi editora en Atria Books, Johanna Castillo. Su gran apoyo con todos mis libros ha tocado mi corazón profundamente. No puedo agradecerle lo suficiente.

Agradezco desde el fondo de mi corazón por su gran aporte a Chris Lloreda, Amy Tannenbaum, Lisa Keim, Isolde Sauer, Tom Spain, Dan Vidra, Natalie Gutiérrez, Kitt Reckord, Mike Noble, Desiree Vecchio, Lourdes López, Laywan Kwan y a otros en Atria y Simon & Schuster, cuyos nombres puedo haber omitido o desconozco. No puedo agradecerles lo suficiente.

Agradezco desde el fondo de mi corazón a Sylvia Chen, Directora Ejecutiva de Universal Soul Service Corporation. Ella me ha ofrecido su apoyo incondicional desde 1992. Ella ha contribuido enormemente con la misión. No puedo agradecerle lo suficiente.

Agradezco desde el fondo de mi corazón a Johannes Ziebarth, gerente de negocios de Universal Soul Service Corporation. Él ha realizado una contribución invaluable a la misión y es un servidor universal incondicional. No puedo agradecerle lo suficiente.

Agradezco desde el fondo de mi corazón a D.R. Kaarthikeyan, por su apoyo incondicional a la misión. Estoy honrado y es un privilegio tenerlo como el Patrono del Movimiento Amor, Paz y Armonía a nivel mundial. Él es un líder para unificarlos a todos. Lo honro y aprecio desde lo profundo de mi corazón. No puedo agradecerle lo suficiente.

Agradezco desde el fondo de mi corazón a mi editor en jefe, el Maestro Allan Chuck, por su excelente edición de este libro y de todos mis otros libros. Él es uno de mis Representantes Mundiales. Él ha contribuido grandemente a la misión y su servicio universal incondicional es uno de los más grandes ejemplos para todos. No puedo agradecerle lo suficiente.

Agradezco desde el fondo de mi corazón a mi editora principal, la Maestra Elaine Ward, por su excelente edición de este libro y de muchos de mis otros libros. Ella también es una de mis Representantes Mundiales. Le agradezco profundamente por su gran contribución a la misión. No puedo agradecerle lo suficiente.

Agradezco desde el fondo de mi corazón a mi asistente, la Maestra Cynthia Marie Deveraux, una de mis Representantes Mundiales. Ella ha tecleado el libro entero y muchos de mis otros libros. Ella también ofreció su gran perspectiva durante el flujo de este libro. Ella ha realizado una gran contribución a la misión. No puedo agradecerle lo suficiente.

Agradezco desde el fondo de mi corazón a la Maestra Lynda Chaplin, una de mis Representantes Mundiales. Ella ha diseñado las figuras de este libro y de muchos de mis otros libros. Estoy sumamente agradecido. No puedo agradecerle lo suficiente.

Agradezco desde el fondo de mi corazón a mis devotos estudiantes Min Lei y Shi Gao, por apoyar con los caracteres chinos y el pinyin en este libro y en muchos de mis otros libros. Estoy muy agradecido. No puedo agradecerles lo suficiente.

Agradezco desde el fondo de mi corazón a mis devotos estudiantes Henderson Ong y Lenore Cairncross, por las fotografías de dentro y en la cubierta de este libro. Estoy muy agradecido. No puedo agradecerles lo suficiente.

Agradezco desde el fondo de mi corazón a todos mis Representantes Mundiales. Ellos son servidores de la humanidad y servidores, vehículos y canales del Divino. Ellos han realizado increíbles contribuciones a la misión. Les agradezco a todos profundamente. No puedo agradecerles lo suficiente.

Agradezco desde el fondo de mi corazón a todos los líderes e integrantes de mi equipo empresarial, por su gran contribución y servicio incondicional a la misión. Estoy profundamente agradecido. No puedo agradecerles lo suficiente.

Agradezco desde el fondo de mi corazón a los 3,500 Sanadores del Alma con Manos Sanadoras Divinas en todo el mundo, por su gran servicio de sanación a la humanidad y a todas las almas. Estoy profundamente conmovido. Ellos han recibido y respondido el llamado divino para servir. Les agradezco profundamente a todos ellos.

Agradezco desde el fondo de mi corazón a los Maestros y Sanadores Divinos para la Sanación del Alma y a los Profesores Maestros Divinos y Sanadores Maestros Divinos para la Operación de Alma en todo el mundo, por su gran contribución a la misión. Estoy profundamente conmovido. No puedo agradecerles lo suficiente.

Agradezco desde el fondo de mi corazón a mis estudiantes y amigos en todo el mundo por su servicio incondicional a la humanidad. No puedo agradecerles lo suficiente.

Agradezco desde el fondo de mi corazón a mi familia, incluyendo a mi esposa, a sus padres, a nuestros hijos y a nuestros hermanos y hermanas. Todos ellos me han amado y apoyado incondicionalmente. No puedo agradecerles lo suficiente.

Sirva este libro a la humanidad y a la Madre Tierra para ayudarles a atravesar este difícil tiempo en este histórico período.

Sirva este libro a la humanidad para sanar, rejuvenecer, purificar y transformar toda la vida.

Sirva este libro para traer amor, paz y armonía a la humanidad, a la Madre Tierra y a todas las almas en innumerables planetas, estrellas, galaxias y universos.

Sirva este libro a tu jornada del alma y a la jornada del alma de la humanidad.

Estoy sumamente honrado de ser servidor tuyo, de la humanidad y de todas las almas.

Amo mi corazón y mi alma
Amo a toda la humanidad
Unamos corazones y almas
Amor, paz y armonía
Amor, paz y armonía

UN REGALO ESPECIAL

La práctica es necesaria a fin de sanar y transformar. Practica aplicando las Manos Sanadoras Divinas descargadas en este libro, veinte veces. Practica tanto como te sea posible usando los tesoros divinos permanentes que has recibido mientras leías este libro. Experimenta su poder y recibe los beneficios. Practica dedicada y consistentemente para experimentar sanación, bendición, rejuvenecimiento, purificación y transformación de vida.

Mira el inspirador video incluido con este libro. Presencia las historias conmovedoras de sanación y transformación. Este es un regalo especial para ti, querido lector. Dirígete a http://www.youtube.com/watch?v=NyFTMSrHnf8.

El Divino me ha guiado para crear 200,000 Sanadores del Alma con Manos Sanadoras Divinas en la Madre Tierra. La transición de la Madre Tierra podría ser muy severa. Recibir las Manos Sanadoras Divinas es ayudar a la humanidad a atravesar este difícil tiempo en la historia. Recibir es servir.

Tú estás sumamente bendecido. La humanidad está sumamente bendecida. Todos estamos sumamente bendecidos de que el Divino esté ofreciendo sus manos sanadoras del alma a los elegidos.

Practica. Practica. Practica.

Sana. Sana. Sana.

Rejuvenece. Rejuvenece. Rejuvenece.

Purifica. Purifica. Purifica.

Sirve. Sirve. Sirve.

Difunde amor, paz y armonía.

Difunde amor, paz y armonía.

Difunde amor, paz y armonía.
Difunde las Manos Sanadoras Divinas.
Difunde las Manos Sanadoras Divinas.
Difunde las Manos Sanadoras Divinas.
Sirve más. Sirve más. Sirve más.
Gracias. Gracias. Gracias.

OTROS LIBROS DE LA COLECCIÓN
PODER DEL ALMA

Soul Wisdom: Practical Soul Treasures to Transform Your Life (Sabiduría del Alma: prácticos tesoros del alma para transformar tu vida), edición de bolsillo comercial revisada. Heaven's Library/Atria Books, 2008. También disponible en audiolibro.

El primer libro de la Colección Poder del Alma es un fundamento importante para la colección completa. Enseña cinco de los más importantes y prácticos tesoros del alma: Lenguaje del Alma, Canto del Alma, Palmaditas del Alma, Movimiento del Alma y Danza del Alma.

El Lenguaje del Alma te empodera para comunicarte con el Mundo de las Almas, incluyendo tu propia alma, con todos los

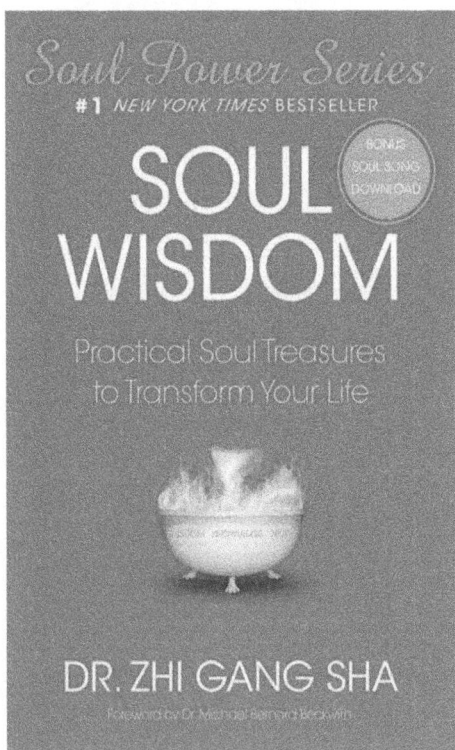

padres y madres espirituales, con las almas de la naturaleza y más, para acceder a su guía directa.

El Canto del Alma te empodera para cantar tu propio Canto del Alma, el canto de tu Lenguaje del Alma. El Canto del Alma lleva consigo frecuencia y vibración del alma para la sanación del alma, el rejuvenecimiento del alma, la prolongación de la vida del alma y la transformación del alma de cada aspecto de la vida.

Las Palmaditas del Alma te empoderan para realizar sanación avanzada del alma para ti mismo y para los demás, de manera efectiva y rápida.

El Movimiento del Alma te empodera para aprender sabiduría y prácticas secretas antiguas, a fin de rejuvenecer tu alma, mente y cuerpo y prolongar tu vida.

La Danza del Alma te empodera para equilibrar tu alma, mente y cuerpo, con el fin de sanar, rejuvenecer y prolongar la vida.

Este libro ofrece dos Trasplantes Divinos de Alma permanentes como regalos a cada lector. Incluye como bono una descarga en MP3 del Canto del Alma para Sanar y Rejuvenecer el Cerebro y la Columna Vertebral.

Soul Communication: Opening Your Spiritual Channels for Success and Fulfillment (Comunicación del Alma: abriendo tus canales espirituales para el éxito y la realización), edición de bolsillo comercial revisada. Heaven's Library/ Atria Books, 2008. También disponible en audiolibro.

El segundo libro de la Colección Poder del Alma te empodera para abrir cuatro canales espirituales principales: el Canal del Lenguaje del Alma,

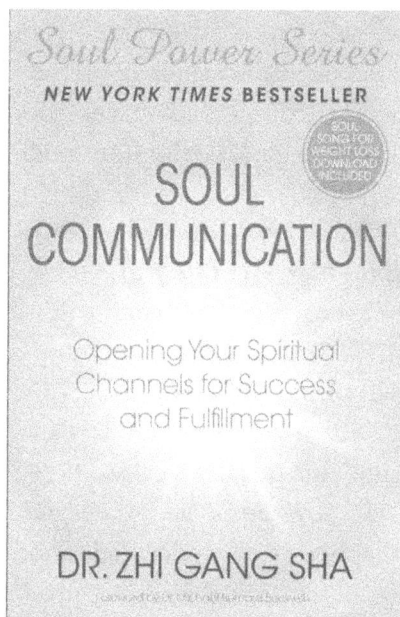

el Canal de la Comunicación Directa del Alma, el Canal del Tercer Ojo y el Canal del Conocimiento Directo.

El Canal del Leguaje del Alma te empodera para que apliques el Lenguaje del Alma y te comuniques con el Mundo de las Almas, incluyendo tu propia alma, con todo tipo de padres y madres espirituales, con la naturaleza y el Divino. Luego, recibes enseñanzas, sanación, rejuvenecimiento y prolongación de la vida del Mundo de las Almas.

El Canal de la Comunicación Directa del Alma te empodera para que converses directamente con el Divino y todo el Mundo de las Almas. Recibe guía para todo aspecto de la vida directamente del Divino.

El Canal del Tercer Ojo te empodera para que recibas orientación y enseñanzas a través de imágenes espirituales. Te enseña cómo desarrollar el Tercer Ojo y los principios claves para interpretar las imágenes del Tercer Ojo.

El Canal del Conocimiento Directo te empodera para que consigas las más altas habilidades espirituales. Si tu corazón se une con el del Divino o tu alma se une con la del Divino completamente, no necesitas solicitar orientación espiritual. Sabes la verdad porque tu corazón y alma están en completo alineamiento con el Divino.

Este libro también ofrece dos Trasplantes Divinos del Alma permanentes como obsequio a cada lector. Incluye como bono una descarga en MP3 del Canto del Alma para Bajar de Peso.

The Power of Soul: The Way to Heal, Rejuvenate, Transform, and Enlighten All Life (El Poder del Alma: el camino para sanar, rejuvenecer, transformar e iluminar toda la vida). Heaven's Library/ Atria Books, 2009. También disponible en audiolibro y en edición de bolsillo comercial.

El tercer libro de la Colección Poder del Alma es el libro emblema de la colección.

The Power of Soul te empodera para que entiendas, desarrolles y apliques el poder del alma para la sanación, la prevención de enfermedades, el rejuvenecimiento, la transformación de cada aspecto de la vida (incluyendo las relaciones personales y las finanzas) y la iluminación del alma. También te empodera para que desarrolles sabiduría e inteligencia del alma y para que apliques Órdenes del Alma para la sanación y la transformación de cada aspecto de la vida.

Este libro enseña sobre las Descargas Divinas del Alma (específicamente, los Trasplantes Divinos del Alma), por primera vez en la historia. Un Trasplante Divino del Alma es la manera divina de sanar, rejuvenecer y transformar cada aspecto de la vida de un ser humano y la vida de todos los universos.

Este libro ofrece once Trasplantes Divinos del Alma permanentes como regalo a cada lector. Incluye como bono una descarga en MP3 del Canto del Alma para Rejuvenecimiento.

Divine Soul Songs: Sacred Practical Treasures to Heal, Rejuvenate, and Transform You, Humanity, Mother Earth, and All Universes (Cantos Divinos del Alma: prácticos tesoros sagrados para sanar, rejuvenecer y transformarte a ti mismo, a la humanidad, a la Madre Tierra y a todos los universos). Heaven's Library/Atria Books, 2009. También disponible en audiolibro y edición de bolsillo comercial.

El cuarto libro de la Colección Poder del Alma te empodera para aplicar Cantos Divinos del Alma para la sanación, el rejuvenecimiento y la transformación de cada aspecto de la vida,

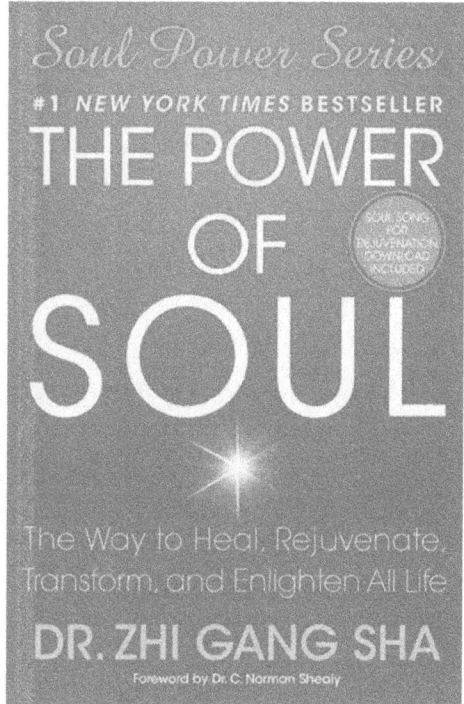

incluyendo las relaciones personales y las finanzas.

Divine Soul Songs lleva consigo frecuencia y vibración divinas, con amor, perdón, compasión y luz divinos que pueden transformar la frecuencia y vibración de todos los aspectos de la vida.

Este libro ofrece diecinueve Trasplantes Divinos del Alma como obsequios para cada lector. Incluye como bono un CD con siete muestras de los Cantos Divinos del Alma que son los temas principales de este libro.

Divine Soul Mind Body Healing and Transmission System: The Divine Way to Heal You, Humanity, Mother Earth, and All Universes. Heaven's Library/Atria Books, 2009. También disponible como audiolibro.

El quinto libro de la Colección Poder del Alma te empodera para recibir Trasplantes Divinos de Alma, Mente y Cuerpo y a aplicarlos para sanar y transformar alma, mente y cuerpo.

Los Trasplantes Divinos de Alma, Mente y Cuerpo

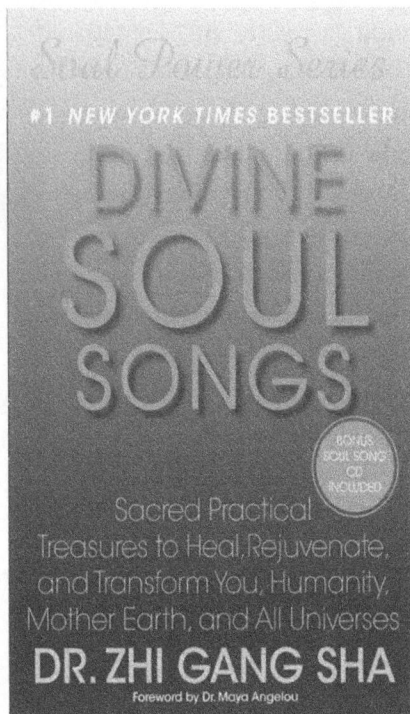

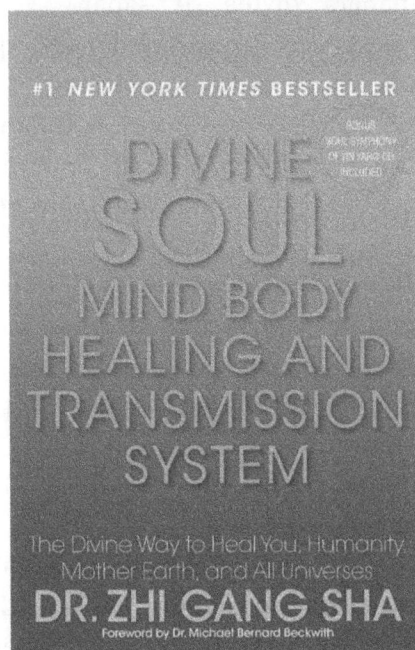

portan amor, perdón, compasión y luz divinos. El amor divino disuelve todos los bloqueos y transforma toda la vida. El perdón divino trae paz y gozo interiores. La compasión divina potencia la energía, la resistencia, la vitalidad y la inmunidad. La luz divina sana, rejuvenece y transforma cada aspecto de la vida, incluyendo las relaciones y finanzas.

Este libro ofrece cuarenta y seis tesoros divinos permanentes, incluyendo Trasplantes Divinos de Alma, Trasplantes Divinos de Mente y Trasplantes Divinos de Cuerpo como obsequios a cada lector. Incluye como bono un fragmento de la Sinfonía del Alma del Yin Yang (descarga en MP3).

Tao I: The Way of All Life. Heaven's Library/Atria Books, 2010. También disponible como audiolibro.

El sexto libro de la Colección Poder del Alma comparte la esencia de la enseñanza antigua sobre el Tao y revela el Tao Jing, un nuevo "Clásico del Tao" para el siglo veintiuno. Estas nuevas enseñanzas divinas revelan cómo el Tao está en cada aspecto de la vida, desde despertar, hasta dormir, comer y más. Este libro comparte sabiduría avanzada del alma y estrategias prácticas para *alcanzar* el Tao. La nueva y sagrada enseñanza en este libro es extremadamente simple, práctica y profunda.

Estudiar y practicar el Tao tiene grandes beneficios, incluyendo la habilidad de sanarte a ti mismo y a otros, así como a la humanidad,

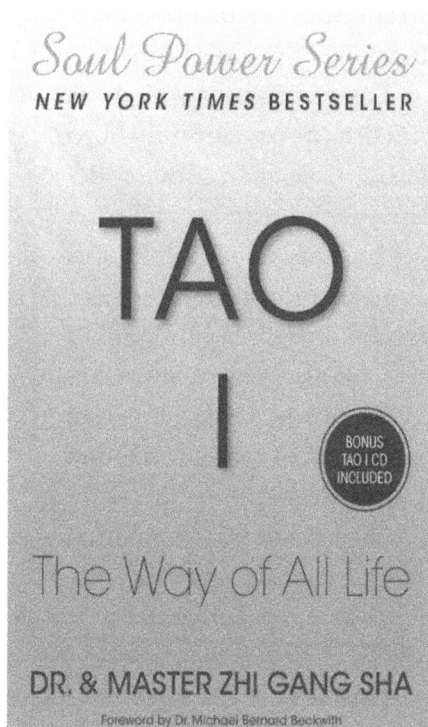

la Madre Tierra y a todos los universos; retornar de la edad avanzada a la salud y pureza de un bebé; prolongar la vida y más.

Este libro ofrece treinta Trasplantes Divinos de Alma, Mente y Cuerpo como obsequios para cada lector y un CD de quince pistas, que incluye al Maestro Sha cantando el Tao Jing completo y muchos otros importantes mantras para practicar.

Divine Transformation: The Divine Way to Self-clear Karma to Transform Your Health, Relationships, Finances, and More. Heaven's Library/ Atria Books, 2010. También disponible en audiolibro.

Las enseñanzas y técnicas prácticas de este séptimo libro de la Colección Poder del Alma se enfocan en el karma y el perdón. El mal karma es la raíz de todo gran bloqueo o desafío que tú, la humanidad y la Madre Tierra encaran. La sanación verdadera está en limpiar tu mal karma, que significa reparar o que se te perdone las deudas espirituales que tienes con las almas a las que tú o tus ancestros han herido o dañado en todas sus vidas.

Limpia tu karma para transformar tu alma primero, luego la transformación de cada aspecto de tu vida le seguirá.

Este libro ofrece treinta Trasplantes Divinos de Alma, Mente y Cuerpo con frecuencia arcoíris como obsequios a cada lector, e incluye cuatro pistas de audio de importantes Cantos Divinos del Alma y cánticos para practicar.

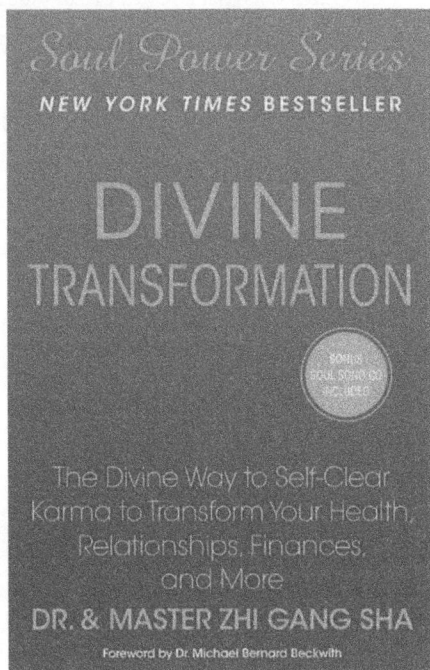

Tao II: The Way of Healing, Rejuvenation, Longevity, and Immortality. Heaven's Library/Atria Books, 2010. También disponible en audiolibro.

El octavo libro de la Colección Poder del Alma es el sucesor de *Tao I: The Way of All Life*. *Tao II* revela los secretos máximos y las técnicas prácticas más poderosas para el camino hacia el Tao, que incluye las jornadas física y espiritual.

Tao II te entrega las llaves sagradas para la práctica de tu vida entera y comparte el Tao Inmortal, doscientas veinte frases sagradas que incluyen no solo sabiduría sagrada profunda, sino también simples técnicas prácticas adicionales. *Tao II* explica cómo alcanzar *fan lao huan tong*, que significa *transformar la edad avanzada a la salud y pureza del estado de un bebé*, para prolongar la vida y alcanzar la inmortalidad con el fin de ser un mejor servidor de la humanidad, la Madre Tierra y todos los universos.

Este libro ofrece veintiún Trasplantes de Alma, Mente y Cuerpo del Tao como obsequios a cada lector, e incluye dos pistas de audio de importantes cánticos del Tao para la sanación, el rejuvenecimiento, la longevidad y la inmortalidad.

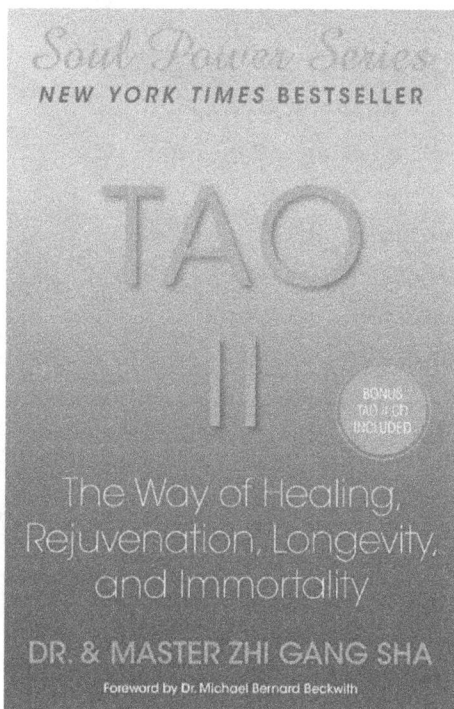

Tao Song and Tao Dance: Sacred Sound, Movement, and Power from the Source for Healing, Rejuvenation, Longevity, and Transfor mation of All Life. Heaven's Library/Atria Books, 2011. También disponible en audiolibro.

El noveno libro de la Colección Poder del Alma y el tercero de la colección sobre el Tao, *Tao Song and Tao Dance* te introduce al más elevado y profundo Canto del Alma. Los mantras sagrados del Canto del Tao y la Danza del Tao portan amor del Tao, que disuelve todos los bloqueos; perdón del Tao, que trae gozo y paz interiores; compasión del Tao, que potencia la energía, la resistencia, la vitalidad y la inmunidad; y luz del Tao, que sana, previene enfermedades, purifica y rejuvenece el alma, el corazón, la mente y el cuerpo y transforma las relaciones, finanzas y cada aspecto de la vida. Incluye el acceso a un video, en el cual el Maestro Sha practica mantras del Canto del Tao para la sanación, el rejuvenecimiento, la longevidad y la purificación.

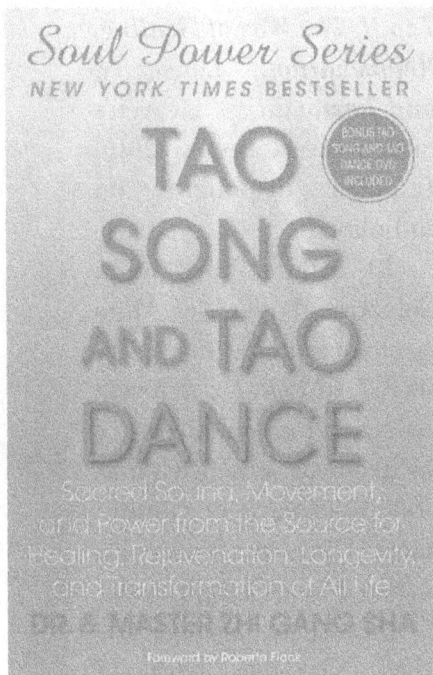

"Este documental inspirador ha capturado magistralmente el trabajo vital de sanación y misión global del Dr. Guo y el Dr. Sha".

-Dr. Michael Bernard Beckwith – Fundador, Centro Espiritual Internacional Agape

Soul Masters: Dr. Guo and Dr. Sha

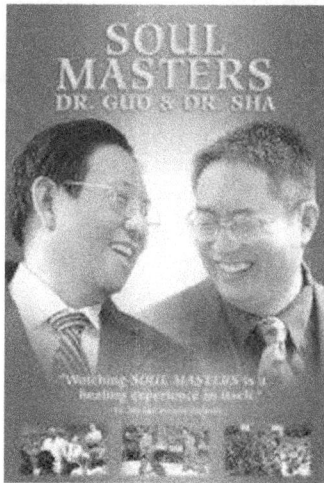

Este film revela profundos secretos del alma y comparte la sabiduría, conocimiento y prácticas de la Medicina del Espacio en el Cuerpo del Dr. Guo y la Medicina del Alma, Mente y Cuerpo del Dr. Sha. Millones de personas en China han estudiado con el Dr. Guo, quien es el padre espiritual más amado del Dr. Sha. El Dr. Guo es "el maestro que puede curar lo incurable". Luego que el Dr. Sha sanara al padre enfermo de la cineasta americana Sande Zeig, ella acompaña al Dr. Sha en la visita a su mentor. En la clínica del Dr. Guo, ella captura filmación inédita sobre las prácticas de sanación más avanzadas, que involucran hierbas especiales, singular masaje con fuego y técnicas de autosanación revolucionarias. Estos dos Maestros del Alma tienen un vínculo especial. Están unidos en su compromiso de servir a otros. Cuando les veas sanar y enseñar, tu corazón y alma se sentirán conmovidos. Experimenta el deleite, la inspiración, el asombro y la gratitud que *Soul Masters* te trae.

En inglés y mandarín con subtítulos en inglés. También en francés, alemán, japonés, mandarín y español.

www.ingramcontent.com/pod-product-compliance
Lightning Source LLC
Chambersburg PA
CBHW020604270326
41927CB00005B/176